U0144867

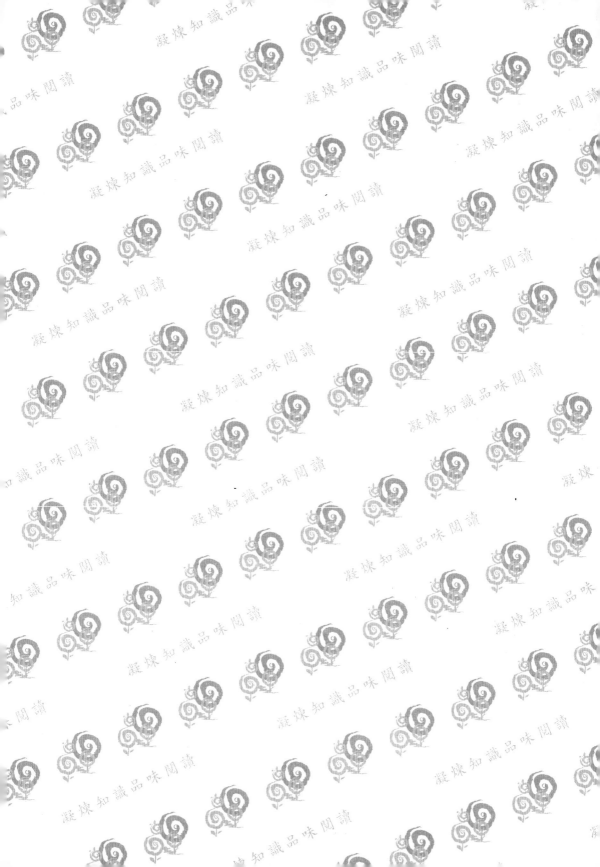

五南圖書出版公司 印行

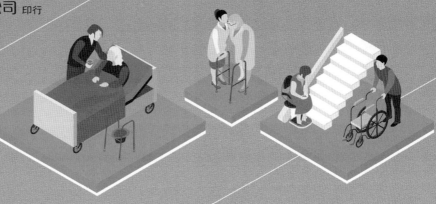

JCI長期照護標準解讀
與臺灣實務應用
——住民照護篇——

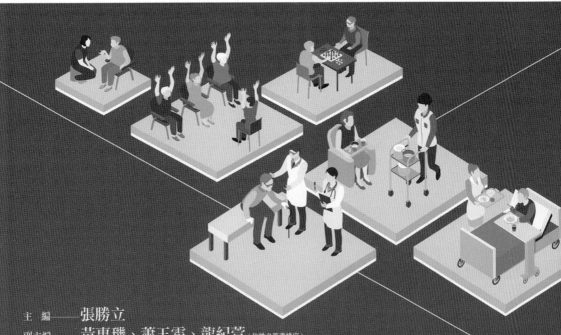

主　編——張勝立

副主編——黃惠璣、蕭玉霜、龍紀萱（依姓名筆畫排序）

作　者——林桂連、邱怡玟、張勝立、陳瑩琪、黃惠璣、葉淑惠、
　　　　　廖祈雲、蕭玉霜、賴玫芸、龍紀萱（依姓名筆畫排序）

作者簡介

張勝立（主編）

現職

教育部審定助理教授

衛生福利部醫院評鑑及教學醫院評鑑儲備委員

數家醫管顧問公司的特約資深專家顧問

學歷

國立雲林科技大學管理學博士（PhD）

美國University of Missouri-Columbia醫務管理碩士（MHA）

國立臺灣大學公共衛生學士（BPH）

經歷

臺灣醫療品質協會第8屆理事

林新醫院行政副院長

童綜合醫院行政中心副主任、國醫療發展中心主任

前署立醫院南區區域聯盟管理中心副執行長

澄清綜合醫院企劃室主任

彰化基督教醫院南郭總院企劃室課長級專員

國立雲林科技大學企管系、國立勤益科技大學工業工程與管理系、靜宜大學企業管理研究所、弘光科技大學醫管系、中臺科技大學醫管系、元培科技大學醫管系、亞洲大學醫管系兼任教師

黃惠璣（副主編）

現職

馬偕醫學院長期照護研究所兼任副教授

永信基金會自立支援輔導委員兼講師

國際整合照護學會祕書長、監事

台灣咀嚼吞嚥醫學學會常務理事

學歷

澳洲昆士蘭長期照護系統（由社區到機構）實務實習

英國歐斯特大學護理科學博士

美國印地安那州衛斯理大學護理科學碩士

高雄醫學院護理系學士

經歷

護理之家、老人福利機構、居家護理評鑑委員

老人服務中心、日照中心、關懷據點督考委員

社團法人台灣私立健順養護中心服務品質總監

臺灣私立雙連養護中心服務品質總監

馬偕醫學院護理系副教授

國立臺北護理健康大學護理系所副教授

國立臺北護理健康大學長期照護研究所副教授兼所長

國立臺北護理健康大學研究發展副教授兼組長

蕭玉霜（副主編）

現職

長瑞護理之家院長

台灣咀嚼吞嚥障礙醫學學會理事暨公共事務委員會主委

國立臺中科技大學兼任助理教授

南開福祉科技大學兼任助理教授

學歷

國立中央大學哲學所博士（長照倫理）

南華大學哲學碩士（護理倫理）

中國醫藥大學護理系學士

經歷

永康護理之家院長

傑瑞老人安養中心主任

秀傳醫療體系營運中心專員

大甲李綜合醫院護理部督導

財團法人仁愛綜合醫院護理督導

龍紀萱（副主編）

現職

國立金門大學社會工作學系副教授

臺灣社會發展研究學會理事

社團法人中華民國幸福家庭促進協會理事

財團法人臺灣省私立永信社會福利基金會董事

財團法人老五老基金會董事

中華社會福利聯合勸募協會審查委員會中區委員

《臺灣社會工作學刊》編輯委員

彰化縣政府性騷擾防治委員會委員

彰化縣政府家庭暴力及性侵害防治委員會委員

苗栗縣政府家庭暴力性侵害及性交易防治委員會委員

南投縣政府長期照顧推動小組委員會委員

財政部中區國稅局性騷擾申訴評議委員會委員

漢翔航空工業股份有限公司性騷擾申訴評議委員會委員

學歷
東海大學社會工作博士
東海大學社會工作碩士

經歷
國立臺中科技大學老人服務事業管理系副教授
中國醫藥大學醫務管理學系暨碩士班助理教授
中國醫藥大學附設醫院社工室副主任
中國醫藥大學附設醫院社區醫學部社工督導
臺中市立老人醫療保健醫院社工組長

林桂連

現職
弘光科技大學講師
光大歐安樂齡醫養中心（中國河南省老年公寓）護理部主任

學歷
南華大學生死學系哲學與生命教育系碩士
中臺技術學院護理系學士
林口長庚護專護理科畢業

經歷
成功嶺替代役授課講師（長期照護議題）專任講師
德康養護中心主任（院長）
德康護理之家院長
臺中市長瑞護理之家督導（兼任）
杏林老人養護中心護理長
葳采老人養護中心護理長

弘光科技大學護理系內外科臨床指導教師
仁德醫專護理科內外科臨床指導教師
臺中護專護理科內外科臨床指導教師
傑安血液透析中心護理長
臺中仁愛綜合醫院血液透析室組長
林口長庚醫院特別護士中心特別護士
林口長庚醫院護理科加護病房護士

邱怡玟

現職

中山醫學大學護理系副教授
衛生福利部一般護理之家評鑑委員
縣市政府衛生局居家護理所、護理之家督導考核委員

學歷

東海大學社會工作系博士
國立臺灣大學護理研究所碩士

經歷

大同技術學院社會工作與服務管理系副教授兼系主任
中國醫藥大學附設醫院長期照護科督導兼居家護理、護理之家負責人
中國醫藥大學護理系兼任副教授
東海大學社會工作系兼任副教授
縣市政府老人福利機構實地評鑑委員

陳瑩琪

現職

國立臺灣大學醫學院附設醫院北護分院附設護理之家護理長

國立護理健康大學護理系兼任講師

學歷

國立臺北護理健康大學長期照顧研究所碩士

國立陽明大學醫學院護理系學士

經歷

國立臺北護理學院附設醫院護理之家護理長

國立臺北護理學院附設醫院產房暨開刀房協助護理長

國立臺北護理學院附設醫院嬰兒室護理師

葉淑惠

現職

馬偕醫學院長期照護研究所所長、教授

衛生福利部一般護理之家評鑑委員

台灣咀嚼吞嚥障礙醫學學會理事

台灣護理學會進階護理師委員會委員

行政院衛生署專科護理師諮詢委員會委員

臺北市政府福利委員會委員

學歷

約翰霍普金斯大學訪問學者一年

美國猶他大學護理碩士、老人學碩士證書及護理博士

高雄醫學大學護理系學士

臺北護專護理及助產畢業

經歷

臺北榮總護理師

臺北護專護理助教、講師

波士頓專科護理師

輔仁大學副教授

國立國防醫學院副教授

高雄醫學大學護理系所副教授

長庚科技大學副教授、教授

中臺科技大學教授

廖祈雲

現職

雲林基督教醫院加護病房專科護理師

學歷

國立雲林科技大學企業管理碩士

中台技術專科學校護理科畢業

經歷

楊梅天成醫院胸腔科專科護理師

雲林慈愛醫院加護病房醫師助理

桃園敏盛醫院胸腔內科醫師助理

三軍總醫院胸腔內科臨床研究員

三軍總醫院胸腔科護理師

賴玫芸

現職

南投傑瑞老人安養中心護理長、感管師

學歷

長庚科技大學護理系學士

弘光科技大學護理科畢業

經歷

臺中市私立桃太郎養護中心護理長

臺中市部立豐原醫院加護病房護理師

南投縣南基醫院加護病房護理師

嘉義縣長庚紀念醫院內科病房護理師

嘉義縣長庚紀念醫院開刀房護理師

目錄

第壹篇　JCI機構式長期照護標準體系簡介

所謂JCI（Joint Commission International）是在1988年由美國醫療照護機構評鑑聯合會（Joint Commission Accreditation of Health Care Organizations, JCAHO）所創建。JCI是JCAHO用於對美國以外的醫療照護機構進行認證的附屬機構。JCI標準是世界衛生組織認可的、目前最適合且最嚴謹的醫療照護機構之標準體系，代表機構在醫療照護和管理的最高水準。JCI標準體系的理念是最大程度地實現可達到的標準，以住民／病人爲中心，以安全爲優先，建立配套的制度規範和作業流程，以持續地精進品質。

在國際上，JCI廣爲人知的是關於醫院及教學醫院的標準體系，較鮮爲人知的JCI非醫院的標準體系，其中與長期照護有關的有兩套標準體系，分別爲：(1)機構式長期照護（long term care）標準體系、(2)居家護理（home care）標準體系。由於機構、居家護理機構、醫院三者的服務範圍和作業內容不同，三者標準的具體要求也有些不同的地方；然而，無論在哪種醫療照護領域，JCI對於以住民／病人爲中心、安全優先、品質改善的要求都是相同的。

關於JCI機構式長期照護的標準體系，目前仍是2012年版本，共分爲兩篇12章，其一爲以住民爲中心的標準（Resident-Centered Standards），其二爲機構管理的標準（Health care Organization Management Standards）。以住民爲中心的標準包含6章：國際住民安全目標（International Patient Safety Goals, IPSG）、住民可及性和評估（Resident Access and Assessment, RAA）、住民權利和責任（Resident Rights and Responsibilities, RRR）、住民照護和照護連續性（Resident Care and Continuity of Care, RCC）、住民用藥管理（Resident Medication Management, RMM）、住民和家屬教育（Resident and Family Education, RFE）。機構管理的標準包含6章：品質改善和住民安全（Improvement in

Quality and Resident Safety, IQS）、感染預防與管制（Infcction Prevention and Control, IPC）、環境安全和管理（Management and Safety of the Environment, MSE）、工作人員資格和教育（Staff Qualification and Education, SQE）、治理和領導（Governance and Leadership, GAL）、溝通和訊息管理（Communication and Information Management, CIM）。兩篇12章共包含240條標準和923項衡量要素（Measurement Elements, ME），請參見下表統計：

機構式長期照護		
章節名稱	標準條文數量	衡量要素數量
IPSG國際住民安全目標	6	23
RAA住民可及性和評估	21	76
RRR住民權利和責任	26	101
RCC住民照護和照護持續性	20	77
RMM住民用藥管理	17	73
RFE住民和家屬教育	9	36
小計	99	386
IQS品質改善和住民安全	23	90
IPC感染預防和管制	14	59
MSE環境安全和管理	25	86
SQE工作人員資格和教育	24	94
GAL治理和領導	29	103
CIM溝通和訊息管理	26	105
小計	141	537
總計	240	923

一言以蔽之，JCI機構式長期照護的標準體系是要求機構確保「對」的人在「對」的時間，以「對」的方法做「對」的事。此標準體系的布局特點係以住民為中心，住民照護和管理制度要建立在這12章相互關聯的標準之上，確認機構在提供住民照護和服務的整體過程中，從收案、入住、轉介到轉診／遷出，是否確保住民及家屬的安全、權利及隱私，同時健全由機構內部和外部所組成的多專業照護團隊成員之間的溝通、協調、配合之機制，其目的是為了給予個別住民最適合和最安全的照護、診療和服務，促進其生活品質。盡管JCI標準為國際統一標準，但也考慮了機構當地的法令體制和文化習俗，所以其大部分的標準都只提供行動方針和架構，而將建立實務作法的任務留給了機構。因此，機構應基於12章標準體系的基礎，依據自身的設立宗旨、屬性、服務範圍、住民特性、專業標準以及當地的法令規定和文化習俗，建置屬於自己的、達到JCI標準的實務制度規範和作業流程。

　　本書針對與住民照護有關的標準進行解說和闡述實務應用，範圍包含國際病人安全目標（IPSG）、住民可及性和評估（RAA）、住民權利和責任（RRR）、住民照護和照護連續性（RCC）、住民用藥管理（RMM）、住民和家屬教育（RFE）、感染預防與管制（IPC）等完整章節，同時包含溝通和訊息管理（CIM）中關於住民紀錄書寫的標準（6條），總計有119條標準和479項衡量要素。為使本書的內容符合當今照護、診療和服務的最新理念與專業標準，以及滿足長期照護和醫療整合的實務需要，本書在撰寫時特地參考JCI醫院評鑑標準最新版本（2017年第6版）的類似標準之含義說明和衡量要素，以補充JCI機構式長照標準2012年版本在實務應用的不足。簡述如下。

　　國際病人安全目標（IPSG）共有6大目標，包含(1)正確辨識住民；(2)改善有效溝通；(3)改善高警訊用藥安全性；(4)確保手術部位正確、術

式正確，以及手術住民正確；(5)降低醫療照護相關感染風險；(6)降低住民因跌倒導致傷害的風險。其中關於手術的安全目標可能不適用於多數機構，因爲機構的服務範圍可能不包含在機構內提供任何類型的外科手術。IPSG的標準是爲了促使機構關注照護、診療和服務過程中容易出現問題的領域，並在這些領域進行改善。有鑒於設計完善的系統對於提供安全、優質的長期照護服務而言是極爲重要的，因此JCI針對這些領域的問題盡可能地提供機構基於實證或專家共識的系統性解決方法。

住民可及性和評估（RAA）主要論及兩個部分的關鍵作業流程。第一部分是關於住民的可及性（resident access），JCI標準要求機構應依據設立宗旨、資源、服務範圍和收案流程，接受機構有能力滿足其照護和服務需求的入住申請者，其目標是爲住民提供與其需求相匹配的照護和服務；當機構接受住民予以照護時，應提供住民和家屬關於照護和服務、預期結果以及預估費用的訊息，並努力減少住民在獲得照護和服務時所可能面臨的身體、語言、文化和其他方面的障礙。第二部分是關於住民評估（resident assessment），其目的是爲了判斷哪些照護、診療和服務能夠滿足住民最初和後續的需求和偏好；JCI標準要求機構，爲了規劃適合個別住民的照護和服務計畫，照護團隊應協作，針對新住民的身體、心理、社會及經濟等方面進行初始評估，並依據初步篩檢結果決定是否安排深度的專業評估、或者針對有特殊狀況的住民（例如受虐者）提供特定的評估；爲了確認住民對照護、診療和服務的反應，在照護、診療和服務的整體過程中，必須對住民的需求進行「再評估（reassessment）」，以判斷其適當性和有效性。

住民權利和責任（RRR）的JCI標準主要基於每一位住民都有其獨特性的前提下，提倡以住民爲中心（以人爲本）的長期照護模式。爲了落實此模式，JCI標準要求機構應確認住民權利和責任的內容，並且教育和要

求工作人員尊重住民的價值觀、信念、宗教信仰和文化習俗，以及支持住民的自由、尊嚴、獨立自主和選擇，讓住民及家屬（或法定代理人）知情同意和參與整體診療照護過程的決策，以周全和充滿尊重的照護、診療和服務來提升和確保住民的尊嚴和自我價值。

住民照護和照護連續性（RCC）的JCI標準要求優質的機構應建立有效溝通、緊密合作和完備制度，並確保照護、診療和服務得以被良好地規劃、協調和施行，以提供住民協調、整合和連續的長期照護服務。這有賴於機構和特約醫療照護機構所組成的多專業照護團隊成員之間的合作機制與作業流程設計，共同組成一個整合和連續的體系，並以此形成可支持照護連續性的基礎平臺，使機構能確保：(1)有同樣健康狀況以及照護和服務需求的住民，有權接受機構內同樣品質的照護和服務；(2)基於住民評估，制定照護計畫以滿足每位住民獨特的需求、偏好和目標；(3)對每位住民提供其參與規劃和決策的照護計畫；(4)監測住民對於照護、診療和服務的反應；(5)基於住民的反應，於必要時修改照護計畫內容；(6)若發現內部資源無法滿足住民某些需求時，機構應為住民安排適當的照會、轉介或轉診（包含轉運服務）。

住民用藥管理（RMM）的JCI標準揭示因為藥品是住民治療疾病和緩和症狀的重要資源，照護團隊應分工合作，依據當地法令和專業標準，在符合JCI標準的情況下制定住民用藥的管理機制和作業辦法，指引藥品的選擇、採購、儲存、處方和抄錄、調劑、配送、備藥、給藥、監測和記錄等一系列的連貫作業流程，以利發揮藥品療效、避免汙染、過期、用藥錯誤，以及通報和處理藥品不良反應（Adverse Drug Reaction, ADR）。另外，機構應針對住民自帶藥品、樣品藥品、試驗藥品、化療藥品、放射性或其他危害藥品制定應對的管理規範和作業方法，以保護住民、家屬和工作人員免於潛在的傷害。

住民和家屬教育（RFE）的JCI標準要求照護團隊應在整體的照護過程中，協調、整合和分工教育住民及家屬／照顧者，使其具備足夠的知識和技能參與照護流程和決策。住民照護團隊的每位成員都應清楚住民和家屬／照顧者應接受哪些衛教、由何者負責、哪些已提供、哪些尚未提供，並避免各專業之間未經相互連結和整合，導致住民和家屬的困惑和反感，衛教功效因而下降。為了提升衛教的功效，照護團隊應先評估住民及家屬的衛教需求、學習意願和學習能力，以確認住民和家屬需要學習什麼和如何學習才能獲得最佳效果；並應根據每個個體的學習喜好、價值信念、宗教信仰、文化習俗、閱讀和語言能力，規劃衛教內容、方法和時機。

感染預防與管制（IPC）的JCI標準要求機構依據服務範圍、住民特性、地理位置、住民數量和工作人員數量，制定和執行機構感染預防和管制方案（計畫），辨識存在感染風險的人員、作業流程、設備、器材、供膳、環境和整建工程，建立有效的隔離程序和防護措施，以利降低或消除住民、家屬、工作人員（含志工）、入駐機構的合約廠商員工、實習學生、訪客和社區之間獲得和傳播感染的風險。為促進機構感染預防和管制方案（計畫）的效能，機構應設置專責職位和統合協調機制，明確機構領導者和工作人員在感染預防和管制的職責，進行教育訓練，並且進行持續的監測和改善。

溝通和訊息管理（CIM）中關於住民紀錄的JCI標準要求機構應提供每一位住民的紀錄都有一個有別他人的編碼，使用標準化的診斷代碼、處置代碼、符號、縮寫及定義，規範寫作使用的縮寫、符號及代碼，明定可縮寫和不可縮寫的術語，建立紀錄的量和質審查機制，以使機構的住民紀錄具備格式的一致性以及內容的及時性、完整性、正確性、易讀性和適法性，成為多專業照護團隊成員之間不可或缺的訊息溝通平臺，提供診療照護決策的重要參考依據，促進住民照護的連續性。

第貳篇　以住民爲中心的標準與
　　　　　實務應用

第一章　國際病人安全目標（IPSG）

一、正確辨識住民的方法

JCI標準　機構制定一個方法以改善住民辨識的正確度。

解讀與實務應用

　　住民辨識是機構應重視的安全措施之一，因為在診療、照護或服務的過程中所發生重大的疏失，其原因經常與辨識錯誤有關，包含缺乏住民辨識規範、有規範未執行辨識，或辨識方法設計不當（Phipps, Turkel, Mackenzie, & Urrea, 2012；Ortiz & Amatucci, 2009；汪、朱、關、郭、侯，2013；唐、伍、周，2005）。住民辨識的錯誤可能發生在多種工作人員（包含專任、兼任、特約或志工）在機構內提供診療、照護和服務的過程；也可能發生在住民前往其他特約醫療照護場所接受診療的交接、溝通過程，例如機構人員陪伴住民前往醫院檢查、機構護理人員協助住民到社區藥局拿藥、轉送住民到物理治療所接受復健治療等過程。

　　錯誤的發生有可能是工作人員未進行辨識或辨識方法不周全，也有可能是因為住民不完全清醒或昏迷、服用鎮靜劑、失智、感官障礙、更換寢室或者其他狀況，而導致工作人員辨識錯誤，以致無法提供相符的診療、照護和服務給正確的住民。例如：某機構的餐廳供膳人員未依據營養師的飲食申請單核對住民身分，導致送錯餐給對某食物過敏的住民，結果發生休克；或者從某機構剛到職的護理人員依據住民姓名陪伴某位住民到特約醫院進行抽血檢驗和電腦斷層檢查，然而醫師安排受檢的並不是這一位住

民，而是另一位同名同姓的住民，最後導致事後發錯報告，更進而導致醫師的診斷及後續處置的連帶錯誤。

有鑑於此，機構應透過多專業和跨機構的合作模式，制定可靠且適用的住民辨識方法，以確保所有應辨識住民的情境都已被規範，要求住民的照護和服務提供人員遵守此辨識方法，以改善住民辨識的流程。在實務上，機構應至少完成下列事項：

1. 確認應辨識住民的情境：為確保讓住民的到預定的診療、照護和服務，機構應召集跨專業團隊確認應辨識住民的情境。以某機構為例，該機構規定在機構內和到特約醫療照護機構時，在對住民執行診療、照護和服務之前，應先辨識住民身分；尤其當住民在接受診察和接受治療介入時，包含診察前辨識、治療前辨識（例如給藥、輸血或使用血液製品、提供治療飲食、化療、鎮靜、麻醉、手術）、執行處置（例如血液透析、放置導尿管）或任何診斷性處置（例如抽血檢驗、進行血管攝影）前辨識。

2. 制定的住民辨識方法：機構應制定通用的、明確的、可靠的辨識方法，並考量在特殊情況下（例如處於昏迷／意識混亂的住民、或無家屬陪同的失智住民）的辨識方法。為了能確認住民身分，機構應避免僅用一種辨識方法，要求住民的照護和服務提供者必須同時使用至少兩種不同的辨識方法，例如住民姓名、身分證號碼、出生日期、有照片的身分卡或其他方法。以某醫院附設機構為例，該機構由護理部負責整合機構內各類照護和服務科室、特約醫院、社區藥局和其他有關醫療照護機構代表人員的意見，並參考WHO（2007）和The Joint Commission（2017）關於病人／住民辨識的文獻資料，制定「住民辨識作業辦法」，規定一般和特殊的情況下的辨識方法，內容簡述如下：

(1) 辨識住民的方法：同時採用身分證件（身分證、健保卡或機構製作

的住民卡）的姓名和住民照片為辨識方法，可視實際需要，額外增加其他不同的辨識方法，但是不可使用寢室房編號／床號或地點名稱。另外，基於各單位和住民的互動過程以及專業操作程序的差異，該機構也允許各個單位可使用不同於其他單位的兩種或使用兩種以上的辨識方法，但須維持同一個單位內使用一致的辨識方法。

(2) 辨識方法的操作：

A. 可以溝通的住民：先核對住民身分證件上的照片，再以開放式語句請其說出全名。

B. 無法溝通但有家屬或陪伴者在旁的住民：先檢視住民身分證件上的照片，再以開放式語句請其家屬或陪伴者說出住民的全名。

C. 無法溝通且無家屬或陪伴者在旁的住民：核對住民本人與其身分證件的照片和姓名。

D. 當無法提供有相片的證件以供辨識時，可以住民特殊之外觀長相，例如疤、胎記或刺青，與其家屬、陪伴者或其他照護人員共同核對後，註記於住民護理紀錄上。

E. 由於住民在機構內的居住時間長且流動性不高，久而久之就被工作人員熟識了，因此在機構時，工作人員對新入住個案的辨識同時採用兩種辨識方法是適當的，然而，當居住一段時之後，熟識此住民的工作人員在提供照護和服務時可被允許只採行臉部辨識這種方法（The Joint Commission, 2017）。

3. 針對上述應辨識住民的情境設計詳細的辨識作業辦法或標準步驟：例如：某機構護理部制定「住民給藥作業標準書」，規定護理人員在將藥品給予住民服用前應執行兩道辨識程序，先依據電腦上的〈護理執行登錄醫囑〉檔案的住民照片核對，再確認住民主述的姓名與電子檔案上所記錄的是否一致。又例如：營養師制定「出餐配送作業標準書」，規定

廚助依據〈住民飲食明細表〉的住民姓名，查看床頭牆壁上的住民身分卡之照片和姓名，再確認住民主述的姓名，確認無誤後將伙食交給住民或其照顧人員。

參考文獻

Ortiz, J. & Amatucci, C. (2009). A case of mistaken identity: staff input on patient ID errors. Nursing Management, 40(4), 37-41.

Phipps, E., Turkel, M., Mackenzie, E.R., & Urrea, C. (2012). He thought the "lady in the door" was the "lady in the window": a qualitative study of patient identification practices. The Joint Commission Journal on Quality and Patient Safety, 38(3), 127-34.

The Joint Commission (2017). National patient safety goals for nursing care center accreditation program. Available at: https://www.jointcommission.org/assets/1/6/NPSG_Chapter_NCC_Jan2017.pdf (accessed Dec. 26th, 2017).

WHO Collaborating Centre for Patient Safety Solutions (2007). Patient identification. Available at: http://www.ccforpatientsafety.org/common/pdfs/fpdf/presskit/PS-Solution2.pdf (accessed Dec. 24th, 2017).

汪秀玲、朱英蘭、關皚麗、郭功楷、侯明鋒（2013）。手術品質改善了嗎？2011年-2012年全國手術安全把關運動分析。醫院，46(6)，30-42。

唐美蓮、伍麗珠、周惠千（2005）。病人辨識手環模糊率及其影響因素。榮總護理，22(3)，261-268。

二、有效溝通的機制

JCI標準　機構制定一個方法以改善照護提供者之間的有效溝通。

解讀與實務應用

　　長期照護是一門多專業介入的領域，照護提供者之間的分工合作情形將會影響住民的照護和生活品質，而溝通機制是促進照護團隊成員成功合作的關鍵因素之一。然而，多專業的照護團隊之運作可能會因為其成員彼此之間的專業自尊、教育背景、過去經驗、階級、文化、壓力等因素的差別，而導致在溝通討論上無法確立主題或達成共識，因此常會發生溝通不良的情形。若機構缺乏有效的溝通協調機制，則易形成專業各自為政，導致照護和服務缺乏整合、不能連貫、重複性高、甚至易發生錯誤，同時，當住民面對多種專業人員的評估介入，須不斷調適或受干擾（Hurlock-Chorostecki et al., 2015; Hu et al., 2012; Rivera & Karsh, 2010; Lingard et al., 2004; Temkin-Greener, Gross, Kunitz, & Mukamel, 2004）。

　　溝通不良的問題不只發生在機構的內部，也存在於機構和其特約機構（例如醫院和社區藥局）之間。例如：實證文獻發現，當住民由醫院轉回／轉入機構時，兩個機構的專業人員之間的不良溝通是造成住民用藥錯誤的主要原因之一（Desai, Williams, Greene, Pierson, & Hansen, 2011）。潛在的溝通問題可能發生在兩個或更多專業人員在提供照護和服務時，以及可能發生在協調過程中存在模糊狀況時。住民照護團隊成員之間的溝通形式可能是電子的、口頭和電話的或書面的，其中最容易出錯的溝通是透過口頭和電話的方式傳達醫囑、通報檢驗／檢查危急值、進行交接班和轉送住民。有鑑於此，機構應建立及時、準確、完整、不模糊、易於被對方了解的有效溝通協調機制及作業辦法，以利降低錯誤和改善住民安全。在實務上，機構應至少完成下列事項：

1. 建立照護團隊的溝通協調機制：為避免住民的照護和服務發生片段、重複、矛盾，甚至錯誤，機構應建置跨專業和跨機構的溝通模式，包含水平和垂直的溝通管道，以及書面、定期會議或資通訊平臺的溝通形

式，並以住民為中心、配合機構組織架構以及法令規範，指定照護溝通協調者和領導者，以協調整合每一位住民的個別化需求。因為每個機構的照護服務範圍和配置專業人力都不同，所以團隊的溝通協調機制或模式也會隨之而有所不同。以某機構為例，由於該機構未設置醫療、藥劑和復健單位與專業人力，必須仰賴特約機構的支援合作，因而指定責任區護理人員擔任住民照護的溝通協調者，其護理主管是住民照護團隊的領導者，搭配個案管理師，她（他）們分層分工負責在整個照護和服務過程中，為住民溝通、協調與監測醫師、護理師、藥師、物理／職能治療師、醫檢師、營養師、社工師、諮商心理師、照顧服務員、後勤服務人員等團隊成員之合作事項，讓團隊中的每一個專業成員就各自專業所長，評估住民狀況與診療照護需求；並透過規定的書面表單（例如須經簽核的跨專業初始評估單）、及時的E-Mail或Line通訊、定期的會議（例如每日護理晨會、每週機構內照護團隊會議、每月跨機構多專業線上會議、每兩個月醫師現場巡查後多專業團隊會議）等多元化的溝通協調機制，以研定住民的診療照護目標與計畫，再由各專業分工提供住民所須的診療、照護和服務，個案管理師居中協調、監測和追蹤，以確保住民安全和滿足其需求。

2. 建立開立口頭和電話醫囑的作業規範：由於口音、方言和發音的不同，接聽人員可能很難正確地理解醫囑。例如：發音相似的藥品名稱和編號（例如4與10）會影響接聽口頭和電話醫囑的準確性。背景雜音、外界打擾、不熟悉的藥品名稱和術語往往會使這種問題變得更為嚴重。假如當地法令允許在特殊狀況下，例如急救或執行手術／無菌操作時，醫師可以採取口頭或電話的方式傳達醫囑，機構應透過多專業合作建立制度，載明口頭和電話的允許時機和作業規範。以某機構為例，其護理部召集跨專業照護團隊的各專業代表成員（包含特約醫院醫師和社區藥局

藥師），依據法令的容許情況和各專業的意見，在機構的「醫囑開立及執行作業辦法」中載明口頭和電話醫囑的作業標準，簡述如下：

(1) 允許時機：唯有醫師正在急救或手術／無菌操作時，直接書寫或電子溝通不可行時，才可基於住民的治療需要以口頭或電話傳達醫囑。

(2) 處理方法：訊息接受者（例如機構護理人員）依據「接受口頭醫囑作業標準書」執行確認機制，包含：

　A. 寫下：接受口頭或電話醫囑時，訊息接受者應以鉛筆在醫囑單上（或輸入電腦），記載醫師姓名和醫囑內容（例如藥品名稱、劑量、途徑），書寫時字跡應清楚、易辨認，避免使用容易誤解或罕用的縮寫。

　B. 複誦：向醫囑醫師複誦醫囑內容；在有些情況下（例如急救時）無法進行複誦時，可採用其他替代方法，例如錄音。

　C. 確認：經複誦後請醫師確認，若無誤則由護理人員執行簽認並存查紀錄或收存錄音資料。

　D. 補單：要求醫師於時限內（例如6小時內）完成補開醫囑單。

3. 建立診斷性檢驗／檢查危急值的通報和處置作業規範：雖然多數機構並未設置檢驗／檢查的專業科室，但是仍須以住民為中心，協助住民確認特約代檢機構在通報和處理危急值的作業機制，以利配合處理和改善住民安全。診斷性檢驗和檢查包括（但不限於）檢驗、病理、放射檢查、CT、MRI、超音波檢查、內視鏡檢查等。若檢驗／檢查結果超出正常範圍，並表明高風險或存在生命危險之時，機構應確認危急檢查及危急值，明確危急值報告的報告者和接收者，設定通報流程、時效及處理要求，制定作業辦法，以指引住民的照護團隊成員，傳達和處理危急的檢驗／檢查結果，並追蹤相關處置的時效和結果，以降低住民的風險。以

某機構爲例，其護理部召集跨專業團隊（包含機構內各照護區護理代表、特約醫師、檢驗、檢查技術科室代表），依據法令、各專業的意見和特約醫院（通過JCI認證）的作業方法，制定「檢驗（查）異常報告通報和處置作業辦法」，並於其中載明在緊急情況下及統計基礎上，關於危急檢驗和檢查結果的作業規範，簡述如下：

(1) 危急值判定準則：明確定義檢驗和檢查項目的危急值，並加以分級處理。例如：下表列出某些檢驗項目的「非常危急值」判定標準以及通報時限：

項目	單位	低值	高值	作業規範
Glucose	mg/dl	50	400	5分鐘內完成通報，且須印表單追蹤到醫師是否於30分鐘內處置。
K	meq/L	2.0	6.5	

(2) 通報和處置作業：當責任通報者（檢驗／檢查單位醫師、放射師、醫檢師或機構護理人員發現異常報告時，經異常報告之判讀、複驗及確認之後，非常危險值、危險值應於報告簽發後5分鐘內完成通報，且由電腦自動列印一式二聯表單（例如：一聯檢驗（查）單位留存，一聯貼住民臨床紀錄）。爲避免遺漏通報，危險值採用電話、手機簡訊及資訊電腦系統提示多重方式，通報住民的主治醫師以及機構的責任護理人員，並由通報人員追蹤到醫師是否已於時限內（例如30分鐘）進行相關處置。機構若沒有常駐的醫師，護理人員可先依據醫師之PRN醫囑處理異常值；若仍無法下降至安全範圍，則須立即連絡醫師處置或立即安排就醫。例如：當血糖機測出之數值出現high的提示時，則須先依據PRN醫囑處理。最後，於每月的照護團隊會議評估通報和處置作業表現與推行改善措施，並於每季的機構品質與住民安全管理委員會報告改善成效。

4. **改善診療照護的交接機制**：機構內部和機構之間的住民診療照護交接，發生在各類醫事人員之間，例如護理人員之間、照顧服務員之間、護理人員和照顧服務員之間、醫師和護理人員之間、醫師和藥師之間、藥師和護理人員之間、兩位醫事人員之間的輪班交接或轉換照護場所的交接。任何診療照護的交接都可能出現人員溝通問題，若在進行交接班時，受到背景雜音、外界（例如同事或科室活動）的干擾，則更加阻礙清晰地交流重要的住民訊息。若工作人員之間不能正確完整地溝通，可能會發生疏失，甚至危及住民和工作人員的安全。因此，機構應改善／建立正式的交接班機制，例如：某機構參考的交接SHARE方案（Joint Commission Center for Transforming Healthcare, 2012）以及「ISBAR」溝通方法（Leonard, Graham, & Bonacum, 2004），制定「交接班作業辦法」，簡述如下：

(1) 共識確立科室內、科室間和機構間必須交班的時機與事項。例如：護理人員每班在床邊交接有高跌倒風險的住民（跌倒風險係數≥3分者）；有抗藥性菌株移生或感染的住民在轉床或轉院時，須以住民轉送紀錄表進行交接班。

(2) 重要內容標準化：制定必要交班事項的結構性內容細項。例如：採取ISBAR方式：A.介紹Introduction：自我介紹與確認交班對象；B.情境Situation：病人現況或觀察到改變狀況；C.病史Background：重要病史、目前用藥（尤其是特殊用藥）及治療情形；D.評估Assessment：最近一次生命徵象數據（各類檢查／檢驗結果、特殊管路及裝置、目前處理進度與仍須追蹤之檢查／檢驗報告）；E.建議Recommendation：後續處理措施或方向、可能發生危急狀況的預防。

(3) 結合具體的物件／設備：例如開發標準化的表格、工具與方法（例

如核對清單），利用現有或新的資通訊科技讓交接工作更及時、方便和順利完整。以口頭方式搭配文件化的資料（書面或電子）同步進行，提高訊息溝通的完整性。

(4) 有相互提問與回答的機會：例如在討論住民照護需求時採用批判性思考技巧，運用多專業團隊的溝通管道分享與接收訊息，訊息「接收者」與「交送者」可互換聯絡方式，以期有任何問題時可以彼此聯繫與核對，並有完整接受訊息之覆核機制。

(5) 教育訓練：教導工作人員順利交接住民的組成要素，標準化訓練如何順利交接住民。

參考文獻

Desai, R., Williams, C.E., Greene, S.B., Pierson, S., & Hansen, R.A. (2011). Medication errors during patient transitions into nursing homes: characteristics and association with patient harm. The American Journal of Geriatric Pharmacotherapy, 9(6), 413-22.

Hu, Y.Y., Arriaga, A.F., Peyre, S.E., Corso, K.A., Roth, E.M., & Greenberg, C.C. (2012). Deconstructing intraoperative communication failures. Journal of Surgical Research, 177(1), 37-42.

Hurlock-Chorostecki, C., van Soeren, M., MacMillan, K., Sidani, S., Collins, L., Harbman, P., Donald, F., & Reeves, S. (2015). A survey of interprofessional activity of acute and long-term care employed nurse practitioners. Journal of the American Association of Nurse Practitioners, 27(9), 507-513.

Joint Commission Center for Transforming Healthcare (2012). Targeted Solutions Tool for Hand-Off Communications. Available at: https://www.jointcommission.org/assets/1/6/tst_hoc_persp_08_12.pdf (accessed Dec.

30th, 2017).

Leonard, M., Graham, S., & Bonacum, D. (2004). The human factor: The critical importance of effective teamwork and communication in providing safe care. Quality and Safety in Health Care, 13 (Suppl 1), 85-90.

Lingard, L., Espin, S., Whyte, S., Regehr, G., Baker, G.R., Reznick, R., & Grober, E. (2004). Communication failures in the operating room: an observational classification of recurrent types and effects. Quality and Safety in Health Care, 13(5), 330-334.

Rivera, A.J. & Karsh, B.T. (2010). Interruptions and Distractions in Healthcare: Review and Reappraisal. Quality & Safety in Health Care, 19(4), 304-312.

Temkin-Greener, H., Gross, D., Kunitz, S.J., & Mukamel, D. (2004). Measuring interdisciplinary team performance in a long-term care setting. Medical Care, 42(5), 472-481.

三、改善高警訊用藥安全性

JCI標準　機構制定一個方法以改善高警訊用藥的安全性。

解讀與實務應用

　　「藥能治病，也可致病」，用藥安全一直是醫療照護極為重視的議題之一，當機構的住民須要進行藥品治療時，任何藥品，甚至是非處方藥品，如使用不當，都會造成傷害，尤其是屬於高警訊類之藥品，在發生用藥疏失時，往往會傷及病人的生命安全，甚而造成死亡。高警訊藥品係指那些經常出錯和／或造成警訊事件的藥品、有高風險會導致不良結果的藥品、被誤用的風險較高或有高風險會導致不良結果的藥品、精神治療藥品

以及外形相似／發音相似（LASA）的藥品（JCI, 2017; ISMP, 2016）。

　　從美國用藥安全作業協會（the Institute for Safe Medication Practices, ISMP）網站（https://www.ismp.org/recommendations/high-alertmedications-long-term-care-list）可查閱長期照護機構常見的高警訊藥品清單，例如：抗凝血劑（Anticoagulant；例如：Warfarin）、胰島素、降血糖藥品（Hypoglycemics）、治療指數狹窄的藥品（例如：毛地黃Digoxin）、靜脈營養劑（Parenteral nutrition preparations）、化療藥品、鴉片類藥品（Opioids）。因此，若機構儲放和使用高警訊藥品時，則應注意其管理機制，以確保住民的用藥安全，並依據某些高警訊藥品的特性（例如化療用藥），規定醫療照護人員在提供此類藥品時，應有適當的防護。在實務上，機構應至少完成下列事項：

1. 制定高警訊藥品的管理制度：機構應闡明高警訊藥品的辨識、擺放地點、標示、給藥和儲存的管理規範。以某機構為例，該機構由其跨專業的藥事管理小組制定「高警訊藥品管理辦法」，其重點簡述如下：

(1) 辨識和清單：該機構的藥事管理小組參考依據美國ISMP（2016）的建議藥品清單，並根據機構住民的照護需求、先前用藥的跡近誤失、錯誤和警訊事件資料，以及藥品的特定使用方法，確認機構的高警訊藥品並建立分類清單，並提供醫療照護人員相關資訊與諮詢管道，以利隨時查詢。

(2) 擺放地點：除非基於藥品治療需求且通過藥事管理小組審查許可之外，應避免在照護場所擺放高警訊藥品，更應避免存放在住民居室。高警訊急救藥品須置放於急救車並須特別允以標示。

(3) 標示與儲存：高警訊藥品在其藥品標籤、藥袋皆須有特殊標記以供辨識，例如在藥品及藥盒上（最小包裝），標示黃底紅字之「⚠高警訊藥品」字樣。高警訊藥品入、出庫前應詳細核對品名、規格、

劑型、數量、效期，並執行點班制度，若發現藥品、數量和／或效期有誤時，則應即刻報告值班主管或代理人處理。高警訊藥品應與一般常備藥品分開存放，且應有獨立、固定且上鎖的藥櫃存放，鑰匙須由專人保管且有點班規則。須冷藏之高警訊藥品應放置於專用冰箱，或與一般冷藏藥品分層存放，且不得同時擺放非醫療物品（例如食物）。若有外形相似／發音相似（LASA）的藥品，則必須將之分開存放，以避免混淆。已開瓶或稀釋未用完之高警訊藥品必須註明住民姓名、開瓶時間及有效期限、稀釋日期（必要時須註明稀釋量），並於護理站安善存放。特約藥師每月定期依「藥品管理稽查表」到機構查核高警訊藥品保存正確性，例如標示、數量、效期、儲存位置。

(4) 處方開立：該機構依照法令，規範領有醫師證書者得開立處方，且須符合相關規定方可開立高警訊藥品處方。例如：醫師須領有管制藥品管理局核發使用執照，方可使用第一級至第四級管制藥品；由各種專科醫師提出其治療領域與相關受訓條件，經其工作醫療機構核定認可者，方可開立其專業領域之相關的腫瘤化學治療藥品處方。手寫或電腦列印的處方箋在高警訊藥品名稱前加上｛警｝字，以提醒調劑藥師注意。

(5) 調劑：機構內或機構外特約的藥師在調劑高警訊藥品時，應詳細檢視處方箋的藥名，並審核處方內容之完整性、適切性，包括劑量、劑型、用法、給藥途徑、適應症及藥品交互作用等，確認無誤後方進行調劑作業；在調劑過程中，自「藥櫃取出藥罐時」、「調劑時」、「發藥前」要三讀藥品標籤，並注意「個案對」、「藥品對」、「劑量對」、「時間對」、「途徑對」五對；對高警訊藥品用量及用法不清楚或有疑問時，應立即詢問開方醫師。高警訊藥

品調劑完成，應進行雙重核對（double check）；若核對時發現錯誤，須立即改正，並做紀錄分析，避免錯誤連續發生。在交付藥品前，應再次確認高警訊藥品處方之正確性，包括藥品名稱、劑量、劑型、用法、給藥途徑、給藥速度、適應症等，並須將之放於有｛警｝字樣之藥袋中，不可將藥袋移除與其他藥品放在一起。

(6) 給藥：護理人員給藥時應辨識住民基本資料與處方內容，並經第二名護理人員複核無誤後，才可給藥，目視住民服藥，並給予用藥指導。對於高警訊藥品不熟悉或有任何疑問，應諮詢藥師，不可自行判斷給藥。對用藥劑量較常人過多或過少時，應再確認此病患的醫囑，必要時與醫師或藥師聯繫。給予注射型高警訊藥品時，除確認住民正確外，應再確認給藥途徑、給藥劑量、稀釋濃度、稀釋溶液與給藥速度的正確性。給藥後，須於給藥治療紀錄單或護理紀錄單記載時間並簽名，若紀錄已資訊化，則於電腦護理執行紀錄系統中完成登錄作業。當住民出現不良反應時，應立即通報，並通知醫師即時處置。

2. 執行監測機制：高警訊藥品在使用時，可能因副作用而危害住民者，須進行療效管理並建立評估機制，以避免造成傷害。機構應制定和執行監測機制，由藥師或由特約藥師指導的機構護理師監測追蹤高警訊藥品在住民用藥後的療效與副作用，並有追蹤紀錄，也應針對特定藥品的血中濃度監測進行評估，視需要主動提醒醫師調整劑量與追蹤。

3. 提供住民和家屬預防用藥錯誤的教育：當住民須以高警訊藥品治療時，照護人員須對住民和家屬進行高警訊藥品的衛教並指導使用方法。例如：某機構要求藥師在交付藥品給護理人員時，必須提供高警訊藥品的用藥相關教育或訊息，包括外觀辨識、常用劑量、常見副作用、稀釋使用方法、存放方法、急救解毒等注意事項，以加強護理人員對此類藥品

之認識，再由護理人員指導住民和家屬謹慎使用此類藥品，提供用藥衛教訊息（例如圖文並茂衛教單或手機電子檔案），並告知若遇疑問時可採行的諮詢途徑。

參考文獻

Institute for Safe Medication Practices (2016). ISMP List of High-Alert Medications in Long-Term Care (LTC) Settings. Available at: https://www.ismp.org/tools/ltc-high-alert-list.pdf (accessed Dec. 24th, 2017).

Joint Commission International (2107). Joint Commission International Accreditation Standards for Hospitals, 6th edition. Oakbrook Terrace, IL: JCI.

四、手術住民、部位和術式正確性的管理

JCI標準 當適用於所提供的服務時，機構制定一個方法以確保手術部位正確、術式正確，以及手術住民正確。

解讀與實務應用

當機構安排住民在機構內（如有設置手術室和專業人力時）或轉送到特約醫進行手術時，應重視住民的手術安全，即便手術是安排在特約醫院內進行，機構也可協助住民和家屬確認該醫院手術辨識的安全措施。這是因為手術流程必須橫跨多單位作業，稍有不慎就會發生醫療不良事件，其中身分辨識錯誤、部位錯誤、術式錯誤是屬於嚴重的、可預防的醫療疏失（Haynes et al., 2009；Mazzocco, 2009；黃、陳、陳，2015；汪、朱、關、郭、侯，2013）。這些錯誤是由於在手術團隊成員之間溝通不良或不充分，在標示手術部位時住民沒有參與，以及缺乏手術部位的查驗流程所

致。此外，術前評估不充分、住民臨床紀錄審查不仔細、機構的「文化」不支持手術團隊成員之間的坦誠溝通，以及筆跡潦草和使用縮寫等也都是導致錯誤的常見因素（JCI, 2017）。

　　機構須要合作制定一種政策和／或程序來有效地消除這種令人驚惶不安的問題。這種政策應包含定義手術。有鑑於此，機構應透過多專業的合作模式，制定手術辨識及安全查核制度。在實務上，機構若在內部設置場地和進行手術／侵入性處置，或安排住民到特約醫院進行手術／侵入性處置，應至少完成下列事項：

1. **定義手術和侵入性處置**：這至少應包括與查證或治療疾病和功能失調有關的切割、去除、更換或者置入診斷式／治療式內視鏡等手術／侵入性處置（包含穿刺採檢體）。這些手術／侵入性處置也可能在機構或特約醫院的手術室以外的任何合乎法令和專業規範的場地進行，例如：心導管室、血管攝影室、胃腸內視鏡室等。

2. **確認手術／侵入性處置的部位標示方法**：在機構內和特約醫院都使用一種可立即被辨識的、一致的標示方法，以用於確認手術／侵入性處置的部位，並由手術主刀醫師／侵入性處置操作醫師負責進行標示，而且必須讓住民共同參與部位標示。當住民因某些特殊狀況，例如失智、意識不清，而無法參與部位標示，則應有代理人制度且有優先順序規範。如果情況允許時，在完成住民的術前準備和鋪單後，該標示仍應保持明顯可見。所有的手術／侵入性處置的部位都必須標示，包括：偏側部位、多重部位（手指、腳趾、病灶部位）或多重節段（脊柱）等。JCI（2018）建議「╳」不應作為標記，因為它可被理解為「不在此處」或「錯誤的一側」，並可能導致錯誤的發生。當手術／侵入性處置不便標示時，例如牙齒，則須採用替代方法以利確認。

3. **制定和執行術前查核作業**：在術前必須查核正確的手術部位、術式和住

民身分；確保所有相關的文件（住民臨床紀錄、手術同意書）、影像和檢查資料、任何須要的特定用途之器械和／或植入物等皆已齊備。

4. 執行和記錄在手術劃刀之前的「暫停（time-out）」程序：術前暫停使任何懸而未決的問題或困惑得到妥善解決。「暫停」可使任何未答覆的問題或疑惑得以解決。「暫停」是在手術場所內即將開始手術之前進行，並且要求整個手術小組成員參與。術前暫停完成前，小組成員不得離開房間。當所有手術／操作成員就位，手術／操作即將開始之時，進行術前暫停。在術前暫停期間，小組成員應就以下內容達成一致：(1)住民身分正確；(2)擬實施的術式正確；(3)手術／侵入性處置的部位正確。機構要制定暫停流程如何被記載，例如使用「手術安全查核表」。術前暫停程序執行完畢應予以記錄，在紀錄中應包含相應的日期以及術前暫停完成的時間。

5. 制定和執行離室前查核作業：離室前查核作業須在住民離開手術室／侵入性處置操作室前進行。離室前的查核內容至少包含（WHO, 2008）：

   (1) 由團隊成員之一（通常是護理人員）口頭確認手術／侵入性處置的名稱均已記錄。

   (2) 已完成器械、海綿和縫針數量的清點。

   (3) 檢體已黏貼標籤（若在查核時涉及檢體，必須大聲讀出標籤內容，其中應包括住民姓名）。

   (4) 任何必須被處理的設備問題（如適用）。

參考文獻

Haynes, A.B., Weiser, T.G., Berry, W.R., Lipsitz, S.R., Breizat, A-H.S., Dellinger, P., Herbosa, T., Joseph, S., Kibatala, P.L., Lapitan, M.C.M., Merry, A.F., Moorthy, K., Reznick, R.K., Taylor, B., & Gawande, A.A. (2009).

A surgical safety checklist to reduce morbidity and mortality in a global population. The New England Journal of Medicine, 360(5), 491-499.

Joint Commission International (2107). Joint Commission International Accreditation Standards for Hospitals, 6th edition. Oak Brook, IL: JCI.

Mazzocco, K., Petitti, D.B., Fong, K.T., Bonacum, D., Brookey, J., Graham, S., Lasky, R.E., Sexton, J.B., & Thomas E.J. (2009). Surgical team behaviors and patient outcomes. The American Journal of Surgery, 197(5), 678- 685.

The Joint Commission (2004). Universal Protocol for Preventing Wrong Site, Wrong Procedure, and Wrong Person Surgery. Available at: https://www. jointcommission.org/assets/1/18/UP_Poster1.PDF (accessed Dec. 28th, 2017).

World Health Organization (2008). Surgical Safety Checklist. Available at: http://www.who.int/patientsafety/safesurgery/tools_resources/SSSL_ Checklist_finalJun08.pdf?ua=1 (accessed Dec. 28, 2017).

汪秀玲、朱英蘭、關鎧麗、郭功楷、侯明鋒（2013）。手術品質改善了嗎？2011年-2012年全國手術安全把關運動分析，醫院，46(6)，30-42。

黃珊、陳順宇、陳淑華（2015）。建構手術室病人安全照護作業模式—— 以手術病人辨識。健康科技期刊，3(1)，52-67。

五、醫療照護相關感染的風險管理

JCI標準　機構制定一個方法以降低醫療照護相關感染風險。

解讀與實務應用

　　機構住民常有各種慢性病，而併發複雜且多元的生理機能障礙，再加

上集體生活之活動以及到醫療院所就診頻繁，致使增加各種傳染性疾病在機構內感染和擴散。因此，機構應制定合宜的感染預防與管制制度，以有效提升住民之照護品質。

　　推動手部衛生是感染預防與管制的重要措施。機構常見的導尿管引起的泌尿道感染、因呼吸輔助設備所致的肺炎、皮膚、腸胃道及血流感染等，透過落實正確的手部衛生可以有效改善。在實務上，機構至少應完成下列關於手部衛生的事項：

1. 採用或改編目前已出版和普遍認可的手部衛生指引：機構為有效降低機構內住民醫療照護之感染，須依據已出版和普遍認可的手部衛生指引，制定機構手部衛生工作手冊作為落實手部衛生的工作指引。例如：某機構採用衛生福利部疾病管制署在2017年出版的〈照護機構感染管制手冊〉中的手部衛生指引制定機構自己的〈手部衛生管理辦法〉（屬於機構〈感染預防與管制手冊〉的一部分內容），作為設置環境、設施，以及員工執行照護的工作流程和教育訓練之依據。

2. 制定和實施有效的手部衛生方案（計畫），並加以監測：機構應制定方案（計畫）並全面落實〈手部衛生管理辦法〉的規範和措施。整體方案（計畫）須以系統化的觀點規劃，重點包含設置推動組織、進行教育訓練、設置洗手設施、宣導手部衛生的文宣品或其他媒體、組織稽核作業，以及執行成效評估與缺失改善。以某醫院附設機構為例，簡述如下：

(1) 設置跨專業的手部衛生推動工作小組：負責制定手部衛生管理辦法以及年度手部衛生年度方案（計畫）。

(2) 執行手部衛生推動方案（計畫）：內容主要包含每半年一次的「機構手部衛生五時機與臨床實務操作」教育訓練（新進人員須在實際執行工作前完成訓練）、每位新住民及其家屬的入住宣導教育、每

月一次的工作人員手部衛生遵從率及正確率稽核，以及分區由負責單位確保所有洗手設施及（乾）洗手液的有效性。每季在機構的感染預防和管制委員會（或會議）報告手部衛生執行成效與改善措施。

(3) 適用人員與教育訓練：機構所有聘任工作人員、委外服務或單位的工作人員、義工每年都須通過手部衛生合格認證，新進工作人員須在一個月內完成1小時的手部衛生教育與實作考試。工作人員須依據職責向自理與半自理的住民、家屬與訪客宣導應遵守的手部衛生措施，並進行監督。

(4) 手部衛生時機：參照世界衛生組織（WHO）和衛生福利部疾病管制署指引，規範機構手部衛生的五個時機（兩前三後）：

・接觸住民前。

・執行清潔／無菌操作技術前。

・暴露住民體液風險後。

・接觸住民後。

・接觸病人周遭環境（例如輪椅）後。

(5) 進行稽核與輔導作業：機構內各單位推派手部衛生推動尖兵，由手部衛生推動小組指導並賦予下列任務：

・平日於單位內進行宣導與稽核：教導同仁正確洗手的方法、提醒同仁落實五時機的手部衛生、監督單位新進人員於一個月內完成洗手認證。

・參與全機構的手部衛生推動小組會議（每三個月定期一次，並視需要不定時召開臨時會）。

・依稽核分組至分區現場稽核：針對住民區和照護區，尖兵每月到稽核分組單位稽核10個洗手機會，採不定時、隨機。針對其他區

域，尖兵到稽核分組單位稽核2位同仁洗手技術。

參考文獻

衛生福利部疾病管制署（2017）。長期照護機構感染管制手冊。
　　（2017/11/08）取自：https://www.cdc.gov.tw/professional/info.aspx?treeid
　　=beac9c103df952c4&nowtreeid=4adc7d6f58c19050&tid=D6A3D6F50D8F
　　FF94

六、照護服務可及性

JCI標準　機構制定一個方法以降低住民因跌倒導致傷害的風險。

解讀與實務應用

　　機構住民發生跌倒事件的比率約為社區居民的3倍，而且跌倒容易造成住民嚴重傷害，其中有20～30%的機構跌倒事件是可以預防的，所以值得主管與所有工作人員共同加以預防（黎、張、李、陳，2012）。機構住民日常生活功能依賴程度較高、認知功能障礙、罹患數種慢性疾病、服用抗憂鬱藥、有心血管疾病、服用鎮靜安眠，或使用四種以上藥品者，皆會增加發生跌倒事件的機會（Huang, Liu, Huang , & Kenahan, 2010）。

　　Davis-Sharts（1989）指出，機構住民最常發生活動力、步伐及步態的障礙；Schoene et al.（2013）系統文獻回顧指出，機構住民最常發生(1)步態不平衡和(2)姿勢協調動作變差，因此，住民在轉位時較容易跌倒，且姿勢協調變緩也會讓身體不夠柔軟，而增加跌倒風險。機構住民發生跌倒的因素不是單一而是多重的風險因子。Huang et al.（2010）研究指出機構住民跌倒的風險因子可分：內在、外在、心理、生理上廢用及其他因子等五類。分別敘述如下：

．內在因子有：年齡、疾病（認知障礙、中風、帕金森氏症、關節炎等）、藥品（使用控制血糖、血壓藥品、服用鎮定安眠、精神用藥以及4種以上類別的藥品），及肌少症等。

．外在因子有：環境障礙（如：鬆滑的地毯、不足的光線、濕滑的地面、不平整的地面）、穿著（衣服褲脫垂）、不合宜的鞋子（無止滑墊、不是包鞋、鞋子沒有邊緣），及使用輔具者。

．心理因子：害怕跌倒、認為自己不會跌倒者。

．生理上廢用因子：含下肢無力、步態或坐姿平衡與協調困難或障礙。

．其他因子：有跌倒紀錄者。

　　機構住民面臨上述的多重跌倒風險，因子之間也可能產生加成交互作用，例如住民帶有糖尿病、高血壓，最近中風合併左側偏癱，服用控制血糖、血壓藥品，這些都是跌倒的多重風險因子；當風險因子越多時，跌倒的風險便越大。例如：有下肢無力者比沒有下肢無力者，約有五倍跌倒風險，有步態平衡困難者比沒有者，約有三倍跌倒風險。目前機構預防住民跌倒的方法是大多使用約束，這是不合乎人道的方法（Huang, Huang, Lin, & Kuo, 2014）。另外，失智長者本身的多種功能障礙，使他們成為跌倒的高危險群。因此在跌倒的預防策略上也應以多重介入的模式考量，除加強事前防範之外，對於無法避免發生的跌倒事件，如何減低可能造成的傷害，也是一項重要的目標。

　　由於上述多重風險因子可能造成住民跌倒，其跌倒風險評估必須由機構環境、住民內在、心理、生理上廢用及其他因子等五類考量。為了降低住民因跌倒而導致傷害的風險，機構在實務上應至少完成下列事項：

1. **評估住民的跌倒風險**：針對住民進行跌倒風險評估是擬定後續跌倒防範措施的要件，因此，機構為提高住民安全，須制定住民跌倒風險評估作

業流程。以某機構爲例，其照護團隊參考〈SRATIFY（St. Thomas's risk assessment tool）評量表〉（Oliver et al., 1997）、〈SAPF（Screening assessment for preventing falls）篩檢表〉（Cryer and Patel, 2002）、〈道頓跌倒風險指標（Downton Fall Risk Index）〉（Downton, 1993）、〈Morse Fall Scale（MFS）〉（Morse, 2009），以及〈跌倒風險因子評估表〉（新北市衛生局，2015）之評估細項，並考量機構的服務範圍、住民特性（例如認知功能異常）、已完成設置的無障礙環境以及上述五類的住民跌倒風險因子（Huang et al., 2010），共同制定「跌倒風險評估與處理作業辦法」，使住民透過照護人員的跌倒風險初始評估和再評估得到有效的跌倒預防措施，以減少跌倒發生率及降低傷害程度。於此辦法中規範住民跌倒風險評估作業和合作職責，內容簡述如下：

(1) 初始評估：針對每一位新住民，護理人員須於入住24小時內完成護理初始評估，其中包含10項跌倒高風險的初步評估細項，分別爲：A.病史：過去一年內曾跌倒或有兩種以上的診斷；B.全身軟弱或會頭暈／暈眩；C.使用輔具（助行器、輪椅）；D.須協助如廁；E.可自行如廁但有尿頻、失禁或腹瀉；F.感官缺損（視力障礙、位置感缺失、偏盲、半邊忽略）；G.活動障礙（經協助可下床、一側肢體肌力≦4分、平衡感障礙、步態不穩或有外在限制——例如點滴、尿管、石膏）、或高估自己的活動能力／忽略能力限制；H.失智、合作度差；I.意識狀態：目前意識混亂（簡易智能量表MMSE〈24/30〉、躁動、或最近曾突發意識改變或全身性抽搐；J.用藥情形：服用影響意識或活動的藥品（鎮靜、安眠、利尿、軟便、降血糖、降血壓、抗癲癇、抗巴金森氏症、抗憂鬱或抗癌之藥品）、或服用四種以上藥品。若評估結果等於或大於3項者，則列爲跌倒高危險群（新北市衛生局，2015；黎、張、李、陳，2012；曾、王、

陳、郭，2011）。護理人員在執行評估時，若對於用藥評估有疑問或須要進行深度評估時（依據準則），則可立即諮詢特約藥師或醫師並尋求協助，若對於平衡功能評估和檢視下肢肌力及肌耐力、轉位時的平衡與協調有疑問或須要進行深度評估時（依據準則），則可立即諮詢特約醫療機構的物理治療師或復健科醫師並尋求協助。

(2) 再評估：已接受過初始評估的住民，每個月須接受一次跌倒風險再評估，以利確認其跌倒風險的狀況以及評值防跌措施的效果。此外，當住民跌倒時、住民的病情、用藥等方面有所變化時，或每次接受處置或治療之後，都會再次對此住民進行跌倒風險評估，以利判斷住民的跌倒風險強度和制定相應的照護計畫。例如：若住民出現新的風險因子，如：躁動、譫妄、下肢關節痛、腹瀉、頻尿、跌倒受傷等，就須重新制定其照護計畫。

2. 依據評估結果針對具有跌倒風險的住民採取因應措施：當住民被評估具有跌倒風險因子，照護團隊須依據其因子執行對應的預防性照護措施和訓練計畫。以某機構為例，這包含下列三大類的因應措施：

(1) 建立多專業整合照護團隊：不管防跌照護計畫再好，如果照護人員不能認同或協調合作，將導致措施執行率低或沒有持續執行就無法得到防護效果。因此，該機構指派責任護理人員擔任具跌倒風險住民的防跌照護整合者，依據個別住民所面臨的跌倒風險傾向因子，與有關的照護團隊成員（包含環境設施管理單位的代表人員）共同討論和規劃防跌照護計畫。

(2) 採取多因子、個人化的介入措施：因為住民跌倒往往是多重因子造成，採取多因子介入方式才能有效減少未來跌倒風險或事件。針對經過評估正面臨跌倒風險因子或屬於高危險群的住民，照護團隊成員應分工合作、及早介入，提供住民與照顧者防跌照護措施，以某

機構爲例，包含但是不限於下列事項：

A. 護理師：透過衛教強化住民和照顧者對跌倒風險之認知，在床頭插上高危險跌倒警示牌並告知警示卡之意義；協助將住民的床高度降低，臥室加裝夜燈、使用扶手下床活動、注意服藥後是否有暈眩、進食營養情況；針對跌倒高危險群須於護理照護摘要單註記並每日交班；依據「約束指引」，針對躁動及意識不清住民進行評估和通報醫師是否予以約束保護。

B. 醫師和藥師檢視與調整藥品治療處方、服藥時間；於藥袋上增加「易跌」標示，提醒照護人員、住民和照顧者用藥安全。

C. 物理或職能治療師加強或維持下肢肌力及肌耐力、轉位時的平衡與協調、輔具應用的恰當性、生活能力；加強住民平衡訓練，活動能力較差的住民每週至少應有3天進行增強平衡能力和預防跌倒的活動，例如進行大肌群訓練，參與增強肌肉力量的活動。

D. 照顧服務員：陪伴活動時落實轉位移位技巧、使用下肢肌力下床等。

E. 營養師：檢視飲食型態和注意膳食營養的狀況。

F. 總務／後勤人員：負責監測和維持環境及設備之安全，例如每日檢視確保走道淨空、照明光線、保持地板乾燥無水漬、清洗地板時應放置警戒牌或圍上警戒線、維護並確認手動床功能正常。

(3) 改善環境和防護設施：

A. 設置整體無障礙環境設施並善用科技：適當的扶手、穩固的傢俱、安全舒適的座椅、足夠的照明、不濕滑不反光的地板、走道無電線等障礙物等是基本的安全設施。對於高跌倒風險的住民，例如失智又步態不穩的住民，在床單或坐墊下放壓力感應器（住民抬起臀部時會發出警報），或是床旁放徘徊監測器（住民踩到

地板時會發生警報），讓照護人員在住民下床時因聽到警鈴聲提供及時協助。

B. 依據住民群體特性提供安全的環境設施：相同的環境或設施對不同特性的住民群體可能會有不同影響；因此，必須注意和因應個別住民或群體的特性對於環境設施的防跌需求。例如：(a)增加環境照明亮度，可以讓黃斑部病變住民看的更清楚；(b)給予漫遊或意識障礙住民的監督安全區域，便於他們的行走與活動，以減少約束；此安全區域配備有：舒適的座椅、較大走動區域、長距離的扶手給需要者使用、提供休閒活動使用的桌子、明亮的窗戶及洗手間；(c)因不同住民而進行調整個人空間（如床旁、浴廁）需要，例如在浴室內增加沐浴式固定座椅以防止沐浴時跌倒；(d)針對反覆跌倒住民的床旁地板可以換為吸震性高的材質，減少跌倒時的傷害程度。

3. **監測和評估防跌措施成果**：護理師每兩週應對高跌倒風險住民、每個月應監測每位住民的跌倒風險、檢視預防跌倒措施的成果，包含成功降低跌倒傷害的成果以及非預期的結果，並每月在護理品質會議和每季於機構品質和住民安全委員會進行報告，以檢視和評估多專業防跌措施的執行成果。例如：某機構照護團隊檢視如下因素，以判斷是否有非預期的情況發生和須要調整相應防護措施：

(1) 跌倒是否因急性病症改變造成：約10%的跌倒是因為急性疾病所致，因急性病症導致感覺障礙或肌無力，常見原因包括有高血壓、糖尿病、心血管疾病（中風）等。

(2) 跌倒是否由以下可以改變的病因造成：包含住民感覺功能退化、心血管疾病改變、中樞性或全身性疾病變化、運動功能退化等。

(3) 藥品是否須要調整：A.安眠藥；B.心血管疾病用藥：(a)高血壓用藥

以及利尿劑：目前並沒有證實會因此增加跌倒危險之報告，但這類
藥品可能造成低血壓或姿勢性低血壓，應小心使用；(b)毛地黃及
第一類抗心律不整藥：可能增加跌倒之危險，但研究指出，此類藥
品的使用只是表示老化虛弱（frailty）的指標；(c)抗糖尿病的藥品
引起低血糖，抗高血壓病的藥品引起低血壓；C.鎮定、安眠藥品；
D.四種以上的用藥。

(4) 物理治療是否有幫助：A.有平衡或步態障礙者轉介復健科治療：感
覺障礙可用枴杖或三輪助行器、有中樞性平衡障礙或多發性感覺障
礙可用四輪助行器、耐力差者可使用座椅型的四輪助行器、而小腦
或延腦病變者則建議可能須要輪椅或電動車；B.透過運動增進肌力
（含下肢肌力）、耐力及平衡性；C.教導平行移位等方法。

(5) 是否須要改變環境：環境改變常是有效的跌倒介入方案中之一環，
50%的跌倒和環境有關，其中20%在樓梯或門口，25%被物品絆
倒；如果在機構跌倒，便須要進行機構環境設施安全評估，包含：
燈光、樓梯、混亂的擺設、電線、容易絆倒的危險、浴室安全、地
面、鞋子防滑性、是否有緊急通知的電話連線等。

4. 持續降低住民在機構內跌倒而造成傷害的風險：機構應針對預防住民跌
倒的系統化預防措施、住民跌倒的風險因子、以及跡近或實際跌倒事件
進行定期檢視。以某機構為例，因為在2017年1月～6月跌倒事件居於
該機構不良事件的第二名，所以其護理部從原本每三個月才定期於機
構品質與住民安全管理委員會報告防跌成效與改進措施，增加為每個月
定期召集照護團隊討論會議，包含醫師、護理師、藥師、照護服務員、
物理／職能治療師、社工師、總務／後勤人員等成員，於會議中固定討
論住民跌倒風險的改善程度與防護措施、檢討跡近或實際跌倒事件的原
因（依據美國NDNQI及臺灣病安通報系統TPR的分類區分1～5級的跌

倒傷害嚴重度），不能到現場者以通訊軟體溝通意見，並推動機構去除跌倒風險因子的PDCA專案，針對住民跌倒風險因子制定改善措施。例如：由責任護理師加強教導和要求回覆示教，以確保住民和照顧者能知曉預防因姿勢改變引起低血壓，以及於轉換姿勢時懂得採漸進式方法；針對骨髓損傷或膝關節受損之住民，提供高位活動便盆椅。針對住民個人安全的改善部分，照護服務員每日檢視住民的衣著，避免穿著太寬鬆垂地的褲子或長袍以防止絆倒以及避免住民使用不利行走的鞋子（例如不合腳、易滑的拖鞋）；每次接觸到住民時應確認個人常用物品，如：水杯、呼叫鈴等，都已置於隨手拿到的範圍。

參考文獻

Cryer, C. & Patel, S. (2002). Primary care strategy for Osteoporosis and falls and national Osteoporosis society falls, fragility and fractures. NOSF, London.

Davis-Sharts, J. (1989). The elder and critical care: Sleep and mobility issues. Nursing Clinics of North America, 24, 755-767.

Downton, J.H. (1993). Falls in the Elderly. London: Edward Arnold.

Huang, H.C., Huang, Y.T., Lin, K.C., & Kuo, Y.F. (2014). Risk factors associated with physical restraints in residential aged care facilities: A community-based epidemiological survey in Taiwan. Journal of Advanced Nursing, 70(1), 130-143.

Huang. H.C., Liu, C.Y., Huang, Y.T., & Kenahan, G. (2010). Community-based interventions to reduce falls among older adults in Taiwan-Long-time follow-up randomised controlled study. Journal of Clinical Nursing, 19(8), 959-968.

Morse, J.M. (2009). Preventing Patient Falls: Establishing a Fall Prevention

Program (2nd edition). New York: Springer Publishing Company.

Oliver, D., Britton, M., Seed, P., Martin, F.C., & Hopper, A.H. (1997). Development and evaluation of an evidence based risk assessment tool (STRATIFY)to predict which elderly inpatients will fall: case control and cohort studies. British Medical Journal, 315 (7115), 1049-1053.

Schoene, D., Wu, S.M.S., Mikolaizak, A.S., Menant, J.C., Smith, S.T., Delbaere, K., & Lord, S.R. (2013). Discriminative Ability and Predictive Validity of the Timed Up and Go Test in Identifying Older People Who Fall: Systematic Review and Meta-Analysis. Journal of the American Geriatrics Society, 61(2), 202-208.

曾淑芬、王淑慧、陳惠芳、郭姵伶（2011）。機構式長期照護住民之跌倒危險性探討。嘉南學報，37，365～374。

新北市衛生局（2015）。一般護理之家照護指引。（2017/12/31）取自：http:// www.health.ntpc.gov.tw/archive/health_ntpc/6/file/一般護理之家照護指引.pdf

黎家銘、張皓翔、李世代、陳晶瑩（2012）。長期照護機構住民的跌倒預防。台灣醫學，16(5)，538-544。

第二章　住民可及性與評估（RAA）

一、照護服務可及性

JCI標準　基於被確認的健康照護需求和機構的宗旨、資源以及服務範圍，住民們可以得到照護服務。

解讀與實務應用

　　機構必須了解其服務區域內目標服務對象的健康照護需求，並依據這些需求、機構的設立宗旨和資源、以及主管機關許可立案的服務類別，規劃機構的服務範圍，以確保住民們可以得到妥善的照護服務。

　　為了確保收住者符合機構的服務範圍並使其照護、治療和服務的需求獲得滿足，機構在實務上應至少完成下列事項：

1. 明定服務範圍和標準化的收住管理制度：例如：某一機構收住成年的（18歲以上）一般失能者、有管路與造廔口者、呼吸器依賴服務使用者、以及長期臥床（含重癱、植物人）者，而不收住失智者、患有法定傳染病者。相應地，該機構須制定收住管理制度，例如「住民入出機構管理辦法」，再於制度中明定標準化的收住標準和評估機制，收住評估項目請參看〈申請入住評估單〉。機構應指派合適人員負責入住評估作業；負責入住評估者須為資深護理師，經過以上評估訓練（有受訓合格紀錄），確認可以獨立、完整且正確評估身體健康狀態，且熟知機構之照顧能力與收費標準，以便確認申請入住者之需求乃至確知機構照護能力是否能夠滿足其需求。評估作業過程概況如下：

(1) 首先由進住者本人、親屬或代理人至機構參觀環境及了解其服務內容，若滿意則由長照機構安排訪視評估。

(2) 評估者按照確認之時間至居住地（或醫院）或在機構內，依據住民或其家屬所提供的住民最近三個月內體格檢查表和出院紀錄摘要，以了解其過往疾病史、身體健康狀態和醫療需求，再進一步評估日常生活活動功能（Activity of Daily Living, ADL）、生活習慣與住民和家屬的期待等資料。

(3) 完成評估後，應再確認機構是否能夠滿足其照護需求；如果是，則告知評估結果與相應的應收費用。如果不是，則應據實告知申請者無法收住之原因。

2. 建立落實執行的監督機制：機構應有監督機制確保工作人員遵循上述的制度規範。以某機構的監督機制為例，申請入住個案應先由護理師評估後，再經上級主管逐案審核，以確認是否接受此個案的入住申請。

3. 僅接受照護需求能被滿足的申請個案：經評估後，唯有入住申請者的醫療、護理、心理和／或社會需求能夠被機構滿足時，機構才會接受入住並提供所須的照護。如果入住申請者不符合收案條件時，應向住民、家屬或轉介者說明不收案原因，並提供適合個案的轉介資訊。

JCI標準 當機構接受住民予以照護時，應提供給住民和／或家屬成員關於建議的照護和服務、照護和服務的預期結果、以及照護和服務的全部預計費用。

解讀與實務應用

　　為了確保申請入住個案及家屬能夠做出正確的入住決定，以獲得所須之照護和服務，機構應在適合入住個案接受專業評估之前，根據初步的收案評估結果提供建議之照護服務和預期結果，以及相應之支付費用。

若所須之服務或費用支付超過機構之範圍時，應提供替代資源。此流程應明定於入住評估作業標準中，以增進評估和說明之完整性與正確性，確保個案獲得服務之可及性。為達此成效，機構在實務上應完成下列事項：

1. 提供申請者和其家屬資訊以協助入住決定：機構在收案前，應依據機構制定的收案評估標準（機構可將之規範於〈入住管理辦法〉之中或另訂一份制度），執行申請入住者之家庭背景、病史、身體功能、生活功能、生活習慣、經濟能力、申請入住之原因和期待等方面的收案評估，並依據評估結果對申請者說明：(1)建議之照護服務、(2)預期結果，以及(3)相應的支付費用。讓申請者可以獲得明確的資訊，使其可以了解是否能夠符合其期待，以便決定是否入住接受服務。以社會局轉介一位低收入身分鼻咽癌之癌症個案申請入住某中部機構為例，該申請者王太太帶著王先生至機構參訪，在現場經評估後，王先生的身體狀況與生活功能符合入住資格，但是須要每週協助帶至外縣市醫院就醫（化學治療及放射線治療）共11次，在入住之支付費用上除社會局之補助金額之外，尚須支付差額費用。此評估結果須向王太太及社會局說明，王先生如果決定入住，則他到外縣市就醫和其費用支出之期待上機構將無法滿足其期待。

2. 提供替代性的照護和服務來源的資訊：若經申請者收案評估，某機構發現無法接受申請者入住、或者申請者沒有意願入住時，則可依其所須的服務範圍、預期結果或費用負擔能力，提供關於替代性的照護和服務機構之資訊，協助申請者尋找適合的照顧機構。例如：承上案例建議之替代方式如下：

(1) 提供申請者和家屬離預定就醫醫院較近，且符合其價格支付能力之照顧機構。

(2) 為讓家屬選擇合宜的機構，另建議雖距離就醫醫院稍遠，仍可以選擇搭載計程車就醫，但是費用上建議可尋求補助。

此個案和家屬先採行上述建議(1)，已透過社會局協助，但尚未找到合適之機構。若採行建議(2)，則就醫交通費及入住費用須尋求社會局或慈善團體之協助，在經濟部分提供費用上補助。

3. 經評估與說明後，應將最後結果誠實告知申請者及通知轉介之機構，讓他們了解是否已解決其問題以及是否須要進一步協助。例如上述案例，通知社會局關於王先生之評估結果：「在就醫距離和收費上未能滿足個案需求，且不符機構之規定，並已將建議提供給家屬及轉介者，使其有替代選擇。」上述案例最後經溝通與安排，王先生將入住該機構，並安排可搭載之計程車，由社會局補助入住之差額費用，及某慈善團體補助就醫之計程車費用。

JCI標準　機構要努力減少住民在獲得服務時的身體、語言、文化和其他方面的障礙。

解讀與實務應用

　　2006年聯合國大會制定通過《身心障礙者權利公約》（Convention on the Rights of Persons with Disabilities, CRPD）強調身心障礙者與其他人享有一樣的權利，強調透過去除障礙環境和支持服務，讓障礙者可以充分地融入社會、自立生活。根據多位學者的研究結果，諸如語言、年齡、教育程度、文化習俗、身體功能或其他障礙都會造成訊息傳達、溝通和理解的障礙，甚至誤解，進而影響醫療照護的利用情況，降低可及性和可得性（蔡、曹，2104；王、蔡、廖、鄭，2012；Woloshin, Bickell, Schwartz, Gany & Welch, 1995; Aday & Shortell, 1998; Aday & Andersen, 1974）。例如：機構的工作人員和媒體使用的是住民和社區民眾不熟悉的語言（例如

國語）和形式（例如中文），則對於外籍住民或照顧者（例如東南亞）而言就會產生諮詢和溝通的障礙，進而限制其對醫療照護的可及性，甚至因產生誤解而拒絕接受服務。

　　因此，機構應制定相關規範，提供主管暨工作人員達成的方法，以克服或減少可及性和可得性的障礙。為達此成效，機構在實務上應完成下列事項：

1. 確認住民群體中會影響照護和服務的可及性和可得性的最常見障礙：機構的主管和工作人員應有流程可檢視住民在獲取各類照護和服務資源的流程中存在的常見障礙，在實務上，這可透過住民初始評估、完整性評估、入住期間的定期評估、住院後返機構重新評估等作業加以辨識、記錄和交接，例如語言、教育程度、宗教信仰、性別偏好、種族、溝通方式（例如口語、手勢或圖片）以及身體功能（例如聽力、視力、記憶力或日常生活活動能力）等可能妨礙照護和服務的可及性和可得性的障礙。評估內容詳見第二章第（二）節關於住民評估的說明。

2. 設計流程措施克服或減少可及性和可得性的障礙：

　　(1) 克服或減少可及性障礙的流程措施：為了促進照護和服務的可及性，採行的措施可包含（但不限於）提供住民常用語言的諮詢管道（專線電話諮詢、服務臺諮詢）、以適合住民的媒體和形式設計各種介紹照護和服務的內容、服務時間、收費標準與掛號手續應以適合住民的方式提供、要求社會工作人員主動評估觀察住民生活狀況並安排至少每月一次的會談，以提供適切的處遇計畫或轉介慈善贊助資源。

　　(2) 克服或減少可得性障礙的流程措施：為降低照護和服務在提供／遞送時的阻礙，採行的措施可包含（但不限於）依照其身體功能障礙度不同提供不同之輔具、飲食或自立訓練、提供符合住民宗教習俗

的餐飲、運用多功能洗澡床椅協助臥床住民沐浴、以適合住民的方式進行衛教（例如語音、手勢、圖片或模型）、設置呼叫鈴、無障礙設施與坡道、寢室可依住民個人喜好擺設、設立宗教室讓住民可自行前往使用和安排工作人員或志工陪同前往、依照評估之生活偏好安排烹飪、園藝、歌唱班……等活動、可應擁有相同生活愛好的人之要求安排在同一個房間居住。

3. 有流程和措施可讓住民和家屬選定最適合的工作人員：

(1) 依據需求適才適任：機構應向所有住民及家屬說明他們可以選定最適合的工作人員提供照護和服務，並應指派資深主管，考察住民與照顧者之特性，安排適任之照護人選。住民依其失能程度，常無表達需求之行為能力，此時須要工作人員依據專業基礎產生的照護老人經驗，主動關懷、觀察與溝通以了解住民未表達之隱藏式需求；或是運用溝通技巧獲得的住民需求。尤其是在語言部分，須安排能夠語言相通，例如客家族群，或使用圖卡來增進溝通。另外，人各有其個性之特殊性，若不熟悉則會增加相處上的衝突，故須固定工作人員減少陌生感。如果真有相處上的問題，則須適時調整。例如：若有外籍看護中文的溝通能力不足，則應加強其語言訓練，或更換之。

(2) 設置意見溝通管道：制定〈意見申訴辦法〉、〈適應輔導辦法〉、〈性騷擾／性侵害事件處理辦法及流程〉或設置「意見箱」讓住民隨時可以提供具名／不具名意見以表達、溝通其照護和服務工作人員是否合適的議題。以某機構為例，其意見溝通管道有申訴信箱、申訴專線、郵寄申訴、電子信箱、網站、家屬座談會、社工人員定期每月訪視等，還有主管每天查房，關懷住民除實際了解住民需求滿足情形，也接受住民提供之意見。

(3) 紮根於新進人員的職前訓練：長期照顧機構入住者常為失能或半失
能的住民，故挑選新進員工時，著重考察樂觀、樂於助人，以及長
照專業認知與技能。到職時並安排新進人員（護理師、照服員、社
工員）職前學習以一個月為原則（見〈新進人員訓練手冊〉），這
期間以住民為中心，由輔導員帶領熟悉住民特色習慣，也由輔導員
考核決定該員是否適任，藉由與住民互動當中，安排適任者。

(4) 考核和改善落實情形：住民和家屬可選定適合的照護和服務人員的
流程措施應於日常落實，定期（例如每半年）進行員工考核，依據
考核適才適性的調整工作單位（住房）。機構為住民的第二個家，
以家的氛圍來說，住民和工作人員的關係和諧和相互關懷是其特
點。以某機構為例，為增進家的氛圍而實施「個案管理師制度」，
以住民為中心，由護理師擔任家族個案管理師，每個家族安排3～5
位照服員。全組以全人、全程、個別性的模式，進行其照護計畫的
評估、規畫、執行、協調、監測與結果評值。透過照顧責任制和團
隊會議，落實團隊照護與增進持續性、個別性、有效溝通，進而確
保提供住民合適的照護和服務人員，以滿足個人期望並提升照護品
質。

參考文獻

Aday, L.A. & Shortell, S. (1998). Indicators and Predicators of Health Service
Utilization. New York: A Wiley Medical Publication.

Aday, L.A. & Andersen, R. (1974). A Framework for the Study of Access to
Medical Care. Health Services Research, 9(3), 208-220.

Woloshin, S., Bickell, N.A., Schwartz, L.M., Gany, F., & Welch, H.G. (1995).
Language Barriers in Medicine in the United States. JAMA, 273(9), 724-

728.

王增勇、蔡昇倍、廖貽得、鄭君萍（2012）。偏遠不該被邊緣：長期照顧
　　如何複製原漢的不平等？2012年臺灣社會學會年會社會創新：後全球
　　化。2012年11月24、25日。臺中：東海大學。

蔡美慧、曹逢甫（2014）。推行醫用臺語教學：醫療專業素養與母語維
　　護。長庚人文社會學報，7(2)，295-325。

聯合國（2006）。身心障礙者權利公約。（2017/11/08）取自：https://
　　www.un.org/development/desa/disabilities-zh/%E6%AE%8B%E7%96%
　　BE%E4%BA%BA%E6%9D%83%E5%88%A9%E5%85%AC%E7%BA
　　%A6-3.html

二、住民評估

JCI標準　初始評估流程包含身體、心理、社會及經濟等諸因素的評價，
　　　　　　用來確認住民所須的照護和服務。
　　　　　　機構已根據適用的法律、法規和專業標準，確認評估的範圍和
　　　　　　內容。

解讀與實務應用

　　機構有良好的評估工具方可制定優質的照護計畫。完整的照護計畫應
該以科學方法收集資料，確認健康問題，依住民現有的狀況及需求設定照
護目標，考量現有的資源、選擇最合適的措施執行，以提供完善之照護服
務（李等人翻譯，2002）。此一連串的過程才能因應住民的照顧需求，提
供正確的、合理的、持續的照護和服務。當住民入住機構時，其需求可能
因急性疾病、慢性症狀或末期疾病，而須要特殊服務，例如注射治療或安

寧療護之疼痛護理。所以，為了規劃住民所須的照護和服務，合乎法令要求的護理人員必須對新入住個案進行初始評估，除了確認住民的身體、心理（情緒）狀態，也要確認其社會、文化、家庭和經濟狀態，因為社會、文化、家庭和經濟狀況等都將是影響疾病和治療效果的重要因素。

　　為保障住民需求評估的一致性與完整性，以提供住民所須的照護計畫，應制定與住民相關之各專業執行評估作業規範，包含資料收集的範圍、內容、流程、表單格式和個人資料之隱私保護。因此，機構在實務上應至少完成下列事項：

1. 規範多專業整合的評估作業：機構應制定住民評估作業辦法，包含資料收集的範圍、內容、流程、記載方式、記錄人員資格和完成時限，以指引團隊成員在規定的時間內，完成具有一致性與完整性的住民評估；再用以制定適切性之照護計畫。住民評估作業包括初始評估、特定需求初始評估（針對特殊住民群體）、專業深度評估、全面性評估，及持續性評估／再評估。照護團隊應先藉由初始評估以確認住民的需求與優先性，及時滿足其急性需求；另外針對特殊入住群體（例如受感染、受虐、心理或認知失能的住民）進行個別化的特定需求評估，以制定初始的照護計畫；後續再針對住民進行全面性評估，以為個別住民規劃和整合多專業的照護和服務。以某機構為例，該機構由護理部召集照護團隊，成員包含機構內和特約機構的專業人員，參考照顧管理評估量表（Multi-dimensional Assessment Instrument, MDAI）（衛生福利部，2017）、連續性評估紀錄（Continuity Assessment Record and Evaluation, CARE）（CMS, 2011）和長期照護周全性老年醫學評估表（Long-term Care Comprehensive Geriatric Assessment, LTC-CGA）（Rockwood, Abeysundera, & Mitnitski, 2007），合作制定「住民評估作業辦法」，其中關於初始評估的作業內容簡介如下：

(1) 初始評估時限：當每位住民一入住機構時，機構護理人員負責於24小時內完成初始評估。全面完整的評估和多專業的照護計畫必須在14天內完成。

(2) 初始評估內容：以某機構為例，該機構護理人員延續收案評估單所收集的資料，負責針對每一位新入住個案進行初始評估，基本評估內容舉例簡述如下：

　　A. 身體評估：評估並確認住民的健康狀況（例如現病況、目前用藥、過去病史、器官系統複查）、現有身體功能（例如ADL、IADL、關節活動度、溝通能力）、特定照護需求篩檢（例如疼痛、營養風險、吞嚥能力、跌倒風險、皮膚狀況、目前接受的特殊醫療照護），以及亟待解決的健康問題，依其優先順序制定照顧計畫。例如：依衛生福利部疾病管制署公告辦理，個案入住時應有最近三個月內X光檢查報告，如果正在使用抗肺結核藥品治療者，則至少須治療14天以上且須有最近一次至少2套痰塗片陰性的檢驗報告；若機構收容精神疾病或智能障礙者，新進住民應提供入院前一週內桿菌性痢疾、阿米巴性痢疾及寄生蟲感染檢驗陰性等書面報告；未提出書面報告者，得安排區隔一週，觀察有無腸道傳染病疑似症狀，經採檢確認無虞後，始能入住一般住房；若住民於入住當天有放置管路（鼻胃管、氣切管、存留尿管），則應評估管路是否適當。

　　B. 心理評估：確認住民的情緒狀態與行為型態（例如：沮喪、害怕、遊走、妄想，或愛打架而可能傷害自己或他人）。如果有憂鬱、自傷傾向或暴力行為，可能傷害自己或他人，則須列為優先處理。

　　C. 社會與經濟評估：對住民之社會功能、經濟狀況、生活適應之評

估，以及住民和家屬權利與義務、生活公約及未來處遇計畫等說明與討論。另外，住民及其家屬對於評估內容提供的訊息，亦有助於了解住民之宗教信仰、文化習俗、喜好、禁忌和願望。家屬無疑義下簽訂入住合約。經濟狀況的評估屬於社會評估的一部分，如果住民或其家屬在承擔費用有困難時，經濟因素可被單獨評估，並適時協助辦理申請公私立機構之補助，以免影響住民之照護與治療。

根據初始評估結果照護團隊必須辨識住民需求的急迫性或優先性，進而規劃與提供符合住民所須的初始照護計畫。尤其住民可能有急性（慢性）疾病或臨終疾病等需求，必須提供某些特定服務，例如注射治療。依據初始照護計畫，各專業人員合作展開住民之照護和服務，進而收集更完整、豐富的身體、心理、社會方面資料，以完成完整性評估，並於入住14天內完成跨專業的照護計畫。

2. **評估者之資格與認定**：長期照護個案之需求涵蓋身體、心理、社會、經濟等多個層面，須要不同專業人員提供評估確認該需求。該專業人員包括護理師、醫師、藥師、復健治療師、營養師、社工等，不論是專職、兼任或特約，皆須經過專業教育與國家考試及格之專業證照且經執業登記，始得參與住民之評估與照護。各地政府對上述之專業人員皆制定醫事人員法之規範，規定其權利與義務、執業範圍、證照和適用的法律和法規等。以臺灣為例（考選部，2013），護理人員（衛生福利部，2015）須經學校之護理教育畢業，依畢業證書報考專門人員考試，考試及格後始得換發護理證書，獲得證書者應向執業所在地直轄市、縣（市）主管機關申請執業登記，領有執業執照，始得執業。護理人員執業，應每六年接受一定時數繼續教育，始得辦理執業執照更新。

3. 紀錄記載及管理：

(1) 照護紀錄：舉凡初始評估和全面性評估，評估內容皆應記載於住民紀錄。每位住民的資料檔，包含基本資料、個案照顧服務計畫及個案紀錄等，都應妥善保管，並依規定年限妥善保存。

(2) 制定與執行調閱辦法：機構應依相關法令制定「個案資料調閱辦法」，並有相關調閱紀錄。例如：某機構依據長期照顧服務法施行細則第八條（衛生福利部，2017）和評鑑基準，規範紀錄的內容及紀錄管理規範，每年檢視並依實際需要更新。

(3) 照護資料的提供與運用：各專業所執行的評估結果，包括初始評估、完整性評估和跨專業的照護計畫等，皆應制定格式以書面載明，並依據紀錄管理規範，供照護住民的團隊成員參酌，以用於提供更適切、妥善的照護和服務。

參考文獻

Centers for Medicare & Medicaid Services (CMS) (2011). CARE Institutional Admission Assessment Tool. Available at: https://www.cms.gov/Medicare/Quality-Initiatives-Patient-Assessment-Instruments/Post-Acute-Care-Quality-Initiatives/Downloads/CARE-Institutional-Admission-Assessment-Tool.pdf (accessed Dec. 31th, 2017).

Rockwood, K., Abeysundera, M.J., & Mitnitski, A. (2007). How should we grade frailty in nursing home patients? Journal of the American Medical Directors Association, 8(9), 595-603.

考選部（2013）。專門職業及技術人員考試法施行細則。（2017/12/5）取自：http://law.moj.gov.tw/LawClass/LawAll.aspx?PCode=R0040002

李易蓁、林美娟、李世代、曹智超、毛莉雯、鍾信心、王惠珍翻譯

（2002）。臺灣版MDS 2.1。臺北：國家衛生研究院論壇。

衛生福利部（2015）。護理人員法。（2017/12/5）取自：http://law.moj. gov.tw/LawClass/LawAll.aspx?PCode=L0020166

衛生福利部（2017）。長期照顧服務法施行細則。（2017/12/5）取自： http://dep.mohw.gov.tw/DONAHC/cp-1090-29062-104.html

衛生福利部（2017）。長期照顧服務機構評鑑辦法。（2017/12/5）取自： http://dep.mohw.gov.tw/DONAHC/cp-1090-29065-104.html

衛生福利部（2017）。新型照顧管理評估量表。（2017/12/31）取 自：https://www.mohw.gov.tw/dl-15878-85fb3fa5-9172-431a-986e- 35d16c6ff701.htm

JCI標準 機構針對其服務的特定入住群體進行個人化的初始評估。

解讀與實務應用

在進行初始評估時，評估人員應能依據書面載明的判定準則，發現某些特定類型的住民或住民群體須要額外的或特定的評估，進而調整初始評估流程，以滿足其個人的特殊需求；這些個體或群體包括兒童、青少年、慢性疾病、年老虛弱、臨終、慢性或嚴重疼痛、受感染、接受化療或放療、免疫系統受損、精神或認知失能、有情感或精神疾患，以及疑似藥品和（或）酒精依賴者。若確認須要額外的或特定的評估，則機構應能隨之調整評估流程與內容。

為了能評估和確認住民的特殊情況和需求並能及早因應處理，機構應至少完成以下事項：

1. 對特定住民群體的評估流程必須反應其需求或風險而能加以調整：機構若有照護前述的特殊住民群體，在其初始評估、再評估或平常照護流程

中，必須能即時發現、反應特定住民個別性的需求或風險，並參酌當地相關法規和專業標準來調整對這類住民的評估內容，且適當的邀請家屬參與，以透過轉介或照會服務，以確認和處理其特殊情況與需求。例如：若在初始評估過程中發現接受化療的住民有咀嚼吞嚥障礙，則可安排特約語言治療師進行深度評估和處理。以某機構為例，某位罹患肝癌且多處轉移的新入住住民要求不施行侵入性治療與急救，護理師因此照會社工師和營養師進行額外的專業評估，訂定共同照顧計畫，以讓住民的身體、心靈皆趨於舒適的狀態。針對此新入住、瀕臨死亡的住民，機構營養師評估其營養及水的供給最低限，社工師深入評估後聯絡家屬進行家族會談，會談處與後提供安寧關懷手冊，確認其意願後協助簽署〈不施行侵入性治療與急救〉同意書。在心靈層面依據其宗教信仰，由社工師安排宗教組織的關懷與探訪，討論安排後事處理事宜，以紓解其精神上壓力與需求，使其能夠在無絕望、痛苦、罪感，並獲得寬恕的祥和狀態中離世。

2. 以書面定義須要額外或專業深度評估的判定標準：機構應依其收住住民之範圍，確認其照護的特殊住民群體，並以書面定義須要額外或特定的評估的判定標準（請見「住民評估作業辦法」），指引照護團隊進行個別化的初始評估，並及早確認需求和介入處理。以某機構為例，照護團隊參考文獻和共同制定轉介或照會專業額外或深度評估的判定標準，包含：疼痛評分≧3分者、BMI≤17.5或≧25者、跌倒高風險項目超過3項者、有牙齒問題者、吞嚥或咀嚼困難者、疾病末期臨終者、嚴重憂鬱者、有自殺傾向者、有重大精神創傷史者，或遭家屬遺棄、虐待者、接受化療或放療者、疑似藥品和（或）酒精依賴者、有情感或精神疾患者、精神或認知失能者、接受手術前、後住民者、有特殊需求或其他危險因素者。當護理人員對新住民進行初始評估、入住期間再評估或

平日照護時，皆依據前述判定標準，以安排轉介或照護服務。例如：護理人員在進行初始評估時，發現某身障住民的牙齒有動搖的情形且產生疼痛，她及時聯絡家屬並安排照會身障牙科，經評估暫停3天抗凝血劑後，再至牙科拔牙。該照會與拔牙紀錄皆保存在住民紀錄中。或承上所述之臨終住民，團隊照護計畫及〈臨終關懷紀錄表〉皆保存於紀錄中，住民死亡後紀錄以法規歸檔保存。

JCI標準　依據法律和法規，機構有辨識、通報和轉介疑似受虐或被忽視個案的流程。

解讀與實務應用

　　機構接受個案申請入住或初始評估時，工作人員必須能夠辨識疑似受虐和/或被忽視個案，並依據法規通報該案例，而且確認可以促進或提供該個案完整的評估以及滿足其照護、服務和支持之私立或公立機構。

　　對疑似受虐和/或被忽視患者的評估應依住民的文化傳統而定。實施這些評估並非意在進行前瞻性的個案調查，而應以一種被當地文化接納的和保密的方式進行，以對住民的需求和狀況作出回應。機構在實務上應至少完成下列事項：

1. 依法制定辨識和通報作業流程和進行：機構應依據法令制定作業流程，以辨識和通報疑似受虐和/或被忽視個案。各國政府均制定相關法規與流程，例如臺灣衛生福利部（2015、2016）之「老人福利法」和「老人保護通報及處理辦法」，為老年人保護性服務之涵蓋對象提供法源基礎。例如：某服務老年人的機構依據「老人福利法」第四十三條第四項規定和「老人保護通報及處理辦法」，制定「疑似受虐或被忽視個案辨識及處理辦法」，以指引工作人員辨識、通報和處理（含轉介與照會）疑似受虐或被忽視個案（詳見下面第2項說明）。

2. **辨識與評估疑似受虐或被忽視個案**：長照機構工作人員依法應辨識與評估疑似受虐或被忽視個案，並將相關受虐狀評估資料拍照存證記錄，該紀錄應留存於個案之紀錄中，以利照顧團隊人員依據該紀錄，提供更完整之評估與照護計畫。以某機構為例，收到申請入住個案時，社工師與護理師會前往個案家中進行收住評估時，發現個案腦中風、意識清楚、無法翻身及下床活動、身上尿布已滲濕至床褥，且有多處傷口與壓瘡、住處髒亂有濃厚異味，因此依據法令和作業流程，立即拍照記錄其環境身體狀況，將相關資料發送電子郵件給當里里長，再電話通知里長；里長檢視郵件後立即至個案勘查，確認並通報社會局；社會局負責人前往會同了解，即刻啟動安置保護。

3. **制定轉介判定標準和提供轉介服務**：機構應參照法規制定轉介判定標準，以供照護人員遵循。例如：衛生福利部保護服務司除制定保護服務相關類型與通報流程之外，亦有協助安置之作業，並界定老人虐待包含：身體虐待、心理與情緒虐待、遺棄、照顧者疏忽、財產剝奪、其他（如性侵害、社會剝削等等）。也就是說，即使沒有肢體或言語傷害，疏於照顧長者也算是老人虐待。以某機構為例，此項工作由社工人員負責，該項工作負責人參照法規說明和文獻（孫、林、黃、徐、葉，2012；蔡，2005），定義疑似虐待（包含疏忽照顧）係指嚴重或長期忽視人的基本需要，例如足夠飲食、衣服、住宿、教育及醫療照顧……等，以致危害或損害到他們的健康或發展；或予以精神虐待，如長期疏忽或羞辱、驚嚇、孤立或漠視等其情緒需要，有可能會損害他們的行為、認知、情感及生理、表現。該機構將上述定義的類型訂為判定標準，並根據此定義和法規，制定依法通報流程、轉介流程和紀錄規範，以利及時發現相關個案與進行適當的轉介。以受虐老人為例，依據老人福利法（以下簡稱本法）第四十三條規定：「醫事人員、社會工作人

員、村（里）長與村（里）幹事、警察人員、司法人員及其他執行老人福利業務之相關人員，於執行職務時知悉老人有疑似第41條第1項或第42條之情況者，應通報當地直轄市、縣（市）主管機關。前項通報人之身分資料應予保密。所以，此外，社工人員會依據個案的情況需求，轉介或照會專業人員，進行深度評估和處理。例如：受虐個案看似骨瘦如柴，護理評估也發現其BMI小於17，因此社工人員照會機構營養師和特約醫師對該新入住民，透過進一步的評估以爲其擬定適合的照護計畫。

4. 培訓轉介判定標準與通報流程：機構應指派專人辦理疑似受虐或被忽視個案之轉介判定標準與通報流程的教育訓練，以利工作人員知曉和遵循。以某機構爲例，社工人員須參加主管機關辦理之教育訓課程，並即時更新機構內相關資料包括（轉介判定標準與流程），以及每年至少進行一次員工「保護服務」之教育，以便能即時發現個案掌握轉介時效。

參考文獻

孫靜芸、林怡秀、黃小萍、徐旭香、葉淑惠（2012）。老人虐待之概念分析。高雄護理雜誌，29(3)，73-80。

蔡啓源（2005）。老人虐待與老人保護工作。社區發展季刊，108，185-197。

衛生福利部（2015）。老人保護通報及處理辦法（2017/12/20）取自：http://mohwlaw.mohw.gov.tw/FLAW/FLAWDAT0202.aspx?lsid=FL076188

衛生福利部（2015）。老人福利法（2017/12/20）取自：http://law.moj.gov.tw/LawClass/LawContent.aspx?PCODE=D0050037

衛生福利部（2016）。老人保護案件受案評估及處遇服務流程圖（2017/12/16）取自：https://dep.mohw.gov.tw/DOPS/fp-1155-7962-105.html

JCI標準 住民接受營養狀況和功能需求的篩檢，以及在需求被確認時獲得進一步的深度評估。

解讀與實務應用

住民的營養和功能狀況是機構照護團隊為其提供個別化的照護和服務之重要依據，其營養和功能需求未被篩檢、評估和處理將會影響照護成效和生活品質。根據美國和臺灣的研究指出，護理之家、養護機構和安養院老年住民的不良營養狀況與其住院機率、感染率及死亡率有密切關係（Cederholm et al., 1995；Naber et al., 1997；黃等人，2003）。住民功能受損狀況不同，其照護模式也不同，研究結果顯示功能障礙愈嚴重依賴度愈大，所須要的資源也越多，同時基本與工具性日常生活能力會影響生理、心理及社會三個範疇之健康；若未予以照護或轉介，則將影響住民的安全、照護品質和生活品質（Davus, Laker, Ellis, 1997；戴、羅，1996；林、莊、趙、李，2008）。

機構應利用簡易、有效的篩檢方法，將存在著營養和功能的高風險因子之住民適時轉介給相關專業人員進行深度的評估，以做更仔細的評估及規劃適當的照護支持，提供住民更好的照護品質。營養和功能需求的篩檢和評估應由機構內部和／或外部的跨專業人員合作完成。為了確保滿足住民的營養和功能需求，機構在實務上應至少完成下列事項：

1. 制定和執行營養狀態（nutrition status）的初步篩檢標準（屬於初始評估的一部分）：營養篩檢（nutritional screening）和營養評估（nutritional assessment）有其差別與關連性，「篩檢」被視為一個初步的、較簡易的過程，目的是為了辨別住民是否存在著營養風險因子；而「評估」則為比篩選更為複雜的過程，必須收集和分析來自不同測量方法的更多元訊息，以確認住民的營養狀態（Arrowsmith, 1999; ASPEN Board of

Directors, 2002; Jones, 2002）。住民應先接受營養初步篩檢，若發現存在營養風險後，則轉介給營養專業人員接受深度的營養評估。因此，機構應由合格人員制定營養狀況的篩檢標準，以確認個案的營養狀況以及判斷其是否處於營養風險而必須接受進一步營養評估的住民。依據營養師法第12條、護理人員法第24條和醫師法第12-1條的規定，能夠制定營養篩檢標準的合格人員包含領有考選部專門職業及技術人員考師及格證照的營養師、護理師、醫師。在實務上，有的機構由營養師制定此判定標準，有的機構則由前述三類專業人員共同討論協商制定之，並將之列為護理／醫療初始評估的一部分；此外，機構常將營養篩檢項目列在〈住民初始評估單〉之中，並由機構的護理人員負責在24小時內完成營養初步篩檢，這是因為護理人員位於照護的第一線，其專業資格是執行營養風險篩檢的最理想人員（Arrowsmith, 1999；ASPEN Board of Directors, 2002；Green & Watson, 2005；謝、石、楊，2009）。例如：某醫院附設機構由營養師參考實證文獻，比較各學會推薦的營養篩檢工具，包含〈營養不良篩檢工具（Malnutrition Universal Screening Tool, MUST）〉（Weekes, Elia, & Emery, 2004）、〈營養危險因子篩檢（Nutritional Risk Screening, NRS-2002）〉（Kondrup, Rasmussen, Hamberg, & Stanga, 2003）、〈主觀性整體評估（Subjective Global Assessment, SGA）〉（Kelly et al., 2000）、〈短版迷你營養評估（Mini-Nutritional Assessment-Short Form, MNA-SF）〉（Kaiser et al., 2009）和〈入院營養篩檢工具（Admission Nutrition Screening Tool, ANST）〉（Kovacevich, Boney, Braunschweig, Perez, & Stevens, 1997）〉之後，考量機構服務範圍、專業分工與工作效率、工具的信度和效度，選擇MUST作為該機構的營養初步篩檢工具；由護理師於收案初始評估時執行下列的5項篩檢步驟：

(1) 測量身高、體重（含過去三個月體重），依提供的對照表估算出身體質量指數（Body Mass Index, BMI）分數，估算出標準體重及BMI值；若住民因為臥床而無法直接測量其體重和身高時，則可採用替代方法予以反推計算BMI所須的體重和身高；

(2) 估算過去三至六個月非計畫性體重喪失（或增加）百分比，使用對照表算出分數；

(3) 確認急性疾病對飲食的影響評分，若住民正處於急性病狀態或已經有五天或以上沒有營養攝取，則評定為2分，若沒有前述情況則是0分；

(4) 加總步驟1-3所得到的分數，確認營養風險程度，分為高度風險（得分2分或以上）、中度風險（得分1分）和低度風險（得分0分）。

2. 針對經初步篩檢發現處於營養風險的住民進行營養評估：當住民在經過護理師或醫師的營養篩檢後，發現有營養不良的情形須照會營養師，接受進一步的營養評估。美國飲食協會（American Diet Association, 1994）定義營養評估為：「一個全面性的評估過程，藉由收集醫療、營養和使用藥品的過去史，整合身體評估、人體測量和實驗室檢驗數據，經過組織和評估所收集到的資料後所下的專業判斷」。依據營養照護過程（Nutrition Care Process, NCP）模式（Academy of Nutrition and Dietetics, 2013; Crogan & Pasvogel, 2003; Lacey & Pritchett, 2003），營養評估內容包含5個領域：

(1) 飲食／營養相關史（food/ nutrition-related history），例如以週為單位的飲食狀況、飲食喜惡、營養攝取方式（以口進食、管灌、靜脈輸注）；

(2) 體位測量（anthropometric measures），例如身高、體重、BMI、體重改變；

(3) 生化數據及檢查結果（biochemical data, medical tests and procedures），例如HB、Ht、RBC、Albumin、Total Protein、腸道功能檢查、胸部X光；

(4) 營養相關身體診察（nutrition-focused physical findings），例如皮膚完整性、水腫、腹脹、腸音、噁心、嘔吐、咀嚼和吞嚥功能、肌肉量、活動量、身體功能（ADL、IADL）；

(5) 住民個人史（resident history），例如年齡、性別、有無管灌、氣切、呼吸器、導尿管、壓瘡、傷口、有無急性疾病影響飲食和營養素攝取、失智症、目前有無使用藥品、家族醫療／健康史、社會史（如獨居、工作情形）。例如：上述醫院附屬機構的護理人員依據「住民評估作業辦法」，當使用MUST篩檢方法發現住民存在中度和高度營養風險時，則通知營養師於48小時內訪視與執行以NCP為基礎的營養評估，以確認住民的營養狀況／問題，並填寫〈營養評估紀錄單〉。若經確認存在營養問題，則依照營養介入指引和（或）機構的政策發展營養照顧計畫，並完成〈營養照顧紀錄表〉。營養介入的方式有：

A. 治療潛在性的狀況，視住民需求提供有關食物選擇及攝食相關訊息的諮詢及建議。

B. 記錄營養不良的種類。

C. 記錄所須要的特殊飲食。

D. 若經每週列案追縱，發現以上情況未見逐步改善，營養師須要依機構政策召開跨專業討論會。

E. 若仍未改善，應轉介住民到醫院接受進一步檢查或治療。

3. 制定功能狀況（functional status）的篩檢標準（應屬於初始評估的一部分）：機構應由合格人員制定功能狀況篩檢標準，以確認個案的功

能狀況以及判斷其是否須要接受深度的功能性評估。功能性評估是指對個人執行功能性活動的能力予以測試和定量，可包括身體功能、心智功能、情緒功能與社會功能（Guccione, Cullen, & O'sullivan, 1988；戴、羅，1996；葉、黃，1998；張、蔡，2003）。例如：某機構照護團隊參考實證文獻，比較〈多元評估量表（Multi-dimensional Assessment Instrument, MDAI）〉、〈持續性評估與紀錄評值表（Continuity Assessment and Record Evaluation, CARE）〉、〈周全性老年評估（Comprehensive Geriatric Assessment, CGA）〉、〈簡易心智狀態問卷調查表（Short Portable Mental State Questionnaire, SPMSQ）〉（Pfeiffer, 1975）、〈傅格─梅爾評估量表（Fugl-Meyer Assessment, FMA）〉和〈社交參與測量（Participation Measure for Post-acute Care, PM-PAC）〉等量表，分析其中關於功能性評估的細項，根據機構的服務範圍和專業能力，選擇適用於機構住民的功能初步篩檢項目，由護理師在收案24小時內完成住民的身體功能、認知功能、情緒功能、社會功能狀況的初步篩檢，例如日常活動功能（ADL）、工具性日常活動功能（IADL）、皮膚狀況、疼痛狀況、關節活動度、吞嚥能力、跌倒風險、溝通能力、短期記憶評估、情緒及行為狀況、憂鬱傾向、社會參與等等。

4. 依據功能狀況的初步篩檢結果安排住民接受深度的功能性評估：當住民在經過初步功能篩檢後，發現有功能受損的情形則須照會專業人員，接受進一步的功能性評估。例如：某機構護理人員依據機構的「住民評估作業辦法」，如果新入住中風個案的上肢關節活動度已達影響日常生活的程度，則會為該住民安排物理治療師，進行深度的傅格─梅爾關節活動度評估（Fugl-Meyer Assessment, FMA）或沃夫動作功能評量（Wolf Motor Function Test, WMFT）（Blanton & Wolf, 1999），並聯合醫師制定復健介入計畫；如果某老年個案有中度或重度憂鬱傾向，則機構為

其安排心理治療師採用〈美國流行病學研究中心憂鬱量表（Center for Epidemiologic Studies Depression Scale, CESD）〉（Radloff, 1977）、〈老年人憂鬱量表（Geriatric Depression Scale, GDS）〉（Yesavage et al., 1982）進行憂鬱評估並建議醫師進行診療；如果有某個剛於醫院轉來的個案之社會參程度差，則機構為其安排社工師採用〈社交參與測量（Participation Measure for Post-Acute Care, PM-PAC）〉（Gandek, Sinclair, Jette, & Ware, 2007）進行評估並協助改善。

參考文獻

Academy of Nutrition and Dietetics (2013). Long Term Care Toolkit: A Practical Application of the Nutrition Care Process (NCP)and Standardized Language to the Long-Term Care Setting. Chicago, IL: Consultant Dietitians in Health Care Facilities, Academy of Nutrition and Dietetics.

Arrowsmith, H. (1999). A critical evaluation of the of nutrition screening tools by nurse. British Journal of Nursing, 8 (22), 1483-1490.

ASPEN Board of Directors (2002). Guideline for the use of parenteral, enteral nutrition in adult and pediatric patients. Journal of Parenteral and Enteral Nutrition, 26(1), 9SA-12SA.

Blanton, S. & Wolf, S.L. (1999). An application of upper-extremity constraint-induced movement therapy in a patient with subacute stroke. Physical Therapy, 79(9), 847-853.

Cederholm, T., Jagren, C., & Hellstrom, K. (1995). Outcome of protein-energy malnutrition in elderly medical patients. American Journal of Medicine, 98(1), 67-74.

Crogan, N.L. & Pasvogel, A. (2003). Improving Nutrition Care for Nursing

Home Residents Using the INRx Process. Journal of Nutrition for the Elderly, 25 (3-4), 89-103.

Davus, S., Laker, S., & Ellis, L. (1997). Promoting autonomy and independence for older people within nursing practice: a literature review. Journal of Advanced Nursing, 26(2), 408-417。

Duncan, P.W., Propst, M., & Nelson, S.G. (1983). Reliability of the Fugl-Meyer assessment of sensorimotor recovery following cerebrovascular accident. Physical Therapy, 63(10), 1606-1610.

Gandek, B., Sinclair, S.J., Jette, A.M., Ware, Jr. J.E. (2007). Development and initial psychometric evaluation of the participation measure for post-acute care (PM-PAC). American Journal of Physical Medicine & Rehabilitation 86(1), 57-71.

Guccione, A.A., Cullen, K.E., & O'sullivan, S.B. (1988). Functional assessment. In S.B. O'Suilivan and T.J. Schmitz (Eds.), Physical rehabilitation: assessment and treatment (pp. 219-235). Philadelphia: FA Davis Co..

Jones, J.M. (2002). The methodology of nutritional screening and assessment tools. Journal of Human Nutrition and Dietetics. 15(1), 59-71.

Kaiser, M., Bauer, J., Ramsch, C., Uter, W., Guigoz, Y., Cederholm, T., Thomas, D., Anthony, P., Charlton, K. E., Maggio, M., Tsai, A., Grathwohl, D., Vellas, B. & Sieber, C. (2009). Validation of the mini nutritional assessment short-form (MNA-SF): A practical tool for identification of nutritional status. The Journal of Nutrition, Health & Aging, 13(9), 782-788.

Kelly, I.E., Tessier, S., Cahill, A., Morris, A., Crumley, A., McLaughlin, D., McKee, R.F., & Lean, M.E. (2000). Still hungry in hospital: identifying malnutrition in acute hospital admissions. Quarterly Journal of Medicine,

93(2), 93-98.

Kondrup, J., Rasmussen, H.H., Hamberg, O., & Stanga, Z. (2003). Nutritional Risk Screening (NRS 2002): a new method based on an analysis of controlled clinical trials. Clinical Nutrition, 22(3), 321-336.

Kovacevich, D.S., Boney, A.R., Braunschweig, C.L., Perez, A., & Stevens, M. (1997). Nutrition risk classification: A reproducible and valid tool for nurses. Nutrition in Clinical Practice, 12(1), 20-25.

Lacey, K. & Pritchett, E. (2003). Nutrition care process and model: ADA adopts road map to quality care and outcomes management. Journal of American Dietetic Association, 103(8), 1061-1072.

Naber, T.H., Schermer, T., de Bree, A., Nusteling, K., Eggink, L., Kruimel, J.W., Bakkeren, J., van Heereveld, H., & Katan, M.B. (1997). Prevalence of malnutrition in nonsurgical hospitalized patients and its association with disease complications. American Journal of Clinical Nutrition, 66(5),1232-1239.

Pfeiffer, E. (1975). A short portable mental status questionnaire for the assessment of organic brain deficit in elderly patient. Journal of the American Geriatrics Society, 23(10), 433-441.

Radloff, L.S. (1977). The CES-D scale: a self-report depression scale for research in the general population. Applied Psychological Measurement, 1, 385-401.

Weekes, C.E., Elia, M., & Emery, P.W. (2004). The development, Validation and reliability of a nutrition screening tool based on the recommendations of British Association for Parenteral and Enteral Nutrition (BAPEN). Clinical Nutrition, 23(5), 1-9.

Yesavage, J.A., Brink, T.L., Rose, T.L., Lum, O., Huang, V., Adey, M., & , Leirer, V.O. (1982). Development and validation of a geriatric depression screening scale: a preliminary report. Journal of Psychiatric Research, 17(1), 37-49.

林昭卿、莊照明、趙淑員、李春國（2008）。長期照護機構住民功能性評估之研究。弘光學報，52，67-79。

黃信彰、汪蘋、蔡世滋、陳曾基、陳亮恭、李俐娟、楊雀戀、章樂綺（2003）。居家照護病患營養狀況評估及其對長期醫療照護品質、併發症與再住院率影響之追蹤研究。行政院國家科學委員會專題研究計畫成果報告。

葉莉莉、黃素霞（1998）。長期照護中的功能評估。長期照護，2(2)，21-26。

戴玉慈、羅美芳（1996）。功能評估——長期照護服務的重要依據。護理雜誌，43(1)，71-76。

謝美玲、石明煌、楊福麟（2009）。營養篩檢工具在臨床護理的應用。志為護理，8(2)，65-72。

JCI標準 　住民都須接受疼痛篩檢，並且在疼痛出現時須進行評估。

解讀與實務應用

　　美國疼痛學會（American Pain Society, APS, 2016）指出疼痛在臨床應被視為第5個生命徵象（Molony, Kobayashi, Holleran, & Mezey, 2005），顯示減緩疼痛是住民的基本人權，提供照顧者應有義務隨時篩檢、評估與檢測住民疼痛狀況並進行妥善處置。王、陳（2016）研究指出，有50%的老人會經歷疼痛，在機構的比例更高達70到80%。疼痛對機構住民造成的

影響除生理、心理和社會層面外，尚會影響日常生活功能與生活品質，值得機構健康照護者重視（陳、林，2012）。衛生福利部（2012）已將疼痛處置納入機構整合式評鑑指標，要求各機構將疼痛評估、處置辦法及流程納入照護品質指標項目之一。因此，妥善評估與處置疼痛，是機構維持照護品質，顯現照護者專業能力的重要業務之一。

　　疼痛篩檢或評估必須採用系統性、例行性、跨專業的方式，並在評估過程使用標準化、具信效度的測量工具，乃是機構執行有效疼痛管理的重要基礎。疼痛篩檢須採多面向策略，包括(1)直接觀察、(2)家屬和照護者提供的資訊、(3)表達障礙住民對藥品及非藥品處置反應等。當確認存在疼痛時，應進一步做全面的疼痛評估。疼痛評估應包含生理、心理、社會層面及個人病史。依據理論疼痛會造成某些特定行為，但若這些行為出現，又不能代表一定有疼痛存在，如此邏輯造成住民疼痛篩檢的困難。針對住民之疼痛，可遵循階梯式的5個步驟；(1)自我陳述、(2)尋找潛在疼痛的原因、(3)觀察住民行為並使用行為評估量表、(4)參考親近者描述的疼痛或行為改變、(5)嘗試給予止痛藥品（王、陳，2016）。

　　然而，機構的有些住民存在失智、認知障礙或意識不清的情況，無法自述或配合答覆照護人員的詢問，輕中度認知障礙者雖能自我陳述疼痛，但常仍被照顧者忽略，而重度失智症患者因喪失語言能力，因此其疼痛常被低估，甚至缺乏適當的治療。老年個案的譫妄症可能由疼痛所致，和疼痛也常有共同的行為表現，因此在鑑別診斷上相當困難，所以照護人員必須採取其適合的評估方法。美國老年醫學會（2002）將認知功能障礙者之疼痛行為分成6大項：(1)臉部表情：如臉部肌肉扭曲、皺眉；(2)言語或發聲：出聲呼叫或呻吟；(3)身體動作：坐立不安不願活動；(4)人際互動的改變：激動、攻擊、退縮；(5)日常活動型態改變：拒吃或睡不好；(6)心智狀態改變：流淚、混亂。當有造成疼痛的因素存在，或已滿足住

民基本需求但仍出現疼痛行為時，就須考慮給予疼痛評估及止痛處置。蔡、施、蘇、和王（2015）研究認知障礙住民疼痛時所呈現的精神行為與精神症狀，以需求代償行為模式為思考，最後制定出涵蓋於四個概念的13項精神行為與精神症狀，可作為本土化的觀察與評估指標，提供機構護理師對於認知障礙住民疼痛評估的參考，配合相關身體評估技巧以確立認知障礙住民疼痛問題，進而提供相關照護措施。

　　基於上述，疼痛評估應列為常規工作，依住民須要執行初次評估、再評估及／或持續評估，並以評估結果決定適當的處置措施。機構在實務上應至少完成下列事項：

1. 對所有的入住住民進行疼痛篩檢：機構應制定疼痛管理辦法，以指引照護團隊如何評估和處理住民的疼痛問題。機構應對每位入住的住民進行疼痛初始篩檢，經詢問和確認住民有疼痛之後，應對其進行一次全面評估；此外，照顧服務員每天測量生命徵象時也可透過直接觀察或下列工具協助進行疼痛初步篩檢，再由護理師確認存在疼痛的住民。以某機構為例，經照護團隊討論後制定「疼痛評估及處置作業辦法」和明定評估工具；該機構護理師在住民入住24小時內須完成護理初始評估，其評估項目已包含疼痛的初步篩檢；在初次篩檢時護理人員使用以下的問句提問，例如：您現在是否有疼痛感、疼痛是否讓您徹夜難眠、疼痛是否使您無法參加活動、您是否每天都感覺到疼痛？如果對這些提問的回答是肯定的，則應對住民的疼痛進行一次全面的評估。對於認知障礙者的疼痛初步篩檢，該機構護理師採取蔡、施、蘇和王（2015）的方法，直接觀察住民的失智疼痛定義性特徵：包括(1)躁動行為：「表現出重複的動作」、「重複句子或問題」、「坐立不安」、「搔抓身體部位」、「心神不寧或焦慮」、「製造奇怪的聲響，如敲床欄」；(2)活動習慣改變：「走路步態與平常不同」、「踱步、漫無目的遊走或來回走

動」、「對原本喜歡的事物不感興趣」；(3)保護行為：「表情愁苦、皺眉或哭泣」、「身體捲曲或雙手環抱、摸、抓疼痛部位」，與(4)尋求注意行為：「不斷抱怨，如一直說不舒服、一直喊護士」、「情緒激躁或容易生氣」。

2. **確認疼痛後進行適合住民的完整評估**：當在初步篩檢時確認住民存在疼痛時，應進行適合住民的完整評估，以測量此次疼痛的強度和性質，例如疼痛的特徵、頻率、部位、持續時間、健康問題影響（如影響睡眠、活動等）以及住民舒緩疼痛的目標，並根據評估結果加以處置。除此之外，還應詢問以往的疼痛病史、發作的原因、疼痛的伴隨症狀、疼痛對日常生活的影響、既往病史、以前疼痛的診斷、治療和效果等，也須考慮住民的精神狀態及有關心理社會因素。以某機構為例，護理師或特約醫師執行完整的疼痛評估，包含兩個主要部分：

(1) 疼痛的評估細項：根據下列PQRSTU的內容依序詢問住民或照顧者。

- P（palliating or precipitating factors）加劇或緩解因素：例如：問住民「什麼因素造成您疼痛加劇？如碰觸、翻身移動、下床活動、按摩、換藥等」、「什麼因素可以減輕疼痛？」。

- Q（quality）疼痛性質和反應：包含刺痛、刀割痛、鈍痛、悶痛、抽痛、壓痛、燒灼痛、戳痛、酸痛等。例如：詢問住民「請您描述一下您的疼痛感覺，是酸酸的？刺刺的？像觸電？像刀割？鈍痛？悶痛？抽痛？壓痛？燒灼痛？戳痛？感覺異常？」等，並觀察疼痛反應，如逃避按壓、呻吟、愁眉苦臉、屈身、不敢移動等。

- R（region or radiation）疼痛部位及有無擴散現象：分辨一個或多個疼痛部位的範圍，做為逐日評估的依據。例如：問住民「請問

您疼痛的部位？有沒有傳到遠處的感覺？」。

- S（severity）疼痛強度／嚴重度：參看下列第(2)點。

- T（temporal nature/duration）疼痛持續方式及發作時間：例如：問住民「請問您疼痛發作的時間，是一陣一陣？持續一整天？是上午、下午還是晚上比較感到疼痛？」。

- U（impact on "you"）對日常生活的影響：例如：詢問住民「請問您的疼痛對日常生活有沒有影響？有沒有辦法睡覺？有沒有辦法走路？有沒有辦法與人相處？」等。

(2) 疼痛強度的評量：機構護理師或特約醫師可依據住民的意識情況和溝通表達能力，選擇適當的疼痛評估量表，以利評量住民疼痛的程度，並以此作為處置的依據。照護人員可針對住民的情況採用適合的評量表，用法簡述如下：

A. 對於能清晰溝通和表達者可使用〈疼痛評估量表（Numeric Rating Scale, NRS）〉。以10cm數字評量表為例，此量表是一條實際為10cm的直線，在最左邊標出0，最右邊標出10cm，當中每1cm即畫出一條垂直短線，分別標出1, 2, 3……，0代表都不痛、10代表非常痛，請住民以筆畫出或以手指出疼痛的感覺在幾cm處。

B. 對於存在無法溝通因素（例如語言不同）、不易理解使用說明或急性疼痛者可使用〈Wong-Banker臉譜量表（Face Rating Scale, FRS）〉。請住民或照顧者協助溝通以選出最能代表他疼痛感覺的6個卡通臉譜，由左到右是：很愉快的笑臉(0)、微微笑的臉(2)、有些不舒服(4)、更多些不舒服(6)、想哭(8)、到流眼淚大哭(10)。

C. 對於認知障礙、意識模糊、失智或正在使用鎮靜劑、呼吸器而

無法正常表達者，可使用〈疼痛行為評估表（The Behavioral Pain Scale, BPS）〉（Payen et al., 2001）或〈晚期失智症疼痛評估量表（Pain Assessment in Advanced Dementia, PAINAD）〉（Warden, Hurley, & Volicer, 2003）。對於此類住民的疼痛評估須仰賴客觀的行為觀察模式。〈疼痛行為評估表〉須要照護人員以住民在臉部表情、身體移動、肌肉緊張度、與呼吸器配合度（用於正在使用呼吸器之住民）或發聲狀態（用於已拔除氣管內管之住民）等四個項目予以0或2的記分，總分0分代表沒有疼痛發生；8分代表有嚴重的疼痛產生。而〈晚期失智症疼痛評估量表〉須要照護人員觀察住民的呼吸、負向發聲、面部表情、肢體語言和可安撫性等5個項目，每一項評估項目的得分範圍為0～2，5項行為指標皆有等效數值，總分為0～10分。每一項評估項目的得分範圍為0～2，將5個類別的分數加總得到總分，分數越高表示越疼痛。

3. **依據疼痛的完整評估結果進行處置**：照護團隊須經過由完整評估後，方可與住民及家屬訂定疼痛控制目標、擬定個別性的疼痛治療計畫，提供適當處置。

(1) 選擇適合的處置方式：不同住民的需求與疼痛治療方式不盡相同，尊重其選擇的方式，設定治療目標，施予藥品和／或非藥品的控制。以某機構為例，針對能清晰溝通和表達的住民，當其NRS疼痛指數≦4分，則護理人員建議住民採行非侵入性疼痛控制，如分散注意力法、放鬆肌肉、變換姿勢、轉動或可忍受下的走動。當疼痛強度≧5分時，護理人員通報特約醫師，經醫師評估後依住民症狀開立醫囑之後，依醫囑給予適當的止痛劑或施以非藥品緩解疼痛的措施，例如復健治療、傳統醫學治療、社會心理治療、緩和放射治

療、介入性治療或者其他措施，諸如舒適擺位、音樂療法等。

(2) 評值疼痛控制的成效：護理師／醫師應評值疼痛控制的成效，協助住民緩解疼痛達到可接受的程度。當醫囑給予適當的止痛劑，應仔細觀察治療效果及副作用（如意識混亂、呼吸抑制、噁心嘔吐、嗜睡、口乾、尿液滯留、便秘、皮膚癢等）。以某機構爲例，當護理人員接受以ST或P.R.N.的用藥指示時，口服用藥30-60分鐘內或針劑注射15-30分鐘內，應再次評估其疼痛指數，並同時記錄藥品所造成的副作用及其嚴重程度。以10cm數字疼痛評估（0-10分）爲例，護理人員基於評估的分數執行再評估或持續性評估和因應措施：

A. < 4分住民可忍受，不影響生活品質，進行疼痛行爲評估，若行爲沒有變化，則每日評估一次。

B. 4分或< 4分且行爲變差，通報醫師開立醫囑，並每8小時評估一次，且須擬定疼痛護理計畫。

C. ≧5分以上，會診醫師、物理治療師等跨專業人員，制定和執行多專業的疼痛計畫及處置。

D. 若以上方法無法緩解住民疼痛，則須要轉診或接受跨專業的全面性評估及討論。

(3) 提供疼痛衛教：照護人員在發現住民有疼痛問題時，應適時提供住民及照顧者有關疼痛的知識，其重點舉例如下：

A. 不必向照護人員隱瞞自己的疼痛，忍受疼痛的後果會造成生理、心理及社會功能上的挫折。

B. 向照護人員正確表達疼痛的細節是治療疼痛的關鍵。

C. 如果口服止痛劑效果不好，還可選擇其他方法止痛。

4. 記錄評估的方式應有利於定期再評估和追蹤：有效的疼痛處置首重於正確的評估，因疼痛視爲第5生命徵象，所以應與住民之生命徵象同步評

估及測量，並記錄在護理紀錄、電子表單內，直到住民離開機構為止。當使用疼痛評估工具及評量疼痛程度分數時，都應將之寫在護理紀錄；當住民的疼痛評估工具不易以分數表示疼痛程度時，建議在護理紀錄內單獨列出其疼痛評估工具及評估結果，並將疼痛評估工具附於住民臨床紀錄內便於所有相關人員沿用及對照。以某機構為例，每位住民於入住時或在入住期間知覺疼痛症狀時，都會由護理人員執行的疼痛初始評估，並記錄於〈初始疼痛篩檢單〉。當疼痛指數<4分且住民可忍受時，每日白班完成疼痛評估後，將結果記錄於「生命徵象紀錄單」；當疼痛指數≧4分時，除每日依據醫囑持續進行疼痛評估與處置，於住民接受疼痛相關處置後，應再評估，並記錄於「疼痛持續評估紀錄單」；常規使用止痛藥者，應每班執行疼痛評估，並記錄於「疼痛持續評估紀錄單」和「生命徵象紀錄單」。

5. **轉介機構無法提供完整疼痛治療的住民**：當機構提供的措施無法緩解住民的疼痛感覺而且已無法忍受並影響生活品質（如日常生活、情緒、行走能力、正常工作、與他人關係、睡眠或生活樂趣）時，須轉介住民去醫院或特殊單位接受治療。

參考文獻

American Pain Society (2016). Clinical Practice Guidelines. Available at Cited from http://americanpainsociety.org. (Accessed Jan. 5, 2018)

Molony, S.L., Kobayashi, M., Holleran, E.A., & Mezey, M. (2005). Assessing pain as a fifth vital sign in long-term care facilities: Recommendations from the field. Journal of Gerontological Nursing , 31(3), 16-24.

Payen, J.F., Bru, O., Bosson, J.L., Lagrasta, A., Novel, E., Deschaux, I., Lavagne, P., & Jacquot, C. (2001). Assessing pain in critically ill sedated patients by using a behavioral pain scale.?Critical Care Medicine, 29(12), 2258-2263.

Warden, V., Hurley, A.C., & Volicer, L. (2003). Development and psychometric evaluation of the pain assessment in advanced dementia (PAINAD) Scale. Journal of the?American Medical Directors Association, 4(1), 9-15.

王牧群、陳人豪（2016）。無口語或認知障礙老人之疼痛評估。長期照護雜誌，20(1)，23-34。

陳怡亨、林麗嬋（2012）。長期照護機構評鑑新指標與專業實踐——疼痛不該再是一場猜謎遊戲。護理雜誌，59(6)，19-24。

蔡佩紋、施燕華、蘇恩平、王靜枝（2015）。嚴重失智患者疼痛之定義性特徵發展。台灣老年學論壇，25，http://www.iog.ncku.edu.tw/riki

衛生福利部（2012）。102年度護理之家評鑑程序。（2018/01/05）取自：http://www.rootlaw.com.tw/LawArticle.aspx?LawID=A040170031035900-1020326

JCI標準　當機構藉由初始評估、再評估、住民對於服務的需求和期待、住民對於先前的服務或服務場所的反應，以及依照法令的要求，發現住民須要額外評估時，將能為其安排轉介。

解讀與實務應用

　　機構應提供必要的照護和服務，以幫助每位住民達到（或維持）他們最高實際幸福感。例如：營養師完成營養狀態和管灌餵食評估，專業團隊間可以一起檢視照護計畫，使計畫執行順暢。機構專業團隊成員應該要有創造力，並且嘗試找出一個良好而且全面性的評估來發展每一位住民的個別照護計畫，以確保住民的健康有可能改善而且不會惡化，除非住民的

健康狀況被診斷不可避免地惡化。機構專業人員要評估照護措施是否限制了住民的功能，或住民是否有發展其他的危險性，此時住民須要額外評估和／或安排轉介。

　　機構受限於內部專業的人力／服務配置，爲了確保住民獲得照護和服務的持續性，必須能夠轉介住民接受額外的專業評估。轉介住民的時機可能取決下列情形或事項：初始評估或全面性評估的發現、住民對於服務的需求和期待、住民的情形須要某項專業服務、住民對於先前的照護服務的反應、在何處可提供額外的專業評估或照護資源、或者法規要求。例如：在初始評估過程中發現住民須要某些額外的評估，以確立其健康問題，如營養狀態、口腔、聽力等。又如，住民在接受全面性評估完成後，若評估人員發現住民有衰退的危險，應努力使衰退速率放慢或最小化，並避免併發症（如肌肉痙攣、疼痛）；若須要額外評估時，則應爲住民安排轉介（李等人翻譯，2002）。

　　爲了能夠在提供照護和服務的過程中發現住民是否須要額外評估，並安排轉介，機構可依循以下方法完成：

1. 備有流程可用於確認須要額外專業評估的住民：個案入住時或在入住期間，機構應備有作業機制，以利確認住民是否須要被轉介以獲取額外的專業評估與照護服務。以初始或全面性評估的發現結果爲例，在評估流程中若發現住民存在容易感染金黃色葡萄球菌（Staphylococcus aureus, SA）的問題，例如皮膚有切傷或壓瘡傷口、患有銀屑病、免疫系統虛弱、有插管或接受靜脈滴注、最近接受手術，並發現癤（boils），機構照護人員應爲住民照會特約醫師診治，或安排轉介到醫院接受專科醫師診療。

2. 視需要轉介住民使其獲得機構內部或外部的額外評估和照護：機構住民藉由初始評估、再評估，因應住民的健康狀況和照護需要，爲他們制定

個人照護計畫,並定期檢討和更新計畫,以配合情況的轉變。當額外專業評估被確認時,機構應轉介住民以獲得機構內部或社區可提供的專業資源。例如:某機構護理人員在進行入住初始評估時,發現某位新入住民疑似罹患輕度的認知障礙,須要額外評估,基於機構的服務範圍和有關失智照護專業資源,該護理人員建議爲其安排轉介到不同階段均能得到適當且持續照顧的照護場所,並與其家屬討論可選方案:將其安置到機構內的失智者專門照護區、或者將其轉介到其他專門照護失智者的機構。這是因爲認知障礙症是一種由腦部疾病引致的綜合症,影響住民的生理、心理、認知及社交能力,爲利提供全人照護和服務,須要提供不同於未失智者的多層面、跨專業的照護,例如機構護理師、特約的職能治療師、物理治療師及臨床心理學家;爲此類住民規劃特別的照護計畫,例如提供有關帶領住民參與小組活動、處理情緒及行爲問題、準備膳食、照顧者衛教等,以及提供適合的環境設施,以因應容易出現空間能力和導向失調的問題。

參考文獻:

李易蓁、林美娟、李世代、曹智超、毛莉雯、鍾信心、王惠珍翻譯
（2002）。臺灣版MDS 2.1。臺北:國家衛生研究院論壇。

JCI標準 基於住民的需求,所有住民都要在適當的時間間隔內進行再評估,以判定他們對於照護和服務的反應以及制定後續的照護或服務或安排遷出。

解讀與實務應用

住民評估是一種持續和動態的過程;在整個照護和服務的動態過程中,再評估(reassessment)是理解照護和服務是否有效的關鍵。機構住

民的老化導致生理機能發生變化，包括：心、血管、肺、骨骼肌肉、認知及神經等機能退化；此外，住民經常帶有多重慢性疾病；慢性疾病之病程是一種漫長且無法治癒的過程，假若專業人員能訂立住民的健康管理計畫和定期評估，將可有效控制慢性疾病病程的進展。鄒、盧、林、馬（2009）指出，患有慢性疾病的住民若能：(1)傾聽自己身體的聲音，觀察身體的變化；(2)發展預防性健康行為；(3)採取疾病發作之處理策略；(4)執行自我管理策略；就能讓帶有慢性疾病的住民學習如何與疾病和平相處。

因此，照護團隊應根據住民需求、照護和服務計畫，以及機構的制度規範，設定照護團隊各專業執行住民再評估的範圍、內容與時間間隔，確認住民的診斷或呈現的症狀是否已經改變、藥品治療或其他治療照護是否有成效，以及照護和服務的需求變化是否要求修訂照護計畫內容，以利照護團隊更新後續照護計畫或安排遷出機構。在實務上，機構應至少完成下列事項：

1. 制定住民接受再評估的作業規範：長期照顧服務之範圍相當廣，除基本照顧服務人力（照顧服務員）外，也須多元專業人力，例如護理、社工、職能治療、物理治療、醫師、營養師等專業人力，方能提供住民完整、連續，且具品質之診療照護，滿足其需求。機構應依據適用法規（例如長期照顧服務法、老人福利法、各醫事專業人員法規定）、當地評鑑標準（例如一般護理之家評鑑基準、老人福利機構評鑑指標）、各專業標準和JCI長期照護標準的要求，制定各類專業人員執行的再評估的範圍、內容和頻次，並可視住民的個別需求予以調整。

(1) 應以書寫文件載明各臨床專業所能執行的再評估，並要求將結果記錄在住民的臨床紀錄內。專業人員應酌情執行再評估的頻次，依據各照護場所的住民狀況、專業標準、照護和服務計畫、個別需求及

機構制度規範，調整個別化的再評估的執行頻次。例如：一位有慢性關節炎的住民每月接受一次疼痛評估，然而，一位臨終的住民每幾個小時就接受一次疼痛評估。下表列基於上述的當地法令、標準和文獻（例如JCI, 2012；衛生福利部，2017；衛生福利部，2016；李等人翻譯，2002），列舉一些專業再評估的實務內容，以供參考。

專業範圍	再評估的內容和頻次（舉例）
醫師	(1)根據住民健康狀況、治療照護計畫和住民個別需求，決定再評估的內容和頻率；(2)每個月至少1次診察（巡診）進行住民身體、精神、認知、用藥療效、處置適當性之再評估；(3)安排住民每年接受一次體檢，至少包括血液常規、尿液、生化檢查、胸部X光、糞便檢查（阿米巴痢疾及桿菌性痢疾）等，以評估住民的健康狀況。
護理人員	根據醫囑、護理專業標準、護理計畫和機構規範，對所有住民定期進行再評估。評估內容主要包括生命體徵、病情變化、護理措施與成效、健康教育措施與成效、與護理措施密切相關的實驗室及特殊檢查的異常結果。進行下列的再評估：(1)針對有跌倒風險的住民進行再評估；(2)針對疼痛的住民進行再評估；(3)針對有壓瘡風險的住民進行再評估；(4)針對使用管路的住民進行再評估；(5)針對使用約束的住民進行再評估；(6)適應評估；(7)口腔衛生有異常者的再評估與繼續追蹤；(8)針對給予護理指導及諮詢的成效之再評估；(9)針對預防或延緩失能之護理措施的成效之再評估；(10)針對醫療輔助行為的成效；(11)至少每3個月或依住民健康狀況評估住民的身體、心理、社會、認知及活動功能；(12)每半年至少1次召集住民照護團隊，依評估結果與住民或家屬共同討論修正照護計畫。
藥師	至少每三個月對住民執行藥品治療的再評估（得視個別住民藥品治療情形增加次數），監測藥品使用的適當性、安全性與有效性，並提供建議藥品治療問題之解決方法給醫師。

專業範圍	再評估的內容和頻次（舉例）
復健治療師	針對復健治療個案至少每三個月一次再評估其療效： (1) 職能治療師：藉由參與或觀察住民的活動，再評估住民的肌力、關節的活動、手腳運動的靈活及協調等，解決住民的不便，並使其發揮最大的獨立性功能。 (2) 物理治療師：藉徒手、儀器或其他裝置，再評估住民體能狀況，以供醫師診斷及處方之參考。再評估的內容包含： 　A.實施光療、水療、電療、熱療、冷療等物理治療的療效。 　B.實施運動治療、關節整動治療等治療的療效。 　C.實施牽引、振動、按摩或其他機械性治療的療效 　D.義肢、輔助行器、其他輔具之使用情況。
營養師	透過訪視住民，再評估以下內容： (1) 每月至少一次追蹤所有住民的體重變化。 (2) 針對營養異常的住民，嚴重者至少一個月再評估一次，穩定者三到六個月再評估一次；得視個別住民營養狀況增加頻次。 (3) 疾病飲食及營養狀況：菜單設計是否合適，飲食是否均衡或有營養缺失時如何由食物中補充，有無個別用藥的食材限制（要避免住民食用）等。 (4) 膳食供應之規劃、監督與管理等：菜單設計、食物成本與份量的控制、監督機構餐飲的製備、食品的安全性、廚房衛生的維護等。
社工師／人員	依據住民情況進行再評估： (1) 生活適應的情形； (2) 住民參與團體或個別活動的狀況； (3) 可連結之社區資源； (4) 處遇計畫、個案諮商、心理暨社會處置之成效。

2. 依據再評估規劃後續照護和服務或轉出：照護團隊應依據再評估內容規劃後續性照護計畫，包含：

(1) 建立一個行動流程，善用個別住民能力，使住民朝向特定的目標前進；

(2) 執行住民個別性的照護計畫、目標、介入，即照護計畫的「方法」
與「時機」要合宜；

(3) 評值住民照護計畫目標、介入，與施行成果，並改進照護計畫。假
若住民狀況改變，就要改變計畫或介入方式。事實上，住民照護計
畫像是一個照護過程，要完整執行以上步驟，須要在住民有變化或
固定每三個月內進行再評估，追蹤計畫執行效果，以判定住民對於
照護和服務是否進步或衰退，並制定新的後續照護計畫或安排離開
機構。

參考文獻

Joint Commission International (2012). Joint Commission International
　　Accreditation Standards for Long Term Care. Oakbrook Terrace, Il: Joint
　　Commission International.

李易蓁、林美娟、李世代、曹智超、毛莉雯、鍾信心、王惠珍翻譯
　　（2002）。臺灣版MDS 2.1。臺北：國家衛生研究院論壇。

鄒昌婷、盧孳艷、林鴻銓、馬素華（2009）。與疾病共舞——慢性阻塞
　　性肺疾病病患自我管理經驗探討。護理暨健康照護研究，5(4)，293-
　　301。

衛生福利部社會及家庭署（2016）。105年度老人福利機構評鑑指標。
　　（2018/04/12）取自：https://www.sfaa.gov.tw/SFAA/Pages/VDetail.
　　aspx?nodeid=463&pid=3883

衛生福利部護理及健康照護司（2017）。106年度一般護理之家評鑑基
　　準。（2018/04/12）取自：https://dep.mohw.gov.tw/DONAHC/cp-1027-
　　3425-104.html

JCI標準　各個臨床專業的評估結果被記載於住民紀錄中，而且能夠提供給負責住民照護和服務的人員。

解讀與實務應用

在長期照護和服務提供過程的不同階段中，住民可能接受不同臨床專業的多種評估，例如在生理層面的身體功能評估、用藥評估、診斷性檢查、營養風險評估、下肢肌力評估、疼痛評估，在這種情形下，這些評估結果必須被整合以用於規劃整合的照護和服務。評估結果要使用在整個照護和服務的過程中，以評值照護進度和理解再評估的需求。

因此，評估結果須以一致的模式記錄並將之存放在住民紀錄的固定位置，以利便捷地提供給負責住民照護和服務的照護團隊成員。機構在實務上應至少完成下列事項：

1. **整合源自各個臨床專業的評估結果**：機構可透過制定住民評估作業流程、設計評估紀錄表單、資訊系統功能及其他方法，以人工或自動化方法整合各專業人員在住民照護過程的各階段中所記載的各種評估結果紀錄。以某機構為例，該機構制定「住民評估作業辦法」指引各類專業人員在住民照護過程中應負責完成的評估作業，並透過紀錄文件設計和資訊化功能，有系統地將跨專業照護團隊成員透過住民基本資料收集、主訴、病史詢問、身體診察、輔助檢查等，對住民的生理、心理、社會、經濟等多種層面進行各種個人化的評估所產生的資料被彙整於規定的病人紀錄文件（例如護理紀錄）或評估紀錄單（例如〈跌倒風險評估單〉），並儲存於資訊系統的住民評估資料庫中，以避免疏漏、重複、不連貫、不一致或遺失。

2. **以一致的記錄模式和固定的存放位置便捷評估結果的共享和運用**：為了使其評估結果便於各專業團隊參閱和運用，機構應依據法令和照護實務

需求，規範各種評估結果在住民紀錄中一致的存放位置，讓住民的照護團隊成員可以根據照護需要，便捷地從住民紀錄（不論紙本或電子形式）中獲得所須的多專業評估結果資訊。以某機構為例，該機構參照「長期照顧服務機構設立許可及管理辦法」第33條（衛福部，2017）、其他醫護法規和實務作業需要，制定「住民紀錄作業辦法」，規範各類臨床專業的評估結果應一致地記載於有既有格式和紀錄項目的表單，並存放於住民紀錄的固定位置。以〈住民初始評估單〉為例，此紀錄單匯集關於新住民的評估資訊，便捷地提供照護團隊成員參閱和應用於制定照護計畫，其一致的紀錄項目分類舉例如下：

(1) 住民基本資訊：姓名、出生年月日、入住日期、職業、教育、保險身分、障礙類別、接濟、語言、溝通方式、飲食習慣、睡眠情況等……。

(2) 生理（身體）評估：評估住民的健康狀況（例如現在病史、體檢結果、目前用藥、過去病史、器官系統評估）、現有身體功能（例如ADL、IADL、肌力與關節活動度）、特定照護需求篩檢（例如疼痛、營養風險、吞嚥能力、跌倒風險、皮膚狀況、目前接受的特殊醫療照護），以及亟待解決的健康問題。

(3) 心理評估：確認住民的認知、精神狀態與行為（例如：意識狀態、溝通能力、沮喪、憂鬱、害怕、重複行為，或愛打架而可能傷害自己或他人）。

(4) 社會與經濟評估：住民的社會參與功能、生活適應、經濟狀況之評估。

JCI標準　住民的評估結果應被照護專業人員分析、整合和排序，以用來提供照護和服務。

解讀與實務應用

　　住民的需求涵蓋身體、心理、社會等多個層面，住民可能接受機構內或外的各類不同專業的照護或服務，也因此會有來自各方不同的訊息、檢查結果以及其他資料存在於住民紀錄中，這有賴護理、醫療、藥劑、社工、復健、營養與照顧服務等不同專業人員的分工合作，進行溝通與彼此學習，共同分析和整合跨專業的評估發現和照護內容之訊息，充分了解住民的情況／問題以及個人化的需求，以提供多專業整合的照護和服務，落實以「人」為中心，滿足住民的多層面照護和服務需求。

　　當住民的需求不複雜時，這種共同合作的流程可以是簡單與非正式的形式進行。但當住民的需求較複雜或是尚未明確前，則須要經由召開正式的跨領域團隊會議或是個別討論會滿足。住民、家屬以及其他可以決定住民行為的人員都應參與此決策流程。　因此，機構在實務上應至少完成下列事項：

1. 分析與整合多專業對於住民的評估資料與訊息：從住民的入住評估、初始評估、全面性評估、深度評估、再評估／持續性評估累積許多跨專業的資料與訊息，機構應建立管理制度以利有系統地分析和整合這些跨專業領域的評估資料和訊息，提供照護團隊成員關於住民照護和服務的完整過程和動態情形，增進團隊成員了解住民的評估結果與個人化需求／問題，進而制定適合的照護計畫、追蹤成效並能適時地調整計畫內容。以某機構為例，為了有系統地收集、分析與整合住民的評估資料和訊息，進行下列的配套措施：

(1) 建立各式評估紀錄的記載規範：例如：護理人員依據「住民紀錄作業辦法」，針對新住民於入住24小時內完成記錄〈住民初始評估單〉；每日書寫護理紀錄，內容包含每日對住民的護理評估、住民的檢驗檢查結果、對於治療的反應；彙總各類專業評估或照會資

訊、跨領域討論會議的結論。

(2) 制定「跨專業整合照護作業辦法」：明定各階段多專業的住民評估資料除了按照住民評估紀錄規範和／或表單由權責照護人員各自進行記載之外，住民的照護團隊也以住民爲中心，透過專業內、專業之間的固定會議和臨時會議溝通和協調，共同分析和整合評估資料和訊息，確立住民的情況和個人化需求。例如：至少每三個月召開之跨專業整合照護會議；若住民面臨相對複雜的狀況時，住民照護的協調者（護理師）將會依據辦法申請跨領域討論會議，例如：多重藥品使用、出院準備服務、安寧照護的會議……等，此類會議的結論除了記載〈住民跨領域討論會議紀錄〉之外，尚須被清楚記錄於〈住民護理紀錄日程單〉。

(3) 輔以資訊系統功能：便利照護人員記錄、彙總和分享跨專業評估的資訊和照會建議，隨時可提供便捷的全過程與多維度的查詢。

2. **確定住民照護的主要協調者並負責促成跨專業照護人員的參與和整合：**機構是以護理照護爲主體的服務機構，而護理人員也是最了解住民所有訊息的資訊彙總者，尤其當住民的需求較複雜或是尚未明確前，必須經由召開正式的跨領域團隊會議或是個別討論會時，護理人員是負責召集住民的照護團隊成員並進行溝通與協調的最佳人選。以某機構爲例，每位住民都由其主責護理人員擔任其照護的主要協調者，此護理人員依據各專業對住民評估結果訊息、照護計畫的執行成效、住民的病情變化或個人化需求，爲住民與其他照護人員進行動態溝通和協調，並適時地依據住民需求和會議主旨邀請住民、家屬／照顧者、以及所有與住民照護和服務有關的人員面對面、視訊或以通訊軟體共同討論，例如護理人員、醫師、藥師、復健師、營養師、社工師、照服員……等，並爲之主持會議，再將會議後的結論完整記錄在護理紀錄中。例如：照服員每日

直接參與住民身體照護，包括食、衣、住、行等，某天發現住民早上至中午已腹瀉兩次，糞便顏色呈現黑褐色，應立即轉告該住民的主責護理人員；經護理人員確認後協助至特約醫院的腸胃科門診就醫，經醫師診斷為胃潰瘍合併出血並建議住院治療，護理人員隨即與住民溝通並聯絡家屬，經雙方同意後協助辦理住院治療，護理人員回機構後於下班前完成此次的護理紀錄。

3. 依據評估結果並請住民和家屬參與確立住民需求的優先順序：機構應鼓勵住民及其家屬參與整個決策流程，以利提升照護決策品質及更符合住民的需求。當住民的需求經照護團隊由正式或非正式機制討論之後，團隊應根據身體、心理、社會、經濟等多層面的評估結果、合併症影響嚴重性和個人化需求，考量其急迫性、重要性與複雜性，擬定住民需求的優先排序，再將結果與住民溝通並聯絡家屬，經雙方參與此決策流程，滿足其優先的需求。以某機構為例，住民王先生為社會局轉介之無依、獨居失能者（60歲並租屋，住護理之家後，房東已退租），經過機構照護人員的自立生活訓練，移除鼻胃管，可自行如廁，王先生因此主動表示想回家；然而，經團隊成員協助尋找家人未果，於是再進行評估與討論，發現他仍須訓練自行服藥和手部精細動作，才同意他回歸社區生活，因此由機構社工師與社會局社工和王先生共同會談，王先生同意經過自行服藥和手部精細動作訓練後再退住，社會局同意協尋租屋處，並協助就業與尋求慈善機構贊助房租。

三、臨床實驗、影像診斷和其他檢查服務

JCI標準　遵循規定的政策和程序，開立檢驗醫囑以及進行檢體的採集、核對、處理、安全轉送以及銷毀工作。

解讀與實務應用

　　臨床實驗數值是住民健康狀況／病情評估的重要依據；因此，爲了滿足住民以及機構內部和外部醫療照護者的需求，機構應建立一個臨床實驗服務體系。因爲多數機構未設置臨床實驗室，除了少部分由機構護理人員進行的Point of Care Testing（POCT）之外，通常透過與特約醫院或獨立實驗室的合作提供臨床實驗室服務。

　　不論是在機構內進行或外送檢體給簽立合約的臨床實驗室代檢，都應符合適用的專業標準和法令要求，例如醫事檢驗師法（衛生福利部，2016）、機構感染管制要求（疾病管制署，2017）、事業廢棄物貯存清除處理方法及設施標準（環境保護署，2006）。在實務上，機構應至少完成下列事項：

1. 制定和執行開立檢驗醫囑的作業辦法：機構應由護理人員、合約醫療照護機構的醫師和醫檢師共同制定開立檢驗醫囑的作業規範，指引住民照護團隊成員必須遵循法令和機構規定，當醫師基於住民的診療需要開立檢驗醫囑時，護理人員／醫檢師才能依據醫囑進行POCT（例如血糖檢測），或者執行檢體的採集、核對、處理、安全轉送、銷毀等作業。以北部某機構爲例，醫師開立檢驗醫囑的主要規範簡述如下：

    (1) 每一項檢驗醫令，必須由機構的合約醫師開立。

    (2) 每一項檢驗申請內容，應包含完整之住民姓名、性別、出生日期、送檢單位、檢驗項目，以做唯一識別。若特殊檢驗項目，因檢驗性能與利於結果說明，必要時須提供包括簡單病史、家族史、旅遊與暴露史、傳染病與其他臨床相關資訊。

    (3) 入住前護理人員必須跟家屬說明體檢項目、應配合提供的體檢文件，再依據醫囑執行之；例如：糞便（入住前一星期內檢查阿米巴痢疾、桿菌性痢疾、寄生蟲）、血液含常規及生化、尿液之檢查、

胸部X光（最近三個月內）（疾病管制署，2017）。以上檢查結果須由醫師判定無傳染性才能安排入住機構。

2. 制定和執行採集並核對檢體的作業辦法：為確保檢體的正確性，機構應制定檢體採集和核對檢體的作業辦法，指引經訓練合格的護理人員。綜合中部某醫院附設機構和北部某機構的實務作法為例，簡述要點如下：

(1) 感染性檢體應由機構護理人員依機構感染規範準則採集。

(2) 採檢人員應依據正確使用檢體試管或容器。

(3) 檢體試管或容器應標示住民姓名、住民編號（臨床紀錄編號）以及採檢日期（可運用資訊化功能依據醫囑列印標籤）。

(4) 採檢人員在採集檢體前應辨識住民身分（至少包含姓名與出生日期），並核對與試管上姓名是否相符。

(5) 採檢人員應在檢體標籤標示採檢者姓名、採檢日期與時間。

(6) 其他注意事項，例如：

A. 抽血：空腹抽血須禁食時間約為8至10小時，少量的飲水一般不會影響檢驗結果；但大量的飲水會造成血液稀釋影響檢驗結果，故應避免。正確的檢體採集能夠提升檢驗結果之準確性，建立採血標準作業程序，能夠提供快速、準確、安全的採血流程，進而提升整體之檢驗品質。靜脈血採集前注意事項：

(a) 正確辨識住民，包含姓名與出生日期。

(b) 正確辨識檢驗申請內容，包含檢驗項目，檢體類別。

(c) 確認是否遵守檢驗申請內容之特殊限制或特殊醫囑。例如：飯前血糖、三酸甘油脂等，必須空腹採血。

(d) 抽血後注意事項：須在針孔採血處按壓3～5分鐘，不要揉以免造成皮下血腫。

B. 痰液檢體：最佳的痰液檢體是早晨第一口痰。用力咳出肺部深處

的痰液，而不是咳出唾液或喉頭分泌物。住民取痰前爲了減少口腔、咽頭正常細菌的混入，以及防止混入食物殘渣，應先清水漱口，不建議以牙膏刷牙清潔口腔。將檢驗容器瓶蓋打開，將痰液直接咳入無菌容器內。若醫師開立三套痰液檢驗檢體收集Acid-Fast，stain+ Mycobacterium culture：早晨第一口痰送檢最佳，分三天採檢，痰液量應儘量不少於3ml。三張檢驗單檢查，須分三天採集檢體送檢。

C. 尿液採集：在採集尿液常規的檢體前，均須先以肥皂清洗雙手。男性住民，先將包皮退後以露出龜頭，由尿道口向後清潔，確保採檢部位之清潔及避免體毛於採集尿液過程中掉入容器。先解出第一段的尿液於馬桶或便盆，再解出第二段的尿液於檢體收集容器內（收集容器約半滿），其餘之尿液可解於馬桶或便盆，退回包皮。女性住民，清洗會陰部，先解出第一段的尿液於馬桶或便盆，再解出第二段的尿液於檢體收集容器。

D. 尿液的細菌培養檢驗：採檢者須先以肥皂清洗雙手，使用無菌導尿技術採檢，導尿管所流出的尿液，可當成單一次的尿液採檢。

E. 糞便採集：

(a) 一般糞便採檢：當由住民自行採集糞便檢體時：可於便盆鋪設無含螢光劑之紙巾方便收集檢體。住民依據檢驗申請項目之衛教內容，以適當工具採取適當量之糞便檢體，並將糞便檢體裝入該對應之檢驗容器。約採集花生米粒大的糞便即可；若爲液狀便，則倒入1-2ml。

(b) 特殊糞便檢查：依據條碼標籤準備對應之檢驗容器。例如：糞便潛血化學法爲T型糞便收集管，糞便潛血免疫定量法爲iFOBT專用採便管，糞便痢疾細菌培養爲含培養基之採檢盒；

其他項目，如寄生蟲、病毒糞便檢查爲內附挖棒的無菌塑膠盒。

(c) 肛門指診採檢：採檢者協助住民採集糞便檢體之；採檢者須先以肥皂清洗雙手，戴手套執行肛門指診，手套上的糞便，可使用於糞便檢查。

3. 制定和執行運送、儲藏和保存檢體的作業辦法：綜合北部某機構和中部某醫院附設機構的實務作法爲例，簡述重點如下：

(1) 儲藏和保存措施：

A. 檢體保存應依據檢驗專業規範的期限。

B. 須冰存送檢之檢體：例如動脈或靜脈之氣體分析（blood gas）、血氨、乳酸分析的檢體必須將檢體容器儲存於冰浴中（將檢體置於內袋，外袋請放冰塊加水，維持4℃）；否則須馬上完成運送及檢驗程序。

C. 一般尿液檢體：採集後，應於2小時內送達實驗室，若無法於期限內送達，則應採用下列儲藏和保存措施：

(a) 若採集後無法立即運送，可將檢體存放於冰箱中（4～8℃），但不可超過4小時。

(b) 尿液培養：直接用無菌罐接取中段至後段尿液（試管約半滿）；採檢後若無法馬上送檢，請置於攝氏4度冰箱保存，並儘速送檢。

(c) 尿液細胞學檢查：勿取早晨第一泡尿送檢，採集後儘速送檢；若未能馬上送檢，應存放於4℃冰箱，4小時內送檢。

D. 糞便檢體：潛血檢查採集糞便後於24小時內送檢；無法立即送檢時，最好存放於4℃冰箱，隔日儘速送檢。

E. 糞便寄生蟲檢體須立即送檢。

F. 痰液檢體：採集痰液後，蓋緊檢體盒瓶蓋，並儘速送檢；若無法馬上送檢，須置於4℃冰箱保存。

(2) 運送管制：

　　A. 在運送前，護理人員應檢查檢體是否同時含有檢驗申請單，確認運送工作人員的身分，並與之交接且進行登記。

　　B. 使用密閉容器放置裝有檢體的試管／容器，避免傳播感染源。

　　C. 所有傳送的檢體應依據上述第(1)項的措施進行儲藏和保存。

　　D. 運送的檢體容器要確實蓋緊。

　　E. 檢體送達時，檢體與檢驗申請單應同時間檢送，以方便實驗室人員核對。

　　F. 檢體應在規定時間送達實驗室，由檢驗室辦理簽收核對。

　　G. 從運送容器中放入及取出檢體時，應注意自身安全不受檢體感染。

4. 制定和執行銷毀檢體的作業辦法：以北部某機構依據當地法令的實務作法為例，簡述重點如下：

(1) 應依生醫廢棄物處理：凡盛裝下列廢棄物或物品之垃圾桶及污物收集桶均須要加蓋；並依據「事業廢棄物貯存清除處理方法及設施標準」第21條，進行生物醫療廢棄物（含感染性、廢尖銳器具等廢棄物）應先經中間處理；血液及體液污染廢棄物，得經滅菌後破壞原型後自行處置。機構應將多餘或超過保存期限的檢體，儘速丟棄、納入感染性廢棄物專用冷藏櫃貯存；感染性廢棄物的貯存條件，在0～5℃冷藏貯存者不得超過7天（行政院環境保護署，2014）。儲放重點簡述如下：

　　A. 感染性可燃廢棄物：紅色有感染性標誌加蓋之儲存容器。

　　B. 感染性不可燃廢棄物：採黃色有標誌加蓋之儲存容器，例如玻璃

製容器（曾經裝過住民血液、體液引流液、或排泄物等不可燃之廢棄物）。

(2) 廢棄物的處理及運送：

A. 嚴防垃圾在單位存放過久。

B. 運送廢棄物時，應將廢棄物捆紮完整以免散落，且應遵循規定之運送路線，例如運送過程不能經過廚房、住民房間等。

C. 感染性廢棄物必須依照隔離措施來處理及運送。

D. 血液、引流液、排泄或其他等（可倒入抽水馬桶內的廢棄物），可倒入抽水馬桶內沖掉；若具感染性液體在倒入抽水馬桶前，應先浸泡含氯消毒水。

E. 運送廢棄物的工作人員必須被教導知道感染性廢棄物的潛在危險、如何適當的處理及運送感染性的廢棄物、在處理及運送廢棄物時得戴厚的手套。

F. 感染性的廢棄物必須儲藏於只有處理廢棄物的工作人員才可進入的場地：依「專業廢棄物儲存消毒處理方法及設施標準」第8條規定（環境保護署，2006），專業廢棄物應以紅色可燃容器密封儲存，並標示為感染性事業廢棄物。於常溫下儲存者，以一日為限；須於5℃以下冷藏者，以7日為限（環境保護署，2014）。

參考文獻

疾病管制署（2017）。長期照護機構感染管制手冊。臺北：疾病管制署。

衛生福利部（2016）。醫事檢驗師法。（2018/03/31）取自：http://law.moj.gov.tw/LawClass/LawAll.aspx

環境保護署（2006）。事業廢棄物貯存清除處理方法及設施標準。（2018/04/07）取自：https://oaout.epa.gov.tw/law/LawContent.

aspx?id=FL015608

環境保護署（2014）。生物醫療廢棄物管理策略。臺北：環境保護署。

JCI標準　透過和外部來源的合作協議，實驗室服務可以便捷地提供。

透過和外部資源的合作協議所提供的實驗室服務，必須符合當地與國家的法令和專業標準，以及有品質控管計畫。

解讀與實務應用

爲了滿足住民以及機構內部和外部醫療照護者的需求，機構應提供實驗室服務，不論是自身提供或委外代檢（檢驗和病理項目），不論是平時、緊急、非正常上班時間、例假日。例如：機構住民於急性醫療就診後，醫院醫師因疾病診斷需求開立相關檢驗醫囑，機構護理人員因而須協助收集及採檢相關檢體以利醫師診斷；相關研究發現，若機構住民住院時血糖高於200 mg/dl、住院時尿素氮值異常者及出院前白血球數異常者，出院後十四天內再住院率相當高；因此住民返回機構後，須要密集性的照護觀察，定時由血液、尿液追蹤，才能減少再住院率（林、蔡、江、辜，2010）。

然而，如前一條標準的解說闡述，在實務上因爲多數機構未設置臨床實驗室，除了少部分在機構內完成的POCT之外，通常外送檢體給合約醫院或獨立的實驗室代檢。爲了確保檢驗資料符合品質期望和專業標準，機構針對委外代檢服務，應評選適合的代檢實驗室，至少符合下列事項：

1. **實驗室應符合適用的當地法令和設置標準**：機構應評選依據法令設立的代檢實驗室，並要求其提供證明文件，並由機構人員向發證單位求證。

   (1) 醫事檢驗師法第19條：醫事檢驗所之設立（設立之申請人及申請程序），應以醫事檢驗師或醫事檢驗生爲申請人，向所在地直轄市或

縣（市）衛生主管機關申請核准登記，發給開業執照，始得爲之。前項申請人，**醫事檢驗師**須在醫療機構或醫事檢驗所執行業務二年以上……，始得爲之。

(2) 醫事檢驗所設置標準：由醫事檢驗師法第19條第4項規定訂定之，應雇用領有醫事檢驗師執照之工作人員。

2. **實驗室應參與外部能力測驗和最好能取得公認的權威機構所認證**：機構應組成團隊設立評選標準，評選能符合住民需求的優質實驗室。以中部某醫院附設機構爲例，此類臨床實驗應參加公認權威機構或政府單位舉辦的外部能力測試計畫（outside proficiency-testing program）並能提供測試紀錄備查；同時，最好能通過第三方認證，例如美國國家病理學會的CAP認證、ISO 15189認證、財團法人全國認證基金會（TAF）的實驗室與檢驗機構認證。

3. **實驗室室服務必須符合品質期望和專業標準**：機構照護團隊應依據法令規定、專業標準、實證文獻和製造商建議，制定委託檢驗的品質標準，由機構合格人員負責審視委外代檢的品質及結果。以某醫院附設機構爲例，其委外代檢的實驗室除了依據法令和專業規定（例如醫事檢驗師法第25條）建立包含檢驗流程和內外部品管措施的品管制度之外，還依據臨床檢驗的專業標準和機構的臨床實務需求制定下列品質標準，以作爲委外代檢實驗室的評選準則和合作期間的品質表現監測項目：

(1) 代檢品質：

　A. 儀器和試劑：儀器應適於機構委託的代檢項目、數量足夠、實驗室作業量一致、按期校正、檢測和保養；依據廠商提供的說明文件、使用指引或包裝說明，儲存、使用、評估所有的試劑，以確保檢驗結果的準確度和精確度。

　B. 環境和設施：制定實驗室安全計畫（含感染管制和環境設施安

全），且有執行紀錄可查。

C. 品管與紀錄：應具備品質手冊、各項操作的SOP、品質管理計畫、完整的內部品管（例如QC Chart和異常處理、內稽）和外部品管（例如EQAS成績是否>80%以及不合格的改善）之紀錄、專業人員之證照及繼續教育紀錄、客戶滿意度調查與改善紀錄。

(2) 代檢效率：分別就各代檢項目，評估其檢體採集、檢體運送、數值判斷、完成時間、報告發送。

A. 代檢項目：受委託實驗室提供的服務範圍（檢驗項目的種類）必須符合機構外送項目之需求。

B. 檢體採集：受委託實驗室必須能提供機構代檢項目有關的採檢需知及檢驗申請單。

C. 檢體運送：受委託實驗室必須有完整的檢體運送制度，不管自行收取或委由快遞收取，均須確保檢體之安全及正確保存。

D. 數值判斷：建立檢驗結果的正常值和參照區間、危急值和通報。受委託實驗室應依據專業標準、機構所在地的地理位置和人口學特徵定義每項代檢項目的正常值範圍，以利解釋和出具檢驗結果報告和通報危急值；當檢驗方法改變時，應審核和更新參照值。

E. 完成時間：檢驗結果是醫師、護理師及其他照護人員評估住民健康變化的重要參考依據之一；照護團隊依據檢驗結果及臨床症狀提供適宜醫療處置和衛教，改善住民健康問題；檢驗結果也可提醒住民個人健康維護，達到預防保健目標。因此，受委託實驗室的報告完成時間必須能符合醫師與住民的臨床需求，並須於合約中載明各送檢項目報告應於時限內完成，包含平時、急診、非正常上班時間、假日的需求；例如：

(a) 3小時內完成一般常規檢驗：常規尿液和糞便檢驗、一般體液

檢驗、血液檢驗、生化檢驗、體液生化檢驗；

(b) 1小時內完成緊急檢驗：腦脊髓液檢驗、緊急鏡檢檢驗、緊急血液檢驗、緊急生化檢驗；

(c) 結核菌檢驗：Acid Fast Stain抹片從收件時間算起隔日發報告；Blood TB culture陽性立即發報告，四十二天發陰性報告；

(d) 病毒檢驗：A型和B型流感快篩在收件1小時發報告；快速抗原結果於收件後一至三天（扣除例假日）發報告；B型肝炎病毒DNA-PCR在收件後五個工作天發報告。

(e) 病理切片檢查：三或四級以下的外科切片在收件後三個工作日發報告；細胞學在收件後五個工作日發報告；電子顯微鏡檢查在收件後二十個工作日發送。

F. 報告發送：受委託實驗室應將正式報告於上述舉例的約定之時間內，即時送達機構，以供住民照護團隊成員參考；必要時，並提供解釋和諮詢。

4. **機構應訂立和執行品質監控機制和審查檢驗結果**：機構應參考專業標準、臨床實務需求和衛生主管機關的督導考核項目（例如衛生局的「醫事檢驗業務品質輔導查檢表」），於委外代檢合約中明定品質標準，並可依據這些標準設計「受委託實驗室查核表」，每年至少一次於作業尖峰時段安排機構評選小組至現場訪視和逐項考核，另外，機構也可同時參考衛生主管機關對於醫事檢驗機構的督導考核結果，作為品質監測的依據以及續簽的重要參考。

參考文獻

林詩淳、蔡坤維、江瑞坤、辜美安（2010）。長期照護機構中的老人再次

住院的相關因素探討。志篤雜誌，9(1)，92-100。

2. 衛生福利部（2016）。醫事檢驗師法。（2018/03/31）取自：http://law.
moj.gov.tw/LawClass/LawAll.aspx

JCI標準　制定政策和程序指引透過POCT所提供的實驗室服務。

解讀與實務應用

　　Point-of-care Testing（POCT）常見的中文翻譯有「床邊檢驗／檢測」、「照護點檢驗／檢測」、「即時檢驗／檢測」，依據美國病理學會的定義，POCT係指「用於住民照護現場或附近的檢驗設計，不須要永久的、專門的場地空間，在臨床實驗室以外的場所進行」；這是醫檢師、護理人員或醫師臨近住民床旁進行的一種快速檢測分析技術。POCT是檢驗醫學發展的一種新趨勢，是利用便利式設備在數分鐘得出檢驗結果的一種檢驗方式，如尿檢測技術、指尖血糖檢測、脈搏血氧儀測試動脈血氧飽和度等。POCT不須傳送檢體、操作簡易，可在有限的時間內取得報告，方便照護團隊與住民、家屬說明，或調整給藥、照護方法。

　　當機構執行POCT時，不管在哪裡執行，負責管理實驗室服務或指定的人員應予以監管，並且必須依據法令規定、專業標準、製造商建議、實證文獻（例如Briggs et al., 2008；Sellers, Robinson, & De Angelo, 2008；Al-Ansary et al., 2011；Pecoraro, Germagnoli, & Banfi, 2014；Petersen & Mann., 2015；楊、李、侯，2016；衛生福利部，2016），建立明確的、結構化的作業規範，以確保安全和正確地執行，並確保其結果是準確和可靠的。在實務上，機構應至少完成下列事項：

1. 確認機構執行的POCT項目：機構常用的POCT項目包含血糖、尿液酮體或蛋白等。

2. 制定操作這種檢測的標準作業程序：以驗血糖為例，無論使用何種品牌的血糖機，使用及操作前應詳閱產品操作手冊。某機構的血糖機操作標準簡述如下：

(1) 操作程序：洗手→採血部位準備→消毒→採血→滴血→判讀結果→記錄。以指尖採血檢測法的採血步驟為例簡述如下：A.洗手、使用拋棄式安全採血針；B.選擇指腹邊緣較不痛，每次採血不要在相同部位，以避免手指皮膚潰爛或粗硬；C.75%酒精進行消毒；D.待消毒液完全乾燥後才可以採血；E.血液自動吸入試紙填滿反應區；F.判讀結果；G.記載在住民紀錄。

(2) 使用血糖機前要校正：A.單次使用時校正試片，或校正品管液高低兩劑，須進行自主校正工作；B.根據原廠建議，每更換一盒新的試紙時，應在完成血糖機校正後再使用；C.每年由廠商進行全面校正。

(3) 試紙保存：保持試紙乾燥，注意批號及有效使用日期。

3. 訓練操作POCT項目的人員並進行操作能力測試：

(1) 訓練操作照護床邊檢測項目的人員：護理人員須經由訓練且通過能力測驗才能執行。

(2) 操作能力測試：新進人員應接受人員教育訓練，並完成技術檢測直到100%合格。每年由單位主管（或指定資格符合人員）定期觀察評核操作之例行工作評核執行品管成效。機構應安排實驗室醫檢師或受過訓練的護理主管定期對護理人員進行再評估，如未依規定執行作業程序或執行品管異常及缺漏，應由單位主管提報重訓，直至訓練合格。

4. 進行POTC品質管制：除了新購入儀器時的初始驗證（initial validation）之外，機構對於POCT的持續性品管措施應比照實驗室（詳

見下列說明），並至少每季由合格人員（例如實驗室醫檢師或經訓練合格的護理主管）進行監督。另外，機構內可將血糖機管理資訊化，包括血糖機操作控制能力、血糖值紀錄、品管紀錄，以利POCT的品質監測、比較、分析和改善。以北部某機構使用血糖機為例，此血糖機利用全血測血糖，而醫療院所的檢驗室大多使用血漿血測血糖值；全血血糖濃度比靜脈血漿濃度低10%，唯市售血糖機大都已自動校正成血漿值。該機構採行的POCT品質管制措施簡述如下：

(1) 校正與品管：為確保血糖機在使用時具有正常的功能，避免因儀器故障導致檢驗結果出錯，影響後續診療和照護計畫的執行，使用單位應執行血糖機的校正及品管。每24小時至少各執行1次高及低濃度的品管測試。同一住民檢體每半年與醫學實驗室自動生化分析儀，進行分析比對與異常改善，以確保血糖機的分析效能及正確性。若血糖機的測試結果與住民的生理跡象不符時，護理人員應使用另一機臺重新檢測，並通知醫師和醫檢師處理，以免因錯誤的檢驗結果誤導後續的診療和照護，甚至危及住民生命。

(2) 清潔和保養：執行三級保養制度。由使用單位執行一級保養，每日使用75%酒精擦拭機器表面，測試區如有沾到血跡以清水棉棒擦拭乾淨。由總務部維修人員執行二級保養，至少每三個月一次。由廠商執行三級保養，每年一次的全面校正。

5. 符合適用的專業標準和法令：以臺灣機構為例，因為醫事檢驗師法第15條規定非由醫事檢驗師親自檢驗，不得出具檢驗報告。因此，經食品藥品管理署核准的血糖機，雖然其功效性（如精密度、準確度等）已有完整測試報告，血糖機的檢測資料只能作為疾病追蹤的參考，而不是做為診斷疾病之用，並不宜依此出具檢驗報告。機構經受訓合格的護理人員若發現量測結果與症狀不符，或有任何疑問，應請教醫師和醫檢師，再

進行後續處置。

6. 落實執行上述作業／措施：機構應制定POCT的政策及流程，並應安排實驗室醫檢師或臨床單位主管定期監督考核護理人員，以確保正確執行POCT技術和遵循作業辦法和標準作業流程；若發現缺失應立即改善，並於護理站或護理部的品質管理會議討論，以利進行系統性的改善和預防。

參考文獻

Al-Ansary, L., Farmer, A., Hirst, J., Roberts, N., Glasziou, P., Perera, R., & Price, C.P. (2011). Point-of-care testing for Hb A1c in the management of diabetes: a systematic review and metaanalysis. Clinical Chemistry, 57(4), 568-576.

Briggs, C., Carter, J., Lee, S.H., Sandhaus, L., Simon-Lopez, R., & Vives Corrons, J.L. (2008). ICSH Guideline for worldwide point-of-care testing in haematology with special reference to the complete blood count. International Journal of Laboratory Hematology, 30(2), 105-116.

Pecoraro, V., Germagnoli, L., & Banfi, G. (2014). Point-of-care testing: where is the evidence? A systematic survey. Clinical Chemistry Laboratory Medicine, 52(3), 313-24.

Petersen, J.R. & Mann., P.A. (2015). A university health system's ups and downs managing point-of-care testing across 17 years. Point of Care. 2015, 14 (4), 118-120.

Sellers, V.R., Robinson, A., & De Angelo, M. (2008). Point of Care PT/INR Testing in Long Term Care: A Patient Safety Project. The Journal of Post-Acute and Long-Term Care Medicine, 9(3), 21.

楊雅蘭、李佳蓉、侯佳儀（2016）。POCT血糖機與全自動生化分析儀檢測血糖結果比對分析。臺灣醫檢會報，31(4)，1-9。

衛生福利部（2016）。醫事檢驗師法。（2018/03/31）取自：http://law.moj.gov.tw/LawClass/LawAll.aspx

---

JCI標準　機構能在一定的時間內提供診斷影像服務以滿足住民需求。

診斷影像服務必須符合適用的當地與國家的法令和專業標準；符合品質期望和專業標準；由一位經過訓練且有經驗的人員負責管理。

解讀與實務應用

　　診斷影像服務是指利用不同的檢查儀器，例如：一般X光影像檢查儀器、電腦斷層（CT）、磁振攝影（MRI）、超音波、核子醫學造影及正子斷層掃描，顯示住民身體內部結構的影像，揭示有無病變並針對病變進行定性和／或定量分析，用以協助臨床方面的診斷。機構住民常因罹患多重慢性疾病，容易發生跌倒、感染等情況，因此須要藉助診斷影像服務判定疾病的嚴重度。呼吸道及泌尿道感染為最常造成住民入住醫院或死亡的原因；美國感染症醫學會建議，若住民呼吸次數>25次／分，則須(1)安排胸部X光檢查和(2)測量血液中氧濃度（pulse oximeter），以利鑑別非感染性造成缺氧的因素（如：充血性心衰竭、肋膜積水、腫瘤等）以協助早期診斷、治療。

　　因此，為了滿足住民以及機構內部和外部醫療照護者的需求，機構應建立一個診斷影像服務提供體系，不論是平時、緊急、非正常上班時間、例假日，都能提供診斷影像服務。然而，在實務上因為多數機構未設置影像醫學科室，通常與就近的醫療院所簽立合約，方便住民前往檢查並提供

檢查報告。診斷影像服務不論是內部提供或委外代檢，都應至少符合下列事項：

1. **依據適用的當地與國家的標準和法令設置**：診斷影像服務必須符合醫師法、醫療法、醫事放射師法等法規，並由立案所在地的地方政府派員定期督考，如有違規事實，依法開罰。例如：醫事放射師法（衛生福利部，2016）第3章第1條「設立醫事放射所，應向所在地衛生主管機關申請核准登記，發給開業執照，始得為之。醫事放射所設置標準，由中央衛生主管機關會商行政院原子能委員會及有關機關定之。」，第2條「醫事放射所之設施，樓地板及設備應符合規定」。第3條「醫事放射所之游離輻射設備或物質之設置與管理，應符合游離輻射法規相關規定。」所以，醫療機構之醫事放射部門應依規模、機能及整體醫療照護條件，設置相關檢查設備，聘任適量的具有執照的醫事放射師，訂立符合檢查需求的標準作業流程如輻射防護及病人安全計畫書，並要求技術師熟悉檢查作業和能夠管理影像品質，以利提供正確檢查結果。此外，醫事放射場所應依法設有游離輻射標誌並定期檢查輻射量，確保住民、工作人員及訪客安全。

2. **符合品質期望和專業標準**：醫事放射所之設施，除注意攝影室輻射安全，並給予住民適當的保護及屏障外，更須注意診斷影像服務應符合品質期望和專業標準。以住民接受某特約醫院的一般X光攝影為例，其標準作業分述如下：

   (1) 預先處置：攝影部位如果有含鋅或者其他重金屬的藥品、黏膠布、藥膏等都應除去；各部位的裝飾品或其他會發生影響診斷的物品也應除去，例如：頭部攝影時的髮夾、橡皮筋，胸部攝影時的項鍊、手腕的手錶、手鐲等。

   (2) 擺置姿式：姿勢擺置必須正確、舒適，除非特殊部位的攝影。攝影

部位完全固定，因住民攝影時若發生移動，將無法得到清晰的影像，往往必須再攝影。攝影過程注意提醒呼吸停止時才可作放射線之曝光動作。

(3) 攝影操作工作應依循廠商指導和符合專業操作標準，住民被照射部位要對焦：

A. X光管球照射口的中心正確對準被照射部分，可用中心指示器、十字投射器、角度計算器等將管球對準被照射部位的中心。

B. 四肢骨系統攝影時，至少要包括一個關節，同時必須有兩種垂的角度攝影。

C. 標示物之放置要遠離被照體，不可以和被照部重疊而影響診斷。

3. 由合格的人員負責管理：執行放射技術人員必須要通過國家考試及格，並領有醫事放射師執照；須熟悉放射學、感染管制、解剖生理等相關知識；有能力管理診斷影像資料和保存等事務。

4. 診斷影像服務可由內部或外部來源提供：機構可依據當地法令申請設置診斷影像部門，以自行提供診斷影像服務；然而，這在臺灣實務上並不多見，機構常選擇委外代檢模式，以滿足住民在此方面的需求。若採行委外代檢模式，機構照護團隊應建立小組，根據專業標準和當地法令，評選代檢機構（請參見臨床實驗服務委外代檢的評選方法）。此合約機構必須已依循當地適用的法令設置，並且有可接受的準確和及時服務的紀錄。當住民的診斷影像服務須委外代檢時，須送住民至合約醫療院所的放射科部進行檢查，或由醫事放射所技術人員在當地法令允許的條件下，使用可移動式X光機至機構執行診斷影像服務。

5. 在正常班之外的時間能夠提供緊急的診斷影像服務：基於滿足住民和照護團隊的需求，機構所建立的診斷影像服務提供體系，不論是平時、緊急、非正常上班時間、例假日，都要能提供診斷影像服務。實務上，若

機構自行提供服務，則此規範應載明於診斷影像科室的作業辦法並配置適當人力；若機構委外代檢，則應於合約要求代檢機構能夠於正常班之外和例假日的時間，提供診斷影像服務。

6. 安排運送住民到委外代檢醫療機構接受診斷影像服務：住民若須要被轉運到合約代檢機構時，應符合本書第四章第五節關於轉運安全的要求標準。以某機構為例，轉運作業可參考下列步驟進行：

(1) 機構護理人員應連絡合約醫院的影像醫學部，報告住民情況，確定轉送住民的時間。同時告知影像醫學部，住民是否須要輔具（自行步行、須輪椅或推床協助等），並確認是否須做隔離之準備。

(2) 機構工作人員或家屬，依約定時間送住民到達影像醫學部檢查室。

(3) 影像醫學部的工作人員進行住民辨識，並說明攝影前的準備事項。

(4) 護送住民之機構人員協助放射技術師，並共同再確認住民身分和是否已完成攝影前的準備事項，為住民擺好攝影姿位。攝影時除住民及放射技術師留在攝影範圍內外，其餘人員須留置於室外。

(5) 照完診斷影像，經確認檢查影像無誤後，即由原護送住民之機構人員協助，護送住民回原單位。

參考文獻

衛生福利部（2016）。醫師法。（2018/03/31）取自：http://law.moj.gov.tw/LawClass/LawAll.aspx?PCode=L0020001

衛生福利部（2016）。醫事放射師法。（2018/03/31）取自：http://law.moj.gov.tw/LawClass/LawAll.aspx?PCode=L0020089

衛生福利部（2018）。醫療法。（2018/03/31）取自：http://law.moj.gov.tw/LawClass/LawAll.aspx?PCode=L0020021

JCI標準　診斷影像服務能在機構所定義的時間內完成結果報告，以滿足
住民的需求。

解讀與實務應用

　　機構為住民建立的診斷影像服務體系，不論是內部提供或是委外代
檢模式，都應在規定的時間內出具診斷影像檢查結果報告，以滿足住民和
醫療照護團隊的需求，包括緊急檢查、白班下班後和例假日期間的檢查報
告。

　　對於緊急檢查結果報告，在品質監測過程中給予特別的重視。機構住
民須要診斷影像服務的時機有：(1)醫囑預定的時間，(2)住民情況變化，
須緊急安排受檢，以協助醫師診治。所以，診斷影像服務必須能在機構期
望的時間內提供，以滿足住民回診或緊急診治的需求。在實務上，機構應
至少完成下列事項：

1. 定義診斷影像結果的預期發送報告時間：以某機構和其特約醫院影像醫
　 學部的約定為例，不同檢查項目的報告完成時間，經與醫師協議後明確
　 地訂定時間。舉例說明如下：

　 (1) 急診各項檢查報告從檢查到出具結果報告時間為24小時。

　 (2) 病況危急住民且臨床醫師有需求，執行檢查後1小時內完成報告。

　 (3) CT、MRI、US、各項特殊檢查（例如脊髓攝影、靜脈注射泌尿道
　　　 X光攝影、大腸鋇劑檢查）報告於檢查當日算起3個工作日出具報
　　　 告。

2. 診斷影像結果的報告發送時間須滿足住民的診療照護需求：為確保檢查
　 完畢後，檢查結果報告能由檢察單位在時限內傳送給機構照護單位，機
　 構應設置專責人員監督發送時間是否符合約定的時限，若不能符合，則
　 須進行討論、分析和改善，並將之列為評估機構自攝影像單位品質表現

或委外代檢續約的其中一種依據。

JCI標準　基於住民的需求，機構有管道獲得特定診斷領域的專家服務。

解讀與實務應用

　　基於住民評估的需求，機構應具有能力確認和聯絡特定專科診斷領域的專家；這可能包含轉介特定的實驗室專家，例如：寄生蟲學、病毒學、病理學、免疫學等，以及特定專科診斷影像服務，例如：放射物理學、核子醫學、放射腫瘤學的服務等。

　　在實務上，機構至少應完成下列事項：

1. 與特定診斷領域專家的建立服務合作關係與流程：機構應基於本身的服務範圍，確認所在服務區域的特定診斷領域專家或機構，再選擇適合者與之簽立合約，建立照會和／或轉診的合作關係，並讓機構照護團隊成員，例如：機構護理人員或特約巡診醫師，知曉這些服務資源。依據臺灣機構的設置模式，這種合作關係的建立尤為重要，因為根據「護理機構分類設置標準」與「老人福利機構設置標準」，機構「得視業務需要置專任或特約醫師」，實際上多數機構的醫師為兼任或特約。當住民病況不危急時，可由特約迴診醫師協助診斷；反之，當病情危急時，則可透過照會、轉介或轉的方式，獲得合約醫療機構特定診斷領域專家的服務。若又考慮到住民的費用負擔，這種與特定診斷領域專家的合作關係對於住民而言，將有利減輕其經濟負擔，因為根據「全民健康保險醫事服務機構特約及管理辦法」，醫院或診所得經所在地衛生主管機關之許可，並經健保局同意，可指派醫師及必要之醫事人員至立案之照護機構（老人安養、養護機構或身心障礙福利機構、護理之家），提供每週合計限三個時段的一般門診含復健診療服務（同一機構只限一家醫療院所前往支援）。

2. 制定和執行作業辦法：機構應針對上述建立的合作關係，與對方共同確立合乎法令且適合的照會和／或轉診流程與作業規範，並確認雙方各自的負責事項。除此之外，機構應安排教育訓練課程，培訓工作人員如何進行這方面的有關作業並確認自己的職責，例如：負責聯絡負責醫師將住民轉介給特定診斷領域的專家。長期照護的目標多為改善生活品質、維持功能或減緩失能的惡化，因此迴診醫師和其他的照護團隊成員可共同與住民／家屬討論治療照護目標，且尊重住民／家屬的意願，當必要時可轉介合約醫院，由醫院會診特定診斷領域的專家服務，以利後續的診療和照護。

參考文獻

衛生福利部（2012）。全民健康保險醫事服務機構特約及管理辦法。（2018/03/31）取自：http://law.moj.gov.tw/LawClass/LawContent.aspx?PCODE=L0060008

衛生福利部（2012）。老人福利機構設置標準。（2018/03/31）取自：http://law.moj.gov.tw/LawClass/LawContent.aspx?pcode=D0050039

衛生福利部（2013）。護理機構分類設置標準。（2018/03/31）取自：https://law.moj.gov.tw/LawClass/LawAll.aspx?PCode=L0020035

第三章　住民權利與責任（RRR）

一、支持住民與家屬的權利和責任的作業流程

JCI標準　機構負責提供相應流程以支持住民及家屬在接受照護和服務期間的權利。

解讀與實務應用

　　1973年美國醫院協會發表「住民權利典章」，1981年世界醫學會提出「里斯本住民權利宣言」，2002年衛生福利部修訂《醫療法》規範「醫療機構實施手術，應向住民或其法定代理人、配偶、親屬或關係人說明手術原因、手術成功率或可能發生之併發症及危險，並經其同意，簽具手術同意書及麻醉同意書，始得為之。但情況緊急者，不在此限。」在長期照護工作中，照護住民所涉及的價值選取或倫理道德問題，傳統上都是以照護人員為主導來幫助住民和家屬處理和解決的。然而，隨著現代醫療照護模式的進步、住民和家屬的醫護知識增加、以人為本觀念的興起，住民與家屬的權利和責任已是機構、工作人員和住民及家屬之間所有關係建立的基本要素。因此，機構在成立之初，就必須在制度和流程的制定上揭示要如何支持住民及家屬在接受照護和服務期間的權利；機構領導者們要知道並了解住民與家屬的權利和責任，以及機構在法律規範和文化習俗上所應承擔的職責，其中首要的職責就是要確認工作人員是否依據此提供照護和服務。

　　機構領導者們應透過一個合作和廣泛參與的過程來制定相應的制度和

流程，於必要時邀請住民及家屬參與整個過程，並與機構所在地的社區加強合作，同時留意當地主管機關是否有相關的法律規範，例如知情同意的權利（含告知與同意的內容、時機、地點與相同語言、理解能力等）。為了落實執行相關的制度和流程，機構應透過教育訓練與督導考核機制，以確保機構的所有工作人員在與住民溝通和為其提供照護和服務時，了解住民與家屬應有的權利並對其做出適當回應，指引機構的全體工作人員承擔起維護住民及家屬權利的職責。在實務上，機構應至少完成下列事項：

1. 致力於促進住民及家屬的權利和責任：機構領導者們應制定政策和相關程序（例如「住民與家屬權利和責任作業辦法」），指引工作人員在提供照護和服務的過程中如何確保住民及家屬的權利和責任。有關住民權利的部分，機構最好製作個核對表（check list）、可以一一勾選看看是否符合，以免遺漏；或者在定型化契約中載明（衛生福利部社會及家庭署，2018），一般規定契約及其附件審閱期間應予載明應由住民或家屬攜回審閱至少五日。若能涵蓋於政策制定之中，顯示領導者的重視；假使內含於相關流程之中，則是期待真正落實於照護與服務層面，並要求每位工作人員都能夠確實遵守。機構領導者們要透過一個多專業合作和廣泛參與的過程，來制定相應的規章和流程，必要時，住民及家屬應參與整個過程；例如：住民生活公約或權益規範的訂定、違反公約住民召開之委員會會議、住民伙食會議、住民請假注意事項、住民及其家屬的申訴與意見處理委員會等，最好有住民或家屬的代表參與。以某機構為例，機構社工室參考1981年世界醫學聯盟在里斯本所作成的住民權利宣言（Declaration of Lisbon on the Rights of the Patient）以及當地法令規範和評鑑基準要求，制定下列的住民權利和責任／義務：

   (1) 權利：例如A.獲得良好品質之醫療照護的權利；B.自由選擇醫療照護方式的權利（包含緩和醫療、安寧療護）；C.自主決定的權利；

D.獲得個人健康狀況資訊的權利；E.診療照護隱私被保守的權利；F.獲得衛生教育的權利；G.保有個人照護和服務尊嚴的權利；H.獲得宗教信仰協助的權利。

(2) 責任／義務：例如A.生病時應具有企圖心讓自己儘快復原，退縮、放棄或貪婪於生病時的好處都不是恰當的表現；B.基於盡快復原之義務，應該配合尋求有效治療，規避旁門走道的方式；C.應如實詳述不適情形的相關資訊給醫療照護人員，讓醫療照護人員在充分了解健康狀況下提供診療照護；當不適情形未獲改善時，須再次提供醫療照護人員其不適情形之資訊；D.配合醫囑按時服藥、禁食或休養等等；E.未經本機構醫師評估，家屬／照顧者禁止擅自給住民餵食不明藥品；F.嚴禁住民攜帶貴重物品（金飾、寶石、有價證券……等）和違禁品（電器用品、尖銳物品、不明化學製劑、打火機、瓦斯、香菸、酒精……等）；G.機構全面禁菸；H.禁止於房內或配膳室不當使用電器用品（如：使用瓦斯、電鍋進行烹飪煮食（煎、煮、炒、炸……等）；I.晚上9點以後請關電視／音響／收音機；J.住民飲食由專業營養師調配，攜帶外食，最多限3天份量。

2. 符合當地相關法律以及社區、住民之風俗文化：隨著時代演變，不同的議題與法令、以及機構所處社區的風俗民情、個別住民的需求都不盡相同，機構須要定期檢視所訂定政策和相關程序是否符合上述要求。最好的方式是與社區關鍵人物，例如：村里長、社區菁英、學校、宗教團體、社會福利機構等，保持良好互動關係，以便滿足住民與家屬個別化需求；再者，邀請社區居民進入機構，擔任志工或提供服務，以利了解機構是如何提供住民服務，避免日後當地居民因不了解而有所反彈。近年來針對多元文化與性別議題，在政府法令與專業共通性均採取尊重的方式處理，甚至機構可以公開揭示或放置於機構網頁上。此外，機構有

責任告知或展現目前工作人員的資格或人數，以確保服務提供者是足夠且具專業性；每年政府評鑑的結果或消防安全、衛生檢測合格證明與文件等，都應該展示於公布欄或機構網頁等，這些都是屬於住民及其家屬知的權利，機構應該主動告知或提供相關資訊。至於機構所在地區若是有特殊的節慶或民俗活動，機構也要予以尊重或當住民有要求時，積極主動安排其可以參與。

3. **應顧及特殊狀況的住民需求**：並非所有的機構住民與其家屬都保持良好關係，有些可能彼此已經很久沒有往來、關係衝突或惡劣、尚有糾紛或法律事件未處理妥善等。機構工作人員若要收集有關案家隱私性的資訊，前提為機構與住民的關係是建立在信任基礎之上，最重要的是入住機構的評估與平日照護之敏感度，以決定哪些與照護和服務相關的資訊以及在何種情況下可以提供給住民家屬或其他人。若真出現住民要求勿將自己的訊息透露給某位家屬的狀況時，機構工作人員須要謹慎處理，以免製造更大的問題或衝突，甚至導致住民與家屬雙方對機構產生抱怨或不滿。

4. **培訓和督導工作人員依據相關規定落實執行**：機構應確認在工作人員的職務說明書中載明關於保護住民和家屬的權利之工作職責，並安排新進和在職工作人員的教育訓練課程和設計督導考核機制，以確保全體員工在與住民及家屬的接觸及提供照護和服務的過程中，能夠清楚自己應有的責任並維護住民及其家屬所擁有的權利。為此，除了工作人員日常執行照護與服務時須遵守上述的制度規範之外，有的機構會製作文宣加以宣導，也有的機構經營網站或粉絲網頁，上傳或貼出工作人員應負的責任、住民和家屬的權利和責任的動態訊息，但是這種措施要非常謹慎處理，可能有些住民不希望將自己住在此機構的訊息被他人知道，或者不願意自己的畫面出現在對外的網站上，以及接受外來參訪者的拍照等

等。以某機構爲例，其人力資源部門負責要求單位主管所制定的各工作崗位職務說明書中載明各崗位在保護住民和家屬的權利之職責，並將「住民與家屬權利和責任作業規範說明」列爲機構年度教育訓練計畫的必要課程，要求新進人員在就職一個月內應修的教育訓練課程（2學分），在職工作人員每年須完成1學分的教育訓練課程（e-learning或實體課程）；此外，單位主管平日負責督導工作人員落實執行相關規範並列入考核的評分項目，另由品管部門專人每半年至少一次不定期稽核各工作崗位人員的執行情形，若有缺失則立即要求改善，並每年在機構品質和住民安全管理委員會報告執行和改善情形。

參考文獻

衛生福利部社會及家庭署（2018）。老人福利機構定型化契約專區。（2018/03/28）取自：https://www.sfaa.gov.tw/SFAA/Pages/Detail.aspx?nodeid=368&pid=2509

JCI標準 照護和服務應尊重住民個人的價值與信念，以及支持住民的自由、尊嚴、獨立自主和選擇。

解讀與實務應用

　　住民在任何時候、任何情況下，都有權得到尊重與體貼的照護和服務，住民的個人價值觀和自尊能夠被認可。人類最基本的需要之一是獲得尊重和尊嚴。當住民的依賴程度增加，例如在接受照護時感受到自己被忽視或輕視、被當作一件物體而不是一個人的對待、感到自己是沒有價值和令人討厭的、須要他人協助進食、服藥、運動和個人衛生，住民經常會因此感覺失去尊重和尊嚴（Department of Health, 2006）。所謂住民價值觀是指一種穩定且持久的基本信念，是個體對特定事物、行爲或目標的持

久偏好或評斷標準，進而引導個體行為、滿足個體需求（Rokeach, 1973;
Harris, 1975）。健康信念係指個體如何看待健康與疾病，如何自覺罹病
的可能性和疾病的嚴重性，以及如何認識採取措施後的效果和採取措施所
遇到的障礙（Becker, 1974; Kasl, 1974; Rosentock, 1990）。每位住民都是
獨立自主的個體，擁有自己的一套價值觀和信念，影響著他們接受照護和
服務的過程，以及對照護和服務的認知、感受和決策（Karel, 2000; Karel,
Moye, Bank, & Azar, 2007; Reyna, 2008）。

　　住民所擁有的文化習俗和宗教信仰不同，常會呈現相異的價值觀和信
念，文化是代表一群人的生活習慣、風俗、信念和價值觀；文化照護理論
主張了解個體的文化信仰、價值觀及態度反應是提供完整性健康照護不可
或缺的一部分（Leininger, 2002; Tripp-Reimer, Brink, & Saunders, 1984）。
價值觀和信念的不同並無對錯或是非，機構照護團隊都要給予尊重，並應
鼓勵所有的住民表達自我的意願與看法，甚至可以拒絕工作人員提供不符
合自我價值與信念的照護與服務。例如：住民是佛教徒則可以自由選擇是
否參與聖誕節的報佳音活動。未經特別訓練的醫療照護人員，通常對住民
缺乏文化的敏感性，無法了解他們的文化信仰和價值觀影響住民對健康照
護的信念與需求；因此，關於住民及其家屬的權利，應該納入常規的繼續
教育課程之中，由於多數的專業人員僅接受該專業領域的知識與技術的教
育訓練，而沒有機會接受下列基礎課程，例如：人群倫理、人際關係與溝
通、多元文化、個案權益與倡導等，學習尊重住民個人的價值與信念，以
及支持住民的自由、尊嚴、獨立自主和選擇。在實務上，機構應至少完成
下列事項：

1. 有制度可用以確認並尊重住民（在適用情況下，包括其家屬）的價值觀
　 與信念：機構應訂定住民照護與服務流程中的權益規範，指引和要求工
　 作人員從照護和服務流程中一一檢視是否尊重住民意願，包括符合其價

值觀與信念、尊重其為獨立自主的個體、讓住民展現最大的獨立能力等；若是住民無法表達個人意願，可能要詢問或與家屬溝通，同樣不可違反住民原先的想法或意願，唯須確認該名家屬是否了解以及遵從住民的想法與意願，而做出決定或選擇。工作人員所提供的照護和服務不能僅是自己單向給予，要從內心與主觀經驗去感受，還要有自我覺察的能力（Leininger, 2002），是否因自身持有強烈的價值觀和信念而影響對住民提供的照護和服務過程，每位工作人員都要評估並了解住民的價值觀和信念，也要敏感到自己的價值觀與信念是否與住民相左、自己是否提供不符合住民價值觀與信念的照護或服務。因此，工作人員必須接受文化敏感度與自我覺察等相關課程的教育訓練，以便平時服務住民時能夠時時自我監督，更要有勇氣提醒同儕之間未尊重住民個人自由意願的作為。機構通常透過三種方法確認住民和家屬的醫療照護價值觀與信念，包含開放式問題法（open-ended questions）、選項法（forced-choice method），以及評分法（rating scale items）（Karel, Moye, Bank, & Azar, 2007），並在住民入住時由護理人員採用護理評估表單收集關於住民的宗教信仰、文化習俗（例如居住地、種族、禁忌）、飲食偏好、睡眠習慣等相關資料。

2. 提供的照護和服務應能維護住民的自由、尊嚴、獨立自主和選擇：機構工作人員可依據上述三種方法的調查訊息和照護團隊的住民評估結果，在照護和服務的過程中運用各種措施和方法協助住民維護其自由、尊嚴、獨立自主和選擇。從優勢觀點看來（Modrcin, Rapp, & Chamberlain, 1985），不論住民的身體和精神狀態如何，都應被鼓勵和協助發揮既有的能力，依據自我價值觀、信念與文化慣例，來選擇和決策而享有尊嚴、自由與獨立有品質的生活，不用擔心被干涉、威脅或遭受歧視與異樣眼光。例如：住民因中風導致單側肢體行動不便，但仍希望可以自行

穿脫衣褲，一方面增進自我尚存的功能，另方面不希望依賴他人；此時工作人員不可以嫌麻煩，應該在安全無虞的狀況下，教導住民如何運用單側肢體穿脫衣褲、甚至使用合宜的輔具予以協助，亦或安排復健醫師或復健治療師予以評估，是否提供進一步治療或復健等等。當住民或家屬因靈性或宗教需求而希望與他人交談時，或觀摩靈性或宗教儀式時，機構應有相應的流程措施或場所予以協助。例如：藉由駐院神職人員、當地或家屬指定的宗教資源進行協助。

3. 培訓和督導工作人員提供尊重住民價值觀與信念的照護和服務：機構應訂定工作人員教育訓練辦法，且定期檢討修訂。包括職前與在職教育兩部分、再區分基礎（或稱共同）與專業兩部分，也就是基礎或共同課程無論是哪類工作人員都必須參與，不限於照護第一線現場的工作人員；甚至要求行政組的人員也要參加，例如：會計、出納、總務、清潔、資訊、管理人員等等。因為尊重與支持住民的價值觀與信念，認為其為獨立自主的個體有其自有選擇的能力，而且盡最大努力讓住民展現既有的能力，是在機構整個照護和服務流程裡都須要具有的基本觀念。機構可透過監督與查核以確保工作人員提供之服務是尊重住民的價值觀與信念，可以透過以下方式執行之：工作人員年度服務績效考核、工作人員教育訓練完訓統計資料、工作人員服務紀錄、提供照護與服務之工作人員的現場稽核等。有關確保工作人員尊重住民價值觀與信念的作法，除了教育訓練與服務流程掌控之外，機構更應有積極與獎勵的措施；例如：透過提案制度或品管圈的執行，經審核之後，若採用於照護和服務流程中，可以加發獎勵金、公開表揚或在人事規章內訂定獎勵規範，以便激勵更多工作人員有此積極作為。

參考文獻

Allender, J.A. & Spradley, B.W. (2001). Community health nursing: Concepts and practice. Philadelphia: Lippincott.

Becker, M.H. (1974). The health belief model and sick role behavior. Health Education Monograph, 2(4), 409-419.

Department of Health (2006). A New Ambition for Old Age: The Next Five Year. London: DH.

Harris, M. (1975). Culture, People, Nature: An Introduction to General Anthropology. New York: Thomas Y. Crowell.

Karel, M.J. (2000). The assessment of values in medical decision making. Journal of Aging Studies, 14(4), 403-422.

Karel, M.J., Moye, J., Bank, A., & Azar, A.R. (2007). Three methods of assessing values for advance care planning: comparing persons with and without dementia. Journal of Aging Health, 19(1), 123-51.

Kasl, S.V. (1974). The health belief model and behavior related to chronic illness. Health Education Monograph, 2(4), 433-454.

Leininger, M. (2002). Essential transcultural nursing care concepts, principles, examples, and policy statements. In M. Leininger & McFarland, M.R. (Eds.), Transcultural nursing: Concepts, theories, research, & practice (3rd ed., 45-69). New York: McGraw-Hill Medical.

Modrcin, M., Rapp, C.A., & Chamberlain, R. (1985). Case management with psychiatrically disabled individuals: Curriculum and training program. Lawence: University of Kansas School of Social Welfare.

Reyna, V.F. (2008). A theory of medical decision making and health: fuzzy trace theory. Medical Decision Making, 28(6), 850-865.

Rokeach, M. (1973). The nature of human values. New York: Free Press.

Rosentock, I.M. (1990). The health belief model: Explaining health behavior through expectancies. In F.M. Lewis, B.K. Rimer, & K. Glanz (eds). Health Behavior and Health Education: Theory, Research, and Practice (pp. 39-62). San Francisco: Jossey-Bass Publishers.

Tripp-Reimer, T., Brink, P.J., & Saunders, J.M. (1984). Cultural assessment: Content and process. Nursing Outlook, 32(2), 78-82.

JCI標準　在機構的宗旨和服務的範圍內，照護和服務應支持住民有能力在日常活動、社會、身體和功能方面達到他們可及的最高程度。

解讀與實務應用

　　通常入住機構的住民多數都有某種程度的生理、心理、社會或認知方面失能，但是在入住機構之前，早已有自己原本的日常習慣或生活方式，例如：一早起床先沐浴梳洗、裝扮自己整理乾淨之後再出門，下午泡個老人茶與三五好友聊天，習慣留長髮或戴假髮。

　　這些可能是住民入住機構前的生活方式或者每天例行公事，若從入住機構那天開始完全被禁止，真是情何以堪、住民的內心亦受到打擊或產生失落感，可能間接影響其對自我的認同與自尊。因此，在實務上，機構應至少完成下列事項：

1. 確認住民日常生活習慣以及身體、精神和認知的喪失程度：機構的成立宗旨和服務理念應揭示對住民的最高尊重，尊重住民的日常習慣和生活模式，盡可能地鼓勵和支持他們依照原本的方式繼續在機構生活；照護團隊應協助住民發揮最大功能，並感受自己為獨立自主的個體，能夠運

用現有的能力生活，若有缺損或不足的部分，工作人員也會盡最大努力教導住民如何完成日常生活和參與社交活動所須的技能，或者運用輔助器具以及轉介相關專業人員給予協助，以支持住民在社會、身體和功能方面表現達到他們能力可及的最佳水準。有鑑於此，工作人員應先進行評估，例如身體功能評估、認知功能評估、行為功能評估、情緒狀態評估、靈性需求評估，確認住民的身體、精神和認知喪失程度，從優勢觀點而言（Rapp, 2007），照護團隊應評估住民還有的能力，以讓他們能夠靠自己或在他人協助下可以完成的事務，而不是僅看到住民失去或欠缺的能力，並鼓勵住民盡可能發揮還有的身體、精神和認知功能，甚至應用於日常活動之中。工作人員首先要定期評估住民的身體、心理與認知的功能，建議除了初入住機構的新入住住民評估之外，還要依據專業通則或當地政府機關規範執行「定期評估」，若住民沒有特別變化也至少每六個月須執行一次，但是若住民出現以下情況，則應再重新評估一次：

(1) 住民狀況改變時隨時評估。

(2) 住民從急性或慢性醫療院所出院返回機構時。

(3) 住民請假返家或長時間外出住宿、旅遊再返回機構時。

(4) 依據自己所屬長期照護機特性而調整，例如：專門收容失智症住民。

2. 照護和服務支持住民有能力在身體、心理和社會功能達到可及的最高程度：機構式長期照護的特性乃針對某些自我照顧能力低弱或喪失者，提供居住、生活照顧及護理等24小時的綜合性照護和服務，由於住進機構者多為中風、植物人、失智、慢性病、行動不便及日常生活無法自理者，因此，居住其中的住民往往須要不同程度的持續性照護；有鑑於此，機構應在符合其成立宗旨和服務範圍條件下，參考法令規定、專業

標準和實證文獻，訂立制度和作業標準，以指引和要求照護團隊（含特約醫療照護機構的專業人員）合作應依據初始評估、完整評估和再評估的結果，確認住民現存與潛在的健康問題和現存的能力，規劃和提供個別化的照護計畫和軟硬體服務措施，以協助住民發揮能力在身體、心理和社會方面達到他們可及的最高程度，提供住民自我照顧能力重建與維護，增進功能獨立性和社會參與程度，提升生活品質，以維持尊嚴與自主（林、余，2017；蔡，2017）。以某65歲男性個案因中風術後穩定後入住某機構為例，此住民因為中風而導致左邊手腳功能受損，因而無法獨力完成一些日常生活功能，例如無法手握湯匙或使用筷子，因此責任護理師與住民、特約醫院主治醫師及復健治療師共同討論個人化的復健計畫及目標，為其身體活動功能障礙／神經肌肉障礙致肌無力的健康問題制定下表列舉的照護措施，並為其量身訂做輔具，讓住民可以自行進食，不須要在用餐時還須依賴工作人員餵食。如此的作法，不僅可以讓住民保有或發揮現有的功能，更可讓其展現獨立自主、擁有自我尊嚴的生活；這樣的精神就是讓住民做他能夠做的事，與住民一起討論他還能夠做到哪些事，協助住民過著他想要的生活，藉此提升其生活品質。此外，該名責任護理師因護理主管的鼓勵，運用週會時間將此住民的照護經驗分享給同儕，說明如何協助住民與家屬將僅存的能力運用於日常活動之中。然而，其他照護人員即使理解上述的理念也相當支持，但是，可能不知道系統化地落實於照護與服務過程之中，因此機構必須安排教育訓練給予協助，或者藉同儕彼此討論交換意見、腦力激盪，亦或者由執行過的同儕分享經驗等等。同時，照護團隊也應與家屬溝通或教育家屬，讓其明瞭機構在支持住民發揮現有能力用於日常活動之中的理念與做法；否則有些家屬可能因為不明瞭或無法接受時，反而會造成誤會或反彈。

主觀（S）和客觀（O）資料（舉例）	照護措施（舉例）
S1：「還沒中風前，我活動自如，中風手術出院後來到妳們這裡，現在常躺在床上，什麼事無法自己完成，連洗澡和上廁所都須要別人幫忙！」 S2：「左邊手腳都沒力氣，無法走路！」 O1：左上肢肌力為1分，左下肢肌力為2分，右側肢體肌力上下肢皆為5分。 O2：巴氏量表分數為65分，屬於中度依賴。雖無吞嚥困難情形，但進食、位移、如廁、盥洗、穿衣皆須他人部分協助。 O3：常採平躺姿勢須協助翻身，只有在協助下才能下床活動。 O4：想於床上自行坐起，但無法獨立完成，身體會往左邊傾斜不協調。	1. 每週6次轉運住民到特約醫院的復健治療室進行職能和物理治療。 2. 教導住民執行左側被動全關節運動，至少執行3次／天，15下／次。 3. 教導住民練習抓握彈力球，以增強左手握力，至少3次／天，15下／次。 4. 鼓勵住民運用健側肢體，協助患側肢體活動。教導住民躺於床上時，可做左手臂平行移動主動運動3次／天，15下／次，及以右手握住左手做舉臂運動執行3次／天，15下／次。 5. 住民每日練習站立時，導正住民站立時的體位，教導住民感受肌肉出力點。 6. 衛教住民和照顧服務員預防合併症產生的適當體位以及衛生和安全注意事項。 7. 教導住民和照顧服務員正確移位及上下床技巧。 8. 教導住民正確使用助行器的方法。 9. 量身訂做輔具以利住民可以自行進食。

參考文獻

Rapp, R.C. (2007). The Strengths Perspective: Proving "My Strengths" and "It Works". Social work, 52(2), 185.

林金立、余彥儒（2017）。自立支援照顧的臺灣實踐。長期照護雜誌，21(1)，15-18。

蔡宜蓉（2017）。長期照顧之生活功能自立訓練。長期照護雜誌，21(3)，203-210。

二、支持住民的隱私需求和個資安全

JCI標準　照護和服務應尊重住民對於隱私的需求。

解讀與實務應用

　　「隱私」一詞乃源自於拉丁文「privatus」和「privo」兩個字，是「剝奪」的意思；隱私權（right to privacy）於19世紀在美國被界定為「不受干擾的權利」（Warren & Brandeis, 1890）。以住民為中心的機構照護和服務，住民的自主（autonomy）原則是隱私權的倫理基礎；住民是一特殊群體，對於隱私的要求是相當重要的，尤其在臨床問診、檢查、處置／治療，以及轉運的時候要顧及住民的身體隱私、是否有其他人在場、場所是否隱密、會談內容是否無意間被其他人聽到等。若當住民不希望個人隱私被其他工作人員，或甚至家屬成員知道，也要盡力維護。

　　就醫療照護和服務的過程而言，經歸納文獻隱私具有多層面的概念，機構須注意的住民隱私層面可包含以下：身體隱私、心理隱私、社會隱私、環境隱私、資訊隱私以及無決定能力者隱私（Leino-Kilpi et al., 2001；Hughes, 2004；Sheppard, 2008；Taitsman, Grimm, & Agrawal, 2013；Özturk, Bahcecik, & Özçelik, 2014；陳、馮、楊、李，2017）。確保隱私對個人的情緒、個性展現、控制自我的認知和價值、與他人交流上是具有益處，因此機構應該注重及理解隱私對住民所帶來的正面影響。這些都要透過教育與管理制度達到並嚴格要求工作人員要盡力維護。儘管對於維護住民的隱私機構已有一些共通的做法，但是有的住民可能有不同的狀況或對於維護其隱私有其他的期望與需求，而且這些期望與需求可能隨著時間而有所改變，工作人員要格外留意如此的狀況。在實務上，機構應至少完成下列事項：

1. 確認住民在照護和治療時對隱私的需求：機構必須認知到每位住民對於

隱私的期望和需求不盡相同，工作人員在提供照護和服務時，應向住民／家屬（當住民無法表達時）詢問對隱私的需求和期望，有哪些限制或特別的要求。建議機構能夠設計住民隱私的需求評估表單，內容至少包括：宗教信仰、飲食習慣、對於同住室友是否有特別期待、外出時的衣著裝扮、個人資訊可以揭露的對象等。在長期照護環境裡，若住民想要保有與家庭有關的隱私議題有時會出現特別困難度，例如：住民發現子女希望盡快分配財產時，會要求工作人員不要將自己存款狀況讓子女知道；住民認為某親友經常來機構以關心名義打探自己的隱私，而禁止工作人員洩漏出去。工作人員應尊重住民表達對隱私的需求，這種工作人員與住民之間坦誠互信的溝通，並不見得須要加以記錄；但是，如果對住民的照護和服務需求會有影響的資訊則應被記錄，並且在照護此住民的工作人員之間要進行交班，以確保可以做到真正遵照住民意願的隱私維護。即使先前已經評估住民對隱私的需求，但是在執行照護與服務時，特別是臨床問診、檢查、處置／治療以及轉運住民時，都須再次詢問與確認當下住民／家屬是否有其他特別的要求。

2. 落實尊重住民的隱私需求：機構應訂定具體作業規定及設置各種環境設施、設備或物品，並對工作人員的觀念灌輸與教育訓練，以便在照護與服務的過程之中落實。

(1) 下表列舉某些機構在各類隱私層面的實例：

隱私層面	舉例說明
身體隱私	・進行檢查或處置時應備有被單、治療巾等，對於身體私密部位之檢查或處置，並應有避免過度暴露之措施； ・當住民執行物理或職能治療時，若須裸露身體的某些部位，必須保護其身體隱私（包含器材放置的場地位置）； ・在緊急救護時，也會採取必要的措施保護住民之身體隱私，即使同一寢室內其他住民為昏迷、失明、認知功能喪失或無法自我表達時，在執行照護與服務仍舊須要使用隔簾；

隱私層面	舉例說明
	・為住民穿脫或更換衣褲時，提供私密性空間；當協助住民如廁時，會注意保護其身體隱私； ・移動、轉送或轉運住民時，會注意保護其身體隱私。
心理隱私	・呼喚住民時，要有適當稱謂； ・須名單公布時，應尊重住民之意願，以不呈現全名為原則；提供照護和服務時會根據住民不同性傾向對其隱私加以保護； ・提供照護和服務時會尊重住民不同的文化習俗、宗教信仰，對其隱私加以保護； ・在醫療照護和服務過程中，對於特殊檢查、處置或生活照顧的項目，應依住民及處置之需要，安排適當人員陪同，且有合適之工作人員在場，並於檢查及處置過程中隨時觀察、注意隱私之維護。
社會隱私	・進入住民寢室或拉開隔簾時，會先敲門或呼喊徵得住民同意後再進入； ・在訪談、照護和服務活動前，如餵食、復健運動、團體衛教活動……等，須事先徵詢住民意願； ・尊重住民通話自由； ・若有訪客探訪，應事先取得住民同意；住民能夠單獨會客； ・若使用公用的會談室時，使用紀錄內容有進出日期與時間及使用人簽名即可，簽名可用床號等代替。
環境隱私	・執行醫療照護和生活照顧時，會事先告知住民操作步驟及採取保護隱私的方法，例如使用屏風、隔簾、被單，且視檢查及處置之種類，儘量設置個別房間； ・二人或多人之寢室／病房，床與床之間應有隔離視線之隔簾或屏風； ・廁所有適當隔間或隔簾； ・可自行排泄的住民擁有隱私的如廁空間； ・為住民洗澡時，雖已在獨立洗澡室，但同時間內僅能為一位住民服務，或洗澡空間設有隔簾； ・監視器不可設置於住民寢室及浴廁內； ・若工作人員執行照護工作、檢查、治療與護理等，皆會使用隔簾及掛上提醒牌，以免有人不知道而誤闖； ・住民能享夠有個人空間，並可在其中使用餐飲； ・移動住民寢室的個人物品時，應先經住民同意。

隱私層面	舉例說明
資訊隱私	·執行住民健康狀況評估結果和診療照護計畫的說明與溝通、衛教諮詢、執行觸診或徵詢住民同意之過程中，應考量到當時之環境，保護其個人資訊隱私； ·如須拍照、錄音或錄影，應先徵得住民的同意； ·在公共空間與電梯內張貼「請勿談論住民隱私」的警語等，甚至在機構網頁或公共空間公開揭示機構對於尊重住民隱私的作爲； ·即使出於教學或研究的目的，未經住民同意仍不會洩漏或使用其身分等資訊； ·查閱或運送住民紀錄時，應避免資料外洩； ·防止他人經由自己的帳號和密碼在資訊系統上獲得住民的個人資訊（例如不將自己的密碼告知他人；不用時立即退出自己的登錄狀態）。
無決定能力者隱私	·當住民意識不清／死亡時，仍會採取必要防護措施以保護其身體隱私； ·除非有法律要求或難以避免的情況，即便住民意識不清／死亡時，也會保護其隱私與祕密； ·當住民認知功能或情緒、精神能力缺損不能好好保護自己時，會保護其隱私與祕密。

(2) 在工作人員的觀念灌輸與教育訓練部分：這方面是期待工作人員藉由教育訓練對於尊重住民隱私有所認識，進而將維護住民隱私的作業規範落實於照護與服務過程之中，舉例說明如下：

A. 即使運用隔簾，工作人員也要注意說話音量，俗話說「隔牆有耳」，就是提醒互相交談要注意訊息是否外洩。

B. 不可將住民的名字、寢室房號張貼在大廳，或者生命徵象、排便次數、尿量等紀錄表格直接放房間或掛在床尾。在這裡是提醒工作人員要重新檢視服務流程之中，是否爲了工作與交班方便性而洩漏住民的隱私。

C. 執行個案討論會、案例分享或相關教育訓練時，要特別注意將足

以辨識住民的相關資料貼掉或隱藏。

D. 除非有益於住民的醫療照護和服務，否則不可與同事隨意談論住民的個人資訊；若有必要談論也須選擇適當的地點，不能在公共場所爲之。

E. 監測設備或器材的放置地點與紀錄存放，例如：測量身高體重、生命徵象、體脂肪、血糖等儀器，目前都愈來愈先進，可以連結到機構的資訊系統直接存取紀錄，這樣當然節省許多工作人員的時間也會避免抄錄數值的錯誤；但是若還會在儀器上直接顯示測量結果，或者具語音與警示功能；像是「太胖了、該減重了」、「血壓太低了，請趕緊就醫」等，這會讓住民的個人生理資訊直接暴露在他人面前，也會令人感到尷尬，而有些儀器只能依賴以人工方式記錄在紙本上，不過千萬別爲了工作方便而將紀錄單張留在儀器上，這可是會洩漏住民的隱私。

參考文獻

Hughes, M. (2004). Privacy in aged care. Australasian Journal on Ageing, 23(3), 110-114.

Leino-Kilpi, H., Valimaki, M., Dassen, T., Gasull, M., Lemonidou, C., Scott, A., & Arndt, M. (2001). Privacy: a review of the literature. International Journal of Nursing Studies. 38(6), 663-671.

Özturk, H., Bahcecik, N., & Özçelik, K. S. (2014). The development of the patient privacy scale in nursing. Nursing Ethics, 21(7), 812-828.

Sheppard, L (2008). Privacy within Aged Care Facilities. The Internet Journal of Advanced Nursing Practice, 10(2), 1-8.

Taitsman, J. K., Grimm, C. M., & Agrawal, S. (2013). Protecting patient privacy and data security. The New England Journal of Medicine, 368(11), 977-979.

Warren, S.D. & Brandeis, L.D. (1890). The right to privacy. Harvard Law Review, 4(5), 103.

陳麗、馮先瓊、楊小莉、李羅紅（2017）。轉譯和建構中文版病人隱私量表。護理雜誌，64(3)，56-64。

JCI標準　住民資訊是保密的且受保護以免於遺失和濫用。

解讀與實務應用

　　機構通常都會收集並記錄與住民有關的醫療以及健康相關資訊，以利了解住民須要的照護與服務。然而，相關資料的收集尚包括個人基本資料、生活習慣、特殊嗜好或家庭成員與互動關係、甚至財務與保險等相關資訊。

　　當這些資料或表單被收集與記錄的同時，機構應保密這些隱私性資料，亦要建立相關機制或流程予以保護，避免住民資料遺失或濫用。在實務上，機構應至少完成下列事項：

1. 訂定並執行維護住民健康有關資訊的保密措施：機構應依據當地關於個人資料保密和醫療照護紀錄的法規（例如個人資料保護法、個人資料保護法施行細則、醫療法、護理人員法），制定維護住民健康有關資訊（包含書面和電子形式）的保密作業辦法，以防範住民資訊遺失或被濫用。為落實執行，機構應教育工作人員了解保密的相關法規和如何做到管理與保護住民資訊，並告知住民及家屬機構如何尊重其資訊的保密性。以某機構為例，機構管理部基於法令要求和機構實務需要，制定「住民資訊管理辦法」，作為指引工作人員保護住民資訊的保密性、安全性和完整性之政策依據；針對住民醫療照護資訊的保密，住民紀錄管

理室依據此管理辦法，制定「住民紀錄管理辦法」，規範住民醫療照護紀錄的收集、記載、查閱、借閱和使用之保密措施；針對電子形式資訊的保密，資訊室制定「資訊系統帳號密碼作業辦法」，規範使用者帳號和權限管制作業。此外，該機構人力資源部門將住民個人資料保密措施列爲新進人員教育訓練和在職人員年度繼續教育課程的一部分。

2. **執行住民資訊遺失的防範措施**：機構若因非人爲因素或天災因素導致違反住民意願或機構規定，而遺失住民資料或遭到洩漏、毀損等，例如：資訊系統遭駭客入侵或遇到火災、水災和地震遭受毀壞，甚至資料失竊等情況，這是相當嚴重的事件，可能傷害住民尊嚴、住民與家庭關係、住民與機構間信任等。因此機構應從防範的角度去思考相關的作爲，具體防範遺失的措施舉例如下：

   (1) 規劃並執行防火、防水災、防震、防竊以及資訊遭駭客入侵等防備措施與演練；

   (2) 將相關資訊系統加密、採用嚴格的安全措施、並定期備份（能夠採行異地備援更好）；

   (3) 住民臨床紀錄應儲存在護理站的安全地點，非被授權使用紀錄的人員不能取得；

   (4) 住民紀錄室設立門禁管制；

   (5) 住民紀錄影印、借閱核准與登記規則，逾期未還須有追回機制，且有遺失罰則與因應處理程序。

3. **執行住民資訊被濫用的防範措施**：機構應防範住民資訊遭濫用的情況，例如：機構工作人員、家庭成員或其他未被授權人士獲取住民的資訊；無論是基於醫療照護、教學、研究或學術發表等目的而獲取住民資料，都須依據相關法令取得住民或法定代理人同意；這不僅涉及倫理議題更可能引發觸法之虞，機構都必須謹慎爲之。具體防範濫用措施舉例如

下：

(1) 在住民入住時應評估收集住民對於個人資訊被使用的要求，填寫相關同意書（例如肖像權同意書），期間住民及其家屬有權利拒絕被使用在非機構的照護與服務之中；

(2) 若基於醫療照護、教學或學術研究的用途，機構請住民簽立個人資料使用的「通用同意書」時，應告知住民和家屬其用途與範圍，並遵照個人資料保護法，於其中載明住民個人資料保護之條文說明；

(3) 應告知住民在什麼時候和什麼情況下可能披露住民的個人資訊，並說明如何事先獲得他們許可的流程，未經住民知情同意，不會將其私密／個人資訊向親屬／第三方披露；

(4) 明定允許住民如何獲取本人的醫療照護資訊之作業流程；

(5) 若遇有些住民資訊尚未有法令明文規定時，機構仍要特別注意只有在住民允許的情況下，工作人員才能使用、發布或讓住民家庭成員獲知此類資訊；

(6) 具住民隱私性資料之紙張應予以銷毀（例如絞碎）後，才將之丟棄。

參考文獻

法務部（2015）。個人資料保護法。（2018/03/07）取自：https://law.moj. gov.tw/Law/LawSearchResult.aspx?p=A&t=A1A2E1F1&k1=%E5%80%8B %E4%BA%BA%E8%B3%87%E6%96%99%E4%BF%9D%E8%AD%B7% E6%B3%95

法務部（2016）。個人資料保護法施行細則。（2018/03/07）取自：https://law.moj.gov.tw/Law/LawSearchResult.aspx?p=A&t=A1A2E1F1&k1 =%E5%80%8B%E4%BA%BA%E8%B3%87%E6%96%99%E4%BF%9D

%E8%AD%B7%E6%B3%95

三、營造自主、幸福和自尊的照護環境

JCI標準 住民在機構，有權利保有和使用個人衣物與財物，並且受到適當的保護以防止遭竊、損壞或遺失。

解讀與實務應用

　　住民是獨立自主的個體，機構允許住民保有和使用個人衣服和財物，是從「以人爲中心」的照護和服務前提，尊重住民的需求與願望，如此有助於住民適應新入住的環境（林、毛、王、胡，2017）。

　　除非會侵犯其他住民的權利，否則每位住民都能夠保有和使用個人財物（含個人衣服）的權利，不應入住機構之後，令其捨棄自己原有的個人財物。在實務上，機構應至少完成下列事項：

1. 允許住民保有和使用個人衣服和財物：在空間允許並符合消防安全、相關法律、規章和法令規範的情況下，機構應允許住民的居住單位與房間內可以容納他們個人的衣服、財物、家俱等，並且協助布置具個人特色的房間，目前專業思維都是強調以「個案爲中心」，就是以住民的最佳利益爲前提，尊重其意願與需求，當然是建立在維護生命安全以及不侵犯他人權利的基礎上。例如：住民的存摺與印章、手腕上掛了50年的玉鐲、慣用的枕頭與棉被、喜愛穿的花襯衫以及畫作等，機構都應鼓勵並允許住民攜帶入住機構。尤其，入住機構的住民可能與外界產生疏離感，至少應該讓其保有屬於自己的財物，或許可降低不安的情緒反應。

2. 確認對於住民財物所能承擔的責任並執行之：機構應基於法令、消防安全和服務能力，決定對於住民財物區分機構和住民各自應承擔的保管責

任，並制定「住民財物管理辦法」，讓工作人員與住民及其家屬都能夠清楚明瞭，以確保這些財物不會損壞、遺失或遭竊。

(1) 有效管理住民財物的原則：如果住民攜帶個人財物入住機構，機構必須和住民及其家屬溝通清楚，機構和住民雙方對於保管住民財物應負的責任，並有紀錄備查。換句話說，機構與住民及其家屬都負有責任，若有困難或限制都應說明清楚和載明於文件中（例如住民生活公約的規範），尤其房間裡尚有其他住民（即非單人房），或者基於安全考量不讓住民將住房上鎖時；但是，也要有替代的措施，例如：機構代為保管或提供保險箱、有鎖的櫃子等。若住民將財物存放於機構代為保管，則須填寫財物保管清冊，並且定期清點或交班。假使為了方便住民購物而存放現金在機構，則要另外填寫零用金收支清冊。入住機構，通常就代表住民24小時生活於此，飲食與個人清潔是每天都須面對的；但是機構因考量消防安全的議題，通常不允許住民於個人寢室有烹煮食物的設備，除了在餐廳提供三餐與點心之外，也會在公共空間備有簡易的加溫食物的設備，方便住民在工作人員的協助下隨時使用。至於每天換洗的衣物或固定清洗的床單、被套等，可能某些機構的住民人數眾多，擔心遺失或弄錯，則通常會區分樓層清洗或者縫上足以辨識個人衣物的標示，但是若衣物具有傳染性或特殊狀況，就會另外依相關規定予以處理。假使住民有個人需求或期望，機構亦要在不違反上述的原則下，積極達成住民的要求，不得以擔心遺失或遭竊、毀損而予以拒絕。

(2) 於住民入出機構時清楚交代：在住民入住機構前就要向住民及其家屬解釋說明機構的相關規範，如果住民欲自行保管財物，工作人員應告知機構和住民各自應負的責任，並可在住民入住手冊內提醒住

民及其家屬自行保管財物的注意事項。入住之後，工作人員要定期（例如每季或每半年）清點或交班住民個人之相關財物。當住民離開機構、包括死亡時，都要與住民或家屬清點財物。

參考文獻

林亭利、毛慧芬、王素琴、胡名霞（2017）。護理之家老年住民心理社會適應歷程。長期照護雜誌，21(3)，233-250。

JCI標準　機構提供有助於住民幸福感受和尊嚴的環境。

解讀與實務應用

環境與人彼此間相互影響，如果機構提供服務是24小時住宿型態時，實體和社交的環境對於住民來說就顯得相當重要，因為就等於是住家，是住民生活、育樂、休閒、社交與人互動的環境；住民對於機構環境的調適能力是住民的身體及心理能力與環境不斷互動的結果，住民的需求與環境壓力若不能調和，就會出現適應不良的行為，可能影響其身體與心理狀態；若再加上住民本身生理或認知功能缺損，並不方便自行外出，幾乎每天都生活在機構的空間內，入住環境對失能住民的身體、心理和社會層面的健康狀態之影響較未失能住民更為顯著；因此，如何營造讓住民感到幸福溫馨、又有獨立尊嚴的環境，更是必備的標準（Kahana, 1982; Lawton, 1998; Wahl, Iwarsson, & Oswald, 2012; Ministry of Health and Long-Term Care, 2015）。

在實務上，機構至少應完成下列關於入住環境設計的事項：

1. 營造像居家一樣的環境：營造「家」的環境是照護失能、失智老人的基本原則，其內涵的具體表現可分為相互關聯的兩大部分設計：

   (1) 實體環境設計：儘管每個住民對於居家環境的要求不同，機構的建

築空間設計應至少要提供安全、清潔、舒適、溫馨、無障礙、尊重並顧及個人隱私的環境；儘量有自然採光或者光線充足以及採用高彩度色系（有助於呈現空間之活力），設計具穿透性之空間以利於看到戶外自然景觀；提供良好的通風設備並可以適當調節溫度、空調與照明設備。機構可透過內裝陳設或家具擺飾等實體，來營造住民認定的居家感（Ritchie & Led'esert, 1992）；除非當地法規限制或基於消防安全考量，對於個人寢室或屬於私人空間，要與住民及其家屬共同討論予以布置與擺設，並允許住民攜帶個人財物入住機構，且協助安排或擺放於適當位置。例如：允許住民擺放平常慣用的家具和挑選家具或飾品的顏色；在不違反感染管制原則的情形下，允許在個人寢室或公共空間陳設能成長的植栽，以呈現生活環境的生命力；運用空間規劃技巧將象徵醫療照護的元素，例如治療車、護理站，移開或隔離於住民的視線之外（Rabig, Thomas, Kane, Cutler, & Mcalilly, 2006）。

(2) 社會化情境塑造：居家情境之建構並非只是像家一般的實體裝潢或陳設而已，更須注重居家生活的空間架構，如此住民才有機會在此從事原來日常生活上熟悉的居家活動，讓過去的生活體驗能被重現，居家的感覺才會因應而生。小規模家樣化的生活群建構與單元照護有利於呈現居家生活之活動空間結構，讓自同一生活經驗或同一社會階層的住民群體，共同營造出「家」的感覺，再藉由住民生活中活動空間的共用和社交互動機制，來促進住民的人際關係與熟識程度，符合社區居家情境。為了使住民更像住在家裡一樣，機構照護團隊可安排住民必要的居家任務，例如家事適度的分工或參與照護計畫，這些照護團隊成員都須要具備高度的社交和溝通技巧，以利維持照護單位內的社交網路（Lindesay, Briggs, Lawes,

Macdonald, & Herzberg, 1991），使住民的日常生活被有意義的居家活動圍繞著，使他們沉浸在社會化氣氛之中，能在人際關係和熟悉的環境中，維持以往的生活型態，自主地、尊嚴地過自己想過的生活樣式（Cherry et al, 2010）。

2. 提供個人使用的空間：機構提供住民的個人使用空間（個人寢室或多人房私人所屬空間）必須符合當地政府規定（例如「老人福利機構設立標準」、「護理機構分類設置標準」）的空間面積和設施設備（例如無障礙空間設計、緊急呼叫鈴），建議不可設置於地下室樓層以及通風不良、光線昏暗的空間，須有對外的窗戶；住民可直接進入自己所屬寢室，不須經過其他寢室之走廊。這類空間的擺置設計最好盡可能依據住民原有習慣或喜好布置，提供私人物品擺放的空間（例如個人所屬的櫥櫃或床頭櫃）。若是多人住房，一間寢室內的床位數應在當地政府之規定上限內；床位之間應具備隔離視線之屏障物，以保有個人隱私並顧及彼此的生活習慣，例如：個人床頭設有可調式的照明燈具，如此不會受到他人干擾。基於住民安全的考量，寢室及浴廁設置緊急呼叫系統且定期檢測功能。

3. 用餐與公共區域應有合宜的設備：這些區域是住民離開個人寢室之外的重要社交範圍，其設計理念與家具擺設必須符合所有住民都可以使用，除了兼顧動線規劃的方便性與消防安全考量之外，可融入屬於住民生活世代與記憶的元素，以具有懷舊的功能，也讓住民有熟悉感；但是不可以是拼湊式將各處廢棄或不使用的家具擺設都放置於此。裝潢與家具擺設要符合住民所須，特別是肢體功能，或視力、聽力受損的住民。用餐區的餐桌椅數量必須足夠、樣式能夠符合不同功能的住民使用，除非有特殊限制，不應將餐板直接架在輪椅上而要求住民坐在輪椅上用餐。基於安全和感染管制考量，這些區域都應規劃無障礙廁所與洗手設備。

4. 住宿安排合宜：機構應與住民溝通關於寢室和室友變更的事項，至少包含：

(1) 入住前與住民及其家屬溝通其對於寢室安排與室友的要求，盡可能予以滿足。

(2) 入住後，若要變更房間、床位和室友，則依據機構相關規定辦理，最重要的是與住民溝通並了解須要變更的原因，並積極排除與解決須要變更的原因，若無法解決，最好能夠予以協助更換。

(3) 原則上以相同性別傾向者同住一間寢室，但仍應尊重不同性別者的意願。

(4) 方便伴侶居住，無論相同或不同性別之伴侶應給予安排同一間寢室房舍。

5. 環境設計適應住民的特殊需求：機構依據其服務範圍，其住民若有失智症，身體、認知、聽力、視力功能全部或部分受損者，則應檢視環境設計是否符合這些住民的生活和照護需求。住民在老化過程中面臨的不僅是實質的肢體不便，心智層面的老化導致生活的障礙更不宜忽略。失智症，其英文Dementia一字來自拉丁語（de-意指「遠離」+mens意指「心智」）；是一種因腦部傷害或疾病所導致的漸進性認知功能退化，此疾病會影響到記憶、注意力、語言、解題能力，嚴重時會無法分辨人事時地物，可能影響其日常生活的獨立性。現階段有關失智症照護模式已從單一的醫療模式，轉為社會心理模式（psychosocial model）的多元照護模式（Finnema et al., 2000），此模式強調以人為本的照護，尊重個人的獨特性，針對個人需求與喜好，從個人的生活方式著眼，營造出居家環境氣氛，給予最大限度的自主性和選項（Calkins, 2001; Cherry et al., 2008），同時提供針對失智症徵候特性具有緩解輔助的治療環境（therapeutic milieu），協助失智症住民能適應在機構內的生活

（Charras et al., 2011）。總體而言，照護環境的硬體和軟體規劃對於失智症的住民都有具有其重要性。因此，如果有收容失智症、認知與生理功能障礙的住民，機構應根據法令要求和學術研究結果（Calkins, 2001; Charras, Eynard, Viatour, & Fremontier, 2011; Cherry et al., 2010; van Hoof, Kort, Duijnstee, Rutten, & Hensen, 2010; van Hoof et al., 2010; 児玉、古賀、沼田、下垣，2010），設計和提供適合的照護環境，舉例如下：

(1) 無障礙的環境是所有設計的基礎，裝潢與家具擺設儘量簡單。

(2) 依不同病徵的失智住民規劃不同的照護環境；當住民病情不穩定而會有躁動、大聲叫罵或是消極行為時，工作人員應協助安撫情緒並先將之帶離目前的環境空間，或提供一些活動或物品予以緩解。

(3) 光線設計要柔和，減少背景噪音；失智症的住民對環境較為敏感與沮喪感，環境中的眩光和噪音都會誘使其產生消極的行為，因此，其居住的環境空間之內可運用適當的光線或照明，以提高其認知、情緒和行為。

(4) 運用環境中物理、社會、時間層面的指引效果，強化住民辨識力。例如：利用符號、圖案或住民熟悉的標示（寢室門口貼上名牌或住民喜愛的裝飾、圖畫），讓其可以清楚辨識自己的住房；為了讓住民察覺時間和季節的轉變，可擺設時鐘和日曆以利發揮提醒作用。

(5) 提供新鮮空氣，去除不良氣味。

(6) 預防黃昏症候群或遊走的現象，可以設計回型的走道，以及隱藏式的出入口。

(7) 通道、空間轉換處、浴室等勿有門檻，以免發生危險。

(8) 適當安排扶手，讓行動不便與較困難的住民有輔助與支撐的力量。

(9) 用餐區的空間與桌椅要足夠，盡可能讓其獨立用餐不須依賴他人。

(10) 活動與用餐空間應有利於住民間互動的設計。

(11) 公共空間要設置無障礙廁所，以方便住民使用。

參考文獻

Calkins, M. (2001). The physical and social environment of the person with Alzheimer's disease. Ageing & Mental Health, 5(1), 74-78.

Charras, K., Eynard, C., Viatour, G., Fremontier, M. (2011). The Eval'zheimer model: fitting care practices and environmental design to institutionalized people with dementia. Neurodegeneration Disease Management, 1(1), 29-35.

Cherry, B., Carpenter, K., Waters, C., Hawkins, W.W., McGrew, P., Satterwhite, L.J., Stepien, J., Ruppelt, W., & Herring, K. (2010). Social Compatibility as a Consideration in Caring for Nursing Home Residents with Dementia. American Journal of Alzheimer's Disease & Others Dementias, 23(5), 430-438.

Kahana, E. (1982). A congruence model of person-environment interaction. In M.P. Lawton, P.G. Windley, & T.O. Byerts (Eds.), Aging and the environment (pp.97-121). New York: Springer.

Lawton, M.P. (1998). Environment and aging: Theory revisited. In R. J. Scheidt & P. G. Windley (Eds.), Environment and aging theory: A focus on housing (pp.1-32). Westport, CT: Greenwood Press.

Lindesay, J., Briggs, K., Lawes, M., Macdonald, A., & Herzberg, J. (1991). The domus philosophy: a comparative evaluation of a new approach to residential care for the demented elderly. International Journal of Geriatric Psychiatry, 6(10), 727-736.

Ministry of Health and Long-Term Care (2015). Long-Term Care Home Design Manual 2015. Available at: http://www.health.gov.on.ca/en/public/programs/

ltc/docs/home_design_manual.pdf (accessed Mar. 30, 2018).

Rabig, J., Thomas, W., Kane, R.A., Cutler, L.J., & Mcalilly, S. (2006). Radical redesign of nursing homes: applying the green house concept in Tupelo, Mississippi. Gerontologist, 46(4), 533-539.

Ritchie, K. & Ledèsert, B. (1992). The families of the institutionalized dementing elderly: a preliminary study of stress in a French caregiver population. International Journal of Geriatric Psychiatry, 7(1), 5-14.

Scheidt, R. J., & Windley, P. G. (2006). Environmental gerontology: Progress in the post-Lawton era. In J. E. Birren & K. W. Schaie (Eds.), Handbook of the psychology of aging (6th ed., pp. 105-125). Amsterdam, The Netherlands: Elsevier.

van Hoof, J., Kort, H.S.M., Duijnstee, M.S., Rutten, P.G.S, Hensen, J.L.M. (2010). The indoor environment and the integrated design of homes for older people with dementia. Building and Environment, 45(5), 1244-1261.

Wahl, H.W., Iwarsson, S., & Oswald, F (2012). Aging Well and the Environment: Toward an Integrative Model and Research Agenda for the Future. The Gerontologist, 52(3), 306-316.

児玉桂子、古賀譽章、沼田恭子、下垣光（2010）。PEAPにもとづく認知症ケアのための施設環境づくり実践マニュアル。日本：中央法規出版。

衛生福利部（2012）。老人福利機構設立標準。（2018/03/07）取自：https://law.moj.gov.tw/Law/LawSearchResult.aspx?p=A&t=A1A2E1F1&k1=%E8%80%81%E4%BA%BA%E7%A6%8F%E5%88%A9%E6%A9%9F%E6%A7%8B%E8%A8%AD%E7%AB%8B%E6%A8%99%E6%BA%96

衛生福利部（2013）。護理機構分類設置標準。（2018/03/25）取自：

https://www.mohw.gov.tw/dl-1372-edbf47eb-fc0f-426f-803e-517d20c0768d.
html

JCI標準　機構支持住民與其家屬、訪客及其他人聯絡。

解讀與實務應用

　　住民入住機構時，須經歷整個人際網絡以及社會支持系統的劇烈轉變。機構若為24小時提供住宿式，基於相關規定或安全起見通常有開放時間或門禁限制；儘管如此，在尊重住民個人意願和尊嚴的情況下，機構仍要提供支持性的環境，讓住民持續保有與家人的連結以及外界產生互動，包括家屬、親友或其他訪客到機構探訪住民，還有住民與他人透過各種方式聯絡。

　　機構應鼓勵與支持住民依據個人意願保持與外界互動，避免將住民隔絕於社會之外。在實務上，機構至少應完成下列事項：

1. **尊重和支持住民與外界互動的意願與自主權**：機構應尊重住民通信、電話甚至電腦通訊的自由，並提供相關設施設備滿足住民與外界互動的需求，（例如會客空間、電話或電腦通訊硬軟體設備）、訂定鼓勵家屬與住民互動的策略、舉辦機構外的遊覽或參觀等促進與外界互動的措施。有些家屬或訪客因距離或時間等主觀客觀因素，不見得方便親自來到機構探訪住民，或者基於緊急、特殊狀況下住民必須與外界聯繫互動，因此機構應提供相關的設施設備以達住民與外界互動的目的。例如：提供可移動式或手提式的電話，以利行動不便的住民使用；電腦或通訊軟體具影像音響設備，讓住民可以聽到並清楚看到對方的聲音與影像等；此空間的隱私性也是須要考量。有時候，住民拒絕他人的到訪或與之接觸，工作人員應予以尊重；但是，如果是家屬或要好的親友，住民仍舊

不願意互動，工作人員則必須深究原因，以便適時提供溝通與處遇。此外，基於倫理與自主權考量，機構應尊重住民有權拒絕外界其他人和機構內不直接涉及提供他們照護的人士交談。對於其他的基於研究、廠商、評鑑、帶領活動的團體或宗教人士、社區民眾或參訪團體等，住民都有自我決定權並表達是否與其交談或參與其活動。特別是有些研究人士、產品測試或實習生接觸住民前，都要取得未在脅迫下的同意權。

2. 建立住民接待訪客的管理機制：

(1) 有效的訪客篩選機制：機構應訂定探訪規則或作業辦法，規定探訪時間、探訪住民及其關係、探訪目的、探訪者個人的健康與風險評估等；主要的目的是有利於工作者進行評估，亦可依據住民先前表達的意願篩選適合的訪客。只要訪客不會造成其他人的健康或安全風險時，在住民有意願的情況下，不禁止他們的到訪，但須於探訪當時確認訪客是否會造成其他住民的健康或安全的風險，才能允許當次的到訪，例如：測量訪客的體溫、是否有飲酒或藥品使用狀況、是否攜帶危險物品等。有時候流行性感冒高峰期、或機構所在區域正被某流行性或傳染性的疾病威脅著，機構可能須全面禁止外界訪客進入。假如訪客進入機構時，有可能接觸到失智或認知、精神功能缺損的住民們，工作人員應給予基本的知識灌輸讓其了解這類住民的特性，以及遇到問題或困難時可尋求哪些工作人員的協助；更積極的作為則是教導其如何與這類功能缺損的住民互動，以便提升或持續保有住民的既有功能，並增加家屬的參與感。

(2) 提供合宜的會客空間：機構應提供住民接待訪客的舒適和私密空間。當機構並非每間寢室均為單人房時，再加上避免因特殊理由，訪客無法進入住民寢室等因素，機構最好在距離機構出入口（大門）最近的位置提供接待訪客的空間或稱為會客室，提供舒適的環

境，並設定使用規則，以保障其隱私權。例如：住民能夠單獨會客；若使用公用的會談室時，使用紀錄只須登記進出日期與時間以及使用者的床號即可。

(3) 記錄住民會客狀況：有關住民與外界互動或聯絡，最好能夠記錄，特別在出現特殊狀況或住民意願改變時，應該要列入交班表內，以提醒其他直接接觸照護住民的工作人員注意評估後續狀況。例如：會客期間雙方發生衝突或不愉快、訪客攜帶哪些物品或食物給住民，或住民原本同意現在卻拒絕的訪客等。

JCI標準　機構支持住民與外界的機構聯絡。

解讀與實務應用

　　入住機構的住民通常因為疾病或健康因素，導致生理、心理、社會或認知功能缺損或完全喪失，而在機構接受相當長一段時間、甚至須接受終生的照護與服務。

　　基於尊重住民為獨立自主的個體與以人為本的考量，機構應盡力支持住民與外界單位或機構組織的人員保持溝通與聯絡。在實務上，機構應至少完成下列事項：

1. 提供相關設施設備以利住民與外界機構保持聯絡：住民仍有與外界機構聯絡的需求，例如住民基於法律或身分必須定期與政府部門或外界機構保持聯繫。機構可藉由提供電話、電腦和網際網路、或郵寄服務以支持這方面的溝通。如果住民須要透過電話、書信或任何通訊軟體與外界機構聯絡時，機構除了應提供合宜的設備之外，也須確保環境的隱私性，讓其可以放心、不受干擾地與外界溝通。若住民使用這些設施設備有相關規範或須要付費，必須事先說明清楚、讓住民及其家屬能夠充分明瞭。機構的工作人員亦要給予必要協助，或依法提供住民相關資訊，但

是這些都必須與住民及其家屬溝通並取得同意。例如：縣市政府委託安置之個案、接受政府或民間團體經費補助之個案等。

2. 滿足不同住民與外界機構聯絡的溝通需求：因為每位住民的能力與需求不盡相同，必須考量住民以及家屬可能的溝通與語言表達、聽力以及認知與理解能力，而提供相對應須要的協助。住民及其家屬若為外籍或視障、聽障、語障人士，機構應提供口語或手語的翻譯人員，或者助聽器、老花眼鏡、放大鏡、點字機、較大字體文件等服務。住民在認知與理解能力欠佳時，在解釋與說明機構所提供服務的資訊時，可搭配輔具器材、淺顯易懂之圖表、甚至專業的口語或手語翻譯人員等服務，以滿足他們不同之需求。但是，機構要確保藉由第三者提供的轉換服務之溝通專業性與可信度。

JCI標準　機構支持住民有權利自由決定是否參與靈性、社會或其他活動或團體。

解讀與實務應用

機構應該能夠充分支持住民可以自己決定要參與或拒絕靈性、社會或其他活動或團體的決定。儘管機構會例行性提供靈性與宗教方面的服務，這對住民而言是非常重要的照護與服務，但是仍然要依照住民的意願而為之。

針對失智症的住民，可以提供其熟悉或曾參與的宗教、團體或活動，以利延緩或減輕失智的症狀。若住民家屬和親友對住民熟悉或了解其意願與需求，機構也要重視他們的意見，適時增添進入照護與服務的過程裡。在實務上，機構應至少完成下列事項：

1. 支持住民是否參與各項活動或團體的決定：機構照護團隊應評估住民關於參與或不參與心靈、社會或其他活動或團體的決定，再依據住民意願

予以尊重和支持。

2. **尊重住民的宗教信仰且提供相關服務：**

(1) 不論機構本身是否有特定宗教信仰，都應尊重住民的宗教信仰且支持其參與；若住民想要又無法自行得到須要的宗教或靈性上的協助，機構工作人員則須要協助解決此方面的限制，例如：安排住民參加機構外的宗教活動（例如：上教堂、去寺廟參拜等），或引進相關資源進入機構提供住民服務。

(2) 機構可在公共空間內提供簡易的宗教設施／空間，以方便住民使用，不過要尊重個別宗教的特殊性。

(3) 若住民基於宗教信仰不同可能在飲食、生活方式或衣著裝扮有特別的限制，機構要予以尊重並且盡力配合。例如：住民茹素、不吃豬肉或牛肉，每天或特定時間要祈禱或參拜、穿著長袖、長衫或蒙面的裝扮等。

四、保護住民免於被忽視、剝削和虐待

JCI標準　住民有權利受到保護以免於被疏忽、剝削和虐待。

解讀與實務應用

　　機構的住民通常因疾病或老化而有某部分或全部的功能受損，導致部分或全部日常生活無法自理而必須依賴他人協助，使之成為易受傷害的群體，包括老年人、行動障礙者、昏迷和精神與情緒障礙者，以及其他無法保護自己或者是有徵兆須要協助的住民。

　　一般而言，被疏忽與剝削的住民，常有以下兩種可能：工作人員以及住民本身因素。工作人員主要是專業素養不足、知識與能力欠缺、工作態度不夠積極認真、個人因素等；住民因素可能是有昏迷或無法表達反抗

的狀況、較難照護、個人意見多、精神或認知功能受損、少數或弱勢群體等，都可能造成工作人員有意或無意疏忽或剝削他們的權益。至於虐待的類型則包括身體、言語、心理與精神、性虐待等，也有住民被控制或限制行為、財務的分配與使用等。儘管當地政府已經有相關的法律與規範予以保護，但是機構仍要有更進一步的積極作為，確保這些住民受到保護且安全。基於此，機構必須竭盡所能保護住民的安全，更要負起責任免於住民在照護與服務過程裡被疏忽、剝削和虐待。在實務上，機構應至少完成下列事項：

1. 建立制度確保住民免於被忽視、剝削和虐待：機構應建立制度規範並教育訓練工作人員，使其了解自己在這些流程中依據機構定義或者適用的法律和法規所應盡的職責，以確保住民在接受照護、治療或服務時免於受到被疏忽、剝削和虐待，免於生活在恐懼與遭受威脅的環境，尤其是要積極保護那些易受傷害的群體。因此，照護人員應評估住民狀況，以辨識哪些是年長、行動不便、昏迷、易受傷害族群，以及其他沒有能力保護自己的住民，並予以記錄和交班。除了上述提及被疏忽、剝削和虐待的情況之外，在地震、火災事件或某些情況下，某些住民（例如昏迷和精神與情緒障礙者）或許毫無反應或無法表達，但也是須要被保護的對象可能會被犧牲或不被提供服務，這些狀況機構的領導者們都必須事先制定規範和採用預防措施。

2. 評估違反保護住民的情況與人員：機構對於可能傷害住民的情況與人員，包含工作人員、訪客、廠商雇員和其他住民，都要能夠經過評估而加以辨識，採取預防措施，例如提供工作壓力紓解活動和心理諮商服務、設立監測機制、實施不定時的稽核、宣導違法罰則，預防這些情況的發生，以免讓住民遭受可能的疏忽、剝削和虐待。

3. 建立適當的監測機制：

(1) 對於住民位於寢室、隔離區、獨立空間或者未有監視錄影畫面的範圍，則要建立其他機制以監測住民是否遭受疏忽、剝削和虐待。

(2) 透過定期（例如每月）監測住民的生理表徵、審視工作人員照護與服務的紀錄或與住民進行安全性會談等，以確保住民免於遭受疏忽、剝削和虐待。

4. 工作人員明瞭保護住民之職責：

(1) 透過教育訓練讓工作人員了解機構保護住民的服務流程，工作人員在流程中扮演的角色與職責，並於個人崗位說明書之中載明。

(2) 透過宣導讓工作人員理解未盡到保護住民之責而會受到的處罰與違反的相關法令。

(3) 若有違反保護住民之責之情事，則依據相關法令（例如「老人福利法」）予以通報處理。

參考文獻

衛生福利部（2015）。老人福利法。（2018/03/07）取自：https://law.moj.gov.tw/Law/LawSearchResult.aspx?p=A&t=A1A2E1F1&k1=%E8%80%81%E4%BA%BA%E7%A6%8F%E5%88%A9%E6%B3%95

五、支持住民和家屬參與照護和服務決策的權利

JCI標準　機構支持並理解住民和家屬有權利參與照護和服務的流程。

機構應告知住民及家屬關於他們將如何獲知醫療情況和治療方案，以及他們如何參與和表達想要參與照護和服務決策的程度。

解讀與實務應用

「以人爲本」的機構照護理念（Kitwood, 1997; Koren, 2010）主張每位住民都是獨立自主的個體，有權利參與照護和服務的流程和決策，表達自我的想法與意願，若住民無法表達，則工作人員應邀請能夠遵循住民先前意願的家屬共同參與照護和服務的決定。

醫療照護決策之典範已由最早的「父權決策模式（paternalistic decision making model）」逐漸轉移成「共享決策模式（shared decision making model）」（Charles, Gafni, & Whelan, 1997）。在父權決策模式中，照護人員依據自身的片面觀點代爲決定住民的一切醫療照護決策，住民的價值觀和喜好未受到尊重。隨著知識和以人爲中心的照護理念之普及，共享決策模式主張住民的喜好和價值觀應在醫療照護決策過程中被重視，工作人員負責告知住民和家屬所有關於醫療照護和服務的實證資訊，提供住民和／或家屬所有可考量的選擇，住民和／或家屬提出個人的價值觀和喜好，再經彼此溝通和釐清每一種選擇的優缺點之後，共同擬定住民的醫療照護和服務的決策（Charles, Gafni, & Whelan, 1997, 1999; Elwyn et al., 2010; Hamann, 2014; Mariani, Engels, Koopmans, Chattat, Vernooij-Dassen, 2016; Yeatts, Shen, Yeatts, Solakoglu, & Seckin, 2016）。

在以住民爲中心的共享決策模式中，機構應讓住民和家屬參與照護和服務的整體流程，工作人員應以他們能夠理解的方法和語言，主動與他們溝通和討論，讓他們有權決定照護和服務、詢問關於照護和服務的問題、徵詢第二意見，以及拒絕／停止照護和服務。在實務上，機構應至少完成下列事項：

1. 支持和促進住民和家屬參與照護和服務流程：機構應由管理階層、臨床工作人員以及其他人員合作建立作業方法並進行宣導（例如張貼宣導海報及提供住民權利和義務說明手冊），以支持和促進住民和家屬（尊重

住民的意願）有權參與照護和服務的整體流程。

2. **讓住民和家屬參與照護和服務的決策**：工作人員應依據機構的作業規範，主動邀請住民和家屬共同討論並擬定照護計畫。在這共享決策的過程中，機構的作業規範應明定工作人員、住民與家屬所扮演的角色與職責，分別應盡的權利與義務，並讓住民與家屬充分感受到尊重與支持。於決策的過程中工作人員應提供足夠的實證資訊，以住民和家屬能夠理解的方法和語言進行解說，並鼓勵住民和家屬提出的意見與看法。機構應在其作業辦法中應載明工作人員須落實執行的事項，至少包括：

(1) 依據住民評估的結果，提供目前住民的健康、疾病狀況與確診診斷之相關實證資訊。

(2) 告知住民和家屬照護團隊所擬定的照護和服務計畫內容；例如：照護團隊將住民個別化的照護和服務內容匯整成一份「住民照護計畫說明書」，由護理長、主責護理人員和／或其他照護團隊成員向住民和家屬說明。

(3) 詢問住民和家屬想要得到或拒絕接受的照護和服務以及特殊要求與限制；並告知住民所有照護和服務的預期和非預期結果、替代性的選擇方案、不接受規劃的照護和服務對於生活和健康狀況可能產生的後果。

(4) 允許住民和家屬提問：主動告知和鼓勵住民和家屬針對不理解之處提出疑問，並應詳加解說，提供輔助住民決策的實證資訊和工具（Stacey et al., 2014），例如宣傳手冊、舉辦講座或討論會。

(5) 告知住民可視需要徵詢第二意見：獲知住民和家屬想徵詢第二意見時，應主動為其引薦機構內或機構外的意見徵詢資源，不可隱瞞，迅速提供關於住民情況的適當資料給被徵詢者參考，同時告知住民不必擔心其照護和服務的權益會因此而受到影響，並應將徵詢的結

果記載於住民紀錄。

(6) 讓住民和家屬了解須取得他們同意的流程：基於住民的安全和權利，經過訓練合格的工作人員應按照機構規定的照護和服務項目（例如約束）以及作業規範（內容詳見獲取知情同意的章節解說），以住民和家屬能夠理解的方法和語言，告知他們在執行這些照護和服務前他們有行使知情同意的權利以及如何獲得其同意的作業流程。例如：受過訓練的護理人員以說明書或衛教影片進行解說，確認住民和／或家屬理解之後，再請住民和／或家屬簽立知情同意書，並記載於住民紀錄。

(7) 告知住民和家屬有權決定參與決策的範圍和程度：工作人員應主動告之住民與家屬，他們有權利依照期望的範圍決定照護和服務決策的參與程度；雖然有些住民可能未必想知道個人的健康狀況或疾病診斷，或者不想或無法參與關於自己的照護和服務決策，但是工作人員仍應依照機構作業規範主動告知他們有此種參與的機會與權利，並且告知他們若不想親自參與，也有權利可以選擇一位家庭成員、朋友或代理人員來參與決策。若住民無法或不想參與決策，應告知住民和／或家屬可由委任代理者參與決策。

(8) 讓住民和家屬參與轉介或辦理遷出的決策：當機構礙於成立宗旨、服務範圍以及當地法令規範等限制，無法再滿足住民的照護和服務需求時，工作人員應依據機構的既定作業辦法和規範（內容詳見轉診和遷出的章節解說），要啟動轉介或轉出的流程之前，必須與住民和家屬充分溝通和討論，依據其意願以及遵守住民最佳利益為原則，讓他們可參與決策流程。

3. 透過教育訓練使工作人員理解職責與作業方法：以住民為中心的共享決策模式對於機構的工作人員而言，在理念和施行兩方面都有些挑戰和障

礙；為支持並促進住民和／或家屬參與照護和服務的整體流程，機構除了訂立作業準則和方法之外，應在新進和在職人員的年度教育訓練計畫之中安排這方面的課程，以使工作人員明瞭在此決策流程中個人應扮演的角色與承擔的職責，並知道如何積極的支持與作為，例如於機構明顯處張貼住民和家屬有參與照護和服務決策的權利、採用模型／圖片輔助住民決策。值得注意的是，在住民和／或家屬參與共享決策過程中，影響雙方共識的因素，除工作人員的溝通技巧外，還須考量住民和家屬的健康識能（health literacy；獲得、了解、評判以及應用健康資訊的知識、動機以及能力）（Nutbeam, 2008），因此機構也應提供工作人員關於這方面的知識以及提升的方法，以促進決策的品質和速度。綜合前述，教育訓練內容可以是（但不限於）：共享決策的作業規範、如何使用住民決策輔助工具、如何評估和提升住民的健康識能、溝通的技巧與藝術等。

參考文獻

Charles, C., Gafni, A., & Whelan, T. (1997). Shared decision making in the medical encounter: what does it mean? (or it takes at least two to tango). Social Science and Medicine, 44 (5), 681-92.

Charles, C., Gafni, A., & Whelan, T. (1999). Decision-making in the physician-patient encounter: revisiting the shared treatment decision-making model. Social Science and Medicine, 49(5), 651-661.

Elwyn, G., Edwards, A., Mowle, S., Wensing, M., Wilkinson, C., Kinnersley, P. & Grol, R. (2010). Implementing shared decision making in the NHS. British Medicine Journal, 341, 971-973.

Hamann, D.J. (2014). Does empowering resident families or nursing home employees in decision making improve service quality? Journal of Applied Psychology, 33, 603-623.

Kitwood, T. (1997). Dementia reconsidered: The person comes first. Buckingham, UK: Open University Press.

Koren, M.J. (2010). Person-centered care for nursing home residents: The culture-change movement. Health Affairs, 29(2), 312-317.

Lewis-Barned, N. (2016). Shared decision making and support for self-management: a rationale for change. Future Hospital Journal, 3(2), 117-120.

Mariani, E., Engels, Y., Koopmans, R., Chattat, R., Vernooij-Dassen, M. (2016). Shared decision-making on a 'life-and-care plan' in long-term care facilities: research protocol. Nursing Open, 3(3), 179-187.

Nutbeam, D. (2008). The evolving concept of health literacy. Social Science and Medicine, 67(12), 2072-2078.

Stacey, D., Lėgarė, F., Col, N.F., Bennett, C.L., Barry, M.J., Eden, K.B., Holmes-Rovner, M., Llewellyn-Thomas, H., Lyddiatt, A., Thomson, R., Trevena, L., & Wu, J.H. (2104). Decision aids for people facing health treatment or screening decisions. Cochrane Database System Review (1), CD001431.

Yeatts, D.E., Shen, Y., Yeatts, P.E., Solakoglu, O., & Seckin, G. (2016). Shared Decision-Making in Nursing Homes: Factors Associated with the Empowerment of Direct Care Workers. Journal of Aging and Health, 28(4), 621-643.

JCI標準　機構告知住民及家屬有拒絕或終止治療的權利和責任。

機構應尊重住民拒絕急救和放棄或停止維持生命治療的願望和

選擇。

解讀與實務應用

　　現今的健康照護體系是尊重人有自我決定的權利，決定自己用何方式生活、在生命危急時接受或拒絕何種生存方式。當住民入住機構時，照護團隊就應該與其充分討論並告知住民及家屬有拒絕或終止醫療照護的權利和責任；其中關於拒絕急救和放棄或停止維持生命治療的決策是住民、家屬、醫療照護人員以及機構所面臨的最困難的決策之一。

　　機構的住民何時面臨生死存亡的交戰任誰都無法預料；或許在當地的社會文化仍舊忌諱談論生死的話題、被認為觸霉頭，儘管如此，機構還是須要事先為做出這樣困難的決策制定因應處理的運作架構和作業辦法，以利住民、家屬、醫療照護人員以及機構面臨時有抉擇的依據，並指引工作人員配合住民或其決策代理人行使拒絕權。這是項艱難的課題，必須讓住民充分了解相關的細節與實際操作狀況，再讓住民針對疑問之處釐清，最後要尊重住民的期望與決定。

　　在實務上，機構用以指引此列決策的運作架構和機制應至少包含下列事項：

1. 確認機構和照護人員的立場：因應住民或其決策代理人可能會決定拒絕實施照護團隊擬定的某些醫療照護，或在開始後中途終止，機構應確保自身立場符合當地公眾的宗教和文化習俗以及任何法令的規定，例如病人自主權利法（衛生福利部，2016）、安寧緩和醫療條例和施行細則（衛生福利部，2013，2014），尤其當法律有關急救的規定不符合住民意願時。

2. 制定作業辦法：機構在明確自身的立場之後，為確保與住民意願相關的決策流程在機構內被工作人員一致地落實執行，應召開跨專業人員討論

會，聽取各方意見，遵循法令要求，制定相關的制度規範，以確認所有人員的各項義務和責任，以及如何將相關過程記載於住民紀錄中；例如「住民權利和責任作業辦法」、「不施行心肺復甦術（DNR）簽署作業辦法」、「住民臨終照護及意願徵詢作業辦法」、「紀錄寫作指引與管理辦法」。這些制度規範應反映當地的法律和法規以及機構所服務的社區與個別住民的文化習俗，並能指引工作人員在遵循倫理和法律的前提下滿足住民或其決策代理人的意願，並規範工作人員須與其詳細討論和提供必要的諮詢，且必須記載於住民紀錄中，因為這決策不僅與住民的安全和照護持續性有關，也涉及醫療照護倫理、當地的法律、文化習俗和宗教信仰。

3. 執行要點：為了尊重住民有權拒絕預計的或執行中的醫療照護和服務，住民在入住機構時就必須被告知，當有住民健康遭受威脅或面臨緊急狀況時，機構的立場和處理的方式；同時，向住民確認或依據法律規定，哪些人可以在住民無法決定時，能代替其決定。機構應要求工作人員在住民入住時就主動告知、提供說明文件和予以記錄，包含：

(1) 告知住民及家屬有拒絕和終止治療的權利；

(2) 告知住民他們所做決定的後果；

(3) 告知住民及家屬做出這些決定應承擔的責任；

(4) 告知住民可供選擇的替代照護和服務或治療方案；

(5) 告知住民及家屬決定的內容在照護和服務期間，仍可隨時依據程序加以修訂。

雖然，住民擁有絕對自主權來表達拒絕急救和放棄或停止維持生命治療的願望和選擇；但是這是負責任的自主，建立在住民、家屬、醫療團隊以及機構工作人員彼此信任關係的基礎上，須要經過多方充分理解與討論之後為之，是個重要且嚴肅的議題須要被認真面對；以免面臨住民狀況突

然改變無法表達個人意願時，反而會增加許多困擾與遺憾。工作人員應要掌握適當時機在隱私的環境與其會談。若有必要或依據法令要求，可請住民簽署相關意願書；例如當住民及家屬經過理解且基於自由意願下，決定拒絕和終止治療時應該在相關文件上簽名（例如預立安寧緩和醫療暨維生醫療抉擇意願書）（安寧照顧基金會，2014），並保存之。

參考文獻

財團法人中華民國（臺灣）安寧照顧基金會（2014）。預立安寧緩和醫療暨維生醫療抉擇意願書。（2018/03/02）取自：http://hospice.org.tw/2009/chinese/supply-3-3.php

衛生福利部（2013）。安寧緩和醫療條例。（2018/03/03）取自：https://law.moj.gov.tw/Law/LawSearchResult.aspx?p=A&t=A1A2E1F1&k1=%E5%AE%89%E5%AF%A7%E7%B7%A9%E5%92%8C%E9%86%AB%E7%99%82%E6%A2%9D%E4%BE%8B

衛生福利部（2015）。安寧緩和醫療條例施行細則。（2018/03/03）取自：https://law.moj.gov.tw/Law/LawSearchResult.aspx?p=A&t=A1A2E1F1&k1=%E5%AE%89%E5%AF%A7%E7%B7%A9%E5%92%8C%E9%86%AB%E7%99%82%E6%A2%9D%E4%BE%8B

衛生福利部（2016）。病人自主權利法。（2018/03/02）取自：https://law.moj.gov.tw/Law/LawSearchResult.aspx?p=A&t=A1A2E1F1&k1=%E7%97%85%E4%BA%BA%E8%87%AA%E4%B8%BB%E6%AC%8A%E5%88%A9%E6%B3%95

JCI標準　機構須有告知住民和家屬機構受理關於照護和服務的抱怨、衝突和意見歧異之流程，以及住民參與這些流程的權利。

解讀與實務應用

　　當住民和家屬尋求長期照護和服務協助時，所期盼得到的是安撫、希望與解脫，當他們的需求未得到滿足或意願不被接受時，即很有可能針對照護和服務過程中不滿意之處進行抱怨／提出申訴、與機構／照護人員產生衝突。機構和住民、家屬或其他的決策者可能會在醫療照護過程中遇到起源於可及性、治療、遷出等問題，甚或可能涉及到住民拒絕復甦搶救、放棄或停止維持生命治療等決策難題；有時由於照護人員與住民和家屬在專業醫療照護知識的基礎上已有資訊不對等的情況，若再加上彼此有訊息無法清楚的表達或有效傳遞、或是彼此無法建立信賴關係時，則容易造成誤解、意見分歧或衝突，進而產生抱怨或衍伸出爭議事件。

　　基於以人爲本和持續改善的理念，機構應一方面尊重住民和家屬有權對照護和服務進行抱怨，且有權要求機構受理、回應並解決這種抱怨，另一方面將他們的抱怨以及其他回饋視爲有助於改善服務的有價值資訊。因此，機構應建立抱怨、衝突和意見歧異的改善機制，制定住民及家屬的抱怨及申訴流程，以讓這些照護和服務上的難題和抱怨能取得合理的表達和解決方案。申訴抱怨的政策目的是讓住民及家屬明白機構在處理該等投訴時所採取的標準政策，使其對機構如何處理他們的意見有基本的認識及實際的期望，故必須持續進行，以維護機構服務品質。基於PDCA循環的品管原理，制度須能支持持續性的執行，在實務上，機構應至少完成下列事項：

1. 住民及家屬於一入住機構時即應被告知其抱怨、衝突、意見歧異的受理流程。機構必須於住民入住時清楚告知家屬及住民有關機構的抱怨及申訴作業辦法和流程，並應於機構明顯處張貼此申訴或抱怨流程，且易於閱讀，如有任何問題便可以迅速從多方面聯絡管道與機構取得聯繫。

2. 制定收集／調查住民和家屬的抱怨、衝突和意見歧異之作業辦法。當機構工作人員接獲住民或家屬的申訴案件時，應立即與住民或家屬連絡，

了解狀況原委，必要時得成立公開調查小組，予以妥適處理，並將其調查及處理情形回報機構主管，以利即時追蹤案件進度回覆住民或家屬。值得注意的是，較年老的住民（特別是那些有特殊需求的住民）、表達能力受限或溝通障礙之住民／照顧者（例如：聽力障礙、閱讀和識字的限制者），可能會因為不會使用設施或書寫而較不願意或不能表達抱怨，機構須要設計不同的流程／方法讓其亦可表達抱怨或申訴。另外，除了收集抱怨的資訊，機構亦可主動定期進行滿意度調查，讓住民和家屬能有機會評估機構各層面的照護和服務品質。

3. 在照護和服務過程中產生的抱怨、衝突和意見歧異須透過改善機制予以處理和解決。機構應培訓工作人員，以利解析住民或家屬投訴抱怨背後的原因和動機，分析其真正目的，應用實用的流程模式和話術範例，掌握住民及家屬抱怨或申訴處理之技巧，並且正確擬定解決辦法，實際處理解決在照護過程中產生的抱怨、衝突和意見歧異。

4. 機構之抱怨／申訴處理作業必須開放讓住民和家屬可以參與其解決的流程，這樣的參與能夠讓抱怨及申訴的處理更加透明化，讓住民和／或家屬得以評估並看到機構服務的品質。

　　以某機構為例，除了在「住民權利和義務作業辦法」中，明定工作人員應尊重和於入住時告知住民和家屬有權提出抱怨之外，品管部門制定「住民抱怨處理和改善作業辦法」，規範關於抱怨／申訴事件的收集、處理、分析和改善的作業規範，並確認各部門的分工權責。該機構設置多元化的途徑收集關於住民和家屬抱怨及其他回饋資訊，例如：客服中心免費申訴電話、機構網站申訴E-Mail、院長信箱、品管專員現場訪查等。

　　當品管部門收到抱怨／申訴信息後，立即登錄並成立專案，於時限內完成事件現場調查、事發單位主管訪談和了解處理情形、通報院長／機構負責人、啟動原因分析和擬定改善措施。此外，品管專員每季進行一次

住民和家屬滿意度調查，讓住民和家屬有系統地評估機構各個層面照護和服務的品質表現，再比較前期數據和分析最近四季的趨勢，針對異常的照護和服務之品質表現進行分析和改善。品管部門每月匯總抱怨事件處理和改善情形，每季於機構品質和住民安全管理委員會報告抱怨事件的改善成效、上一季滿意度的評估與改善事項。

JCI標準　機構須允許住民和／或家屬共同開會，討論機構所提供之住民關懷和服務有關的重要問題。

解讀與實務應用

　　任何照護和服務的提供與操作，都會受到工作人員對該服務理念與價值的理解而有所差異；換言之，工作人員直接影響照護和服務的提供方式與品質。由於機構照護和服務的提供，牽涉到失能者、家屬、工作人員等，基於共享決策的原理和作用，機構與其住民和家屬若能對照護和服務理念與相關議題上多有交流，並建立共識，將會使得照護和服務更有共識，讓住民和家屬感受到更佳的品質。因此，機構應支持住民和家屬有權利參與那些會影響他們在機構內生活之各項政策決策的會議，住民或家屬如果想了解照護事項或是有關機構服務之相關問題，亦可提出會議的要求，與照護團隊在正式的場合進行面對面的溝通。在實務方面，機構應至少完成下列事項：

1. 讓住民們能夠聚會，以表達和解決其所關注的事項和問題。機構應協助住民和家屬舉辦聚會和/或參與機構的會議，讓其得以聚在一起表達對照護的想法、意見，並解決其所關注的服務事項或問題，例如：生活公約的擬定、探訪時間的限制等。

2. 住民和家屬應被通知和邀請參加會議與分享看法。所有機構的住民都應被鼓勵參與前述的這類聚會，共同分享和關心機構照護和服務的事項，

因此，機構必須確認每位機構住民都收到會議通知或邀請函，並可由專
人聯絡、提醒和鼓勵住民出席。

3. 當住民無法參與團體會議或討論時，其家屬成員或監護人可以代表住民
出席，表達意見。尤其是當住民不能或無意願參與會議時，機構應設計
流程邀請家屬或監護人參與會議和提供建議。

JCI標準　機構須以住民能夠理解的方式，告知所有住民他們應有的權利
和責任。

解讀與實務應用

機構所提供的服務、治療方案及費用等都必須以公開、透明、及
時，且以住民能理解的方式（如語言或格式）告知。在接受照護和服務
時，住民可能常會感到困惑和恐懼，認為自己只是接受照護者，這將使他
們很難行使其權利，同時也很難理解在照護過程中自己應有的責任。當書
面溝通無效或不適宜時，要以住民與家屬能夠理解的方式告知他們應有的
權利和責任。

因此，為了增進住民和家屬理解住民的權利和責任以及提升照護品質
和安全，在實務上機構應至少完成下列事項：

1. **提供書寫形式的資訊**：為了讓住民與家屬能隨時隨地閱讀關於住民權利
和責任的資訊，機構應以紙本或電子格式載明這些資訊，並在住民入住
機構時，就由工作人員提供給住民和家屬這份聲明文件。

2. **以住民理解的方式和語言編撰資訊**：為了促進住民和家屬對於住民權利
和責任的理解，在規劃前述的聲明文件時，必須符合住民的年齡、理解
能力和語言。以中部某機構為例，因為住民多為視力退化的老年者、
不了解醫療照護的專業術語、其照顧者許多是來自越南和印尼的外籍人
士，因此機構特地製作字體放大、以一般民眾能理解的淺顯字句撰寫、

並有越南文和印尼文翻譯的「住民權利和責任」聲明文件，同時可提供紙本和電子格式，因此可於自己的手機、平板或電腦隨時隨地閱讀。

3. 建立輔助書寫溝通形式的方法：書寫溝通的形式並不適用於視障或文字理解力較差的住民和家屬／照顧者，或者無法以文字充分地表達；因此，當書寫溝通形式無效或不適宜時，機構應有因應方法，用以告知住民他們應有的權利和責任。這些方法常見的有專人口頭解說、製作多媒體影片或錄音檔案、使用模型和圖片輔助等（Wilson, Racine, Tekieli, & Williams, 2003）。

參考文獻

Wilson, F.L., Racine, E., Tekieli, V., & Williams, B. (2003). Literary, readability and cultural barriers: critical factors to consider when educating older African American about anticoagulation therapy. Journal of Clinical Nursing, 12(2), 275-282.

六、獲取知情同意

JCI標準 按照機構規定的流程，由受過訓練的工作人員取得住民的知情同意書。

解讀與實務應用

在以人為本的共享決策之照護模式中，機構應尊重住民，使其享有知情同意（informed consent）的權利。此處知情同意係指住民／法定代理人被告知，完全了解後的自願遵從或應允，是一種對住民自主權的尊重，也是尊重自主原則的應用，包括知情和同意兩類相互關聯的作業以及三大要素：(1)告知（disclosure）：醫護人員以住民可以理解的方式與語言或

其他表達方式，提供足夠、適宜且可理解的資訊，例如：住民健康狀況解說、疾病診斷、提議的診療照護、由各項相關檢查或治療之利弊得失、風險到其他可替代之方案；(2)行使同意的決定能力（capacity）：住民具有足夠的理解與判斷能力；(3)自願（voluntariness）：住民不受身體約束、心理威脅及資訊操控，而自願性的作成決定（Beauchamp & Childress, 1994; Moore, Savage, Lucy, & Savage, 2002）。

　　機構告知和支持住民享有知情同意權，就是顯現住民參與照護決策的一個主要方式。知情同意可在照護流程中的某些特定時間點取得，例如：在住民入住接受照護時、在進行某些高風險的處置或治療前、或者在同意決策中隱含倫理道德議題時，機構即須取得住民的同意。機構的住民及家屬應被清楚告知，在照護的過程中有哪些檢驗、照護處置和治療必須取得其同意，以及住民和家屬可以用什麼方式表示同意（例如：簽署知情同意書、口頭同意等）。除此之外，機構也應該讓住民及家屬了解，除了住民本人之外，還有哪些人可以表達同意權。機構應依據法令和實務運作需要，制定作業規範和流程，指引工作人員在照護過程中依據規範獲取住民的知情同意。在實務上，機構應至少完成下列事項：

1. 確立必須取得住民同意的照護處置和治療項目：機構照護團隊應依據法令（例如醫療法第63條、第64條、第79條、第81條、養護（長期照護）定型化契約第12條），清楚列出住民在提供長期照護過程中，有哪些照護處置和治療項目必須事先獲得住民的知情同意，當住民不同意或在尚未簽署之前，照護人員不得違規執行。雖然知情同意是相當重要的住民權益之一，但並非所有的治療和照護處置都須徵詢住民特定的或個別的同意。以某機構為例，其選列的主要原則是針對法令規範、高風險、易出錯、存在倫理議題或其他照護人員認為有須要的診療照護，例如：手術、麻醉、中度和重度鎮靜、磁振造影檢查和使用對比劑、約束。具決

定能力的住民／法定代理人在自願且未受強迫的情形下，有權放棄知情同意權，或拒絕照護團隊提議的診療照護項目，即使這麼做可能造成永久的生理傷害或死亡；醫療照護人員應尊重其拒絕診療照護的決定。

2. **制定取得知情同意的明確作業流程**：機構制定的作業流程應能指引工作人員正確地、以住民／法定代理人能理解的語言和方法，完成告知、理解和有效同意的作業。以某醫院附設機構為例，其作業流程簡述如下：(1)在執行之前選擇適當場合（例如：確保隱私的會談室）；(2)以適當的語言和方法充分告知住民或法定代理人知情同意書內容（例如：利益與風險）；(3)採行方法（例如：回覆示教）確認住民已理解之後，始得由執行人員和住民／法定代理人在同意書上親筆簽名並載明日期；(4)最後將之置放於住民紀錄的規定位置。

3. **規劃知情同意的基本內容和形式**：設計有效的知情同意內容，應先評估下列住民之有關事項，主要包含：需求評估、價值觀和信仰、教育程度和語言、情緒障礙、身體及認知限制、學習動機。至於知情同意書的基本項目請詳見下一條標準的解說。有些機構的特約合作醫院在住民前往首次門診或住院治療時，都會在看診或辦理住院之前徵詢住民對診療照護簽署常規同意書（而不僅僅依靠默許同意），此時工作人員要告知住民有關常規同意的適用範圍，例如：接受常規的身體診察亦包含在常規同意書之中（詳見下列實例）。因為有多個因素會影響住民對於同意書內容的理解度，例如：住民的焦慮狀態、教育程度、同意書內容的性質、多寡以及辭意清晰度、內容的可讀性等（Silva & Sorrell, 1984），因此，真正有意義且以幫助住民為基礎點的同意書內容設計原則至少應包括：(1)完整的資訊；(2)其內容應通俗可理解、簡單、明瞭且直接；並避免過於專業的詞彙；(3)針對特殊個案提供個別化之書面或視聽資料並予以個別解釋。

4. **教育訓練和指定合格人員執行知情同意的作業**：為確保獲得住民或家屬同意的執行過程是一致且正確的，機構應安排教育訓練課程，選擇和培訓適合執行知情同意作業的工作人員。Mattiasson和Andersson（1995）指出，較高教育程度和較高職級的護理人員會較為重視住民自己做決定的權利，而年紀較長與較資深的護理人員也比較能因應住民自主和權利的相關倫理議題，因此，選擇並培訓相關人員執行此任務是相當重要的。此外，獲得住民／法定代理人的知情同意的先決條件是「知情」，工作人員應被培訓如何評估克服住民／法定代理人的溝通和理解障礙，例如：語言、文化，或健康識能（Daddy & Clegg, 2001; Duffin, 2001），以利確保住民／法定代理人已然「知情」。因此，培訓的方針是為了使機構指定的工作人員知曉哪些照護處置、治療和服務必須事先徵得住民的同意、何者有資格可以針對住民和家屬執行知情同意的作業、如何正確地以住民／法定代理人能理解的語言和方法執行有關於告知、取得和記載住民的知情同意之作業，以及住民可以用什麼形式給予同意或不同意的簽署（例如：簽署知情同意書、當面口頭錄音同意，或透過某些其他方式）。

　　以某醫院附設機構為例，機構的照護人員和醫院的醫師和護理師組成小組，依據當地法令、高風險項目、存在倫理議題項目、評鑑標準要求，以及診療照護實務需求，確認醫療照護過程中必須收集且須獲得住民同意的資訊和項目，將知情同意的簽署文件分為兩類，分別為「常規知情同意書」和「特定知情同意書」，並依法採取簽署知情同意書、當面口頭錄音或錄影同意、電話錄音同意等三種形式；後面兩種同意形式只有在簽署知情同意書不可行的情況下，始得為之。

　　「常規知情同意書」適用於所有入住機構的住民所，只要簽署一次就好；工作人員告知住民關於常規同意內容的事項，例如：提供個人資訊、

接受常規的身體診察、檢驗、檢查、照護和服務、遵守入住生活規定、配合照護團隊人員指示、配合教學活動等；同時告知住民和家屬機構將如何確保這些個人隱私資料的保密措施和責任。若住民未簽署「常規知情同意書」，仍須將同意書收回，載明住民未簽署。

「特定知情同意書」適用於接受手術、侵入性檢查或治療、麻醉、輸血、使用血製品、約束以及其他被認定具高風險的治療處置之住民。「特定知情同意書」由負責提供住民所須醫療照護項目的醫療照護人員向住民和家屬說明此項目之效益、風險、必要性、進行方式、成功的可能性、不接受此項目可能導致對健康狀況的影響，並同時提供其他選擇方案和必要諮詢；在取得知情同意簽署後，將同意書歸入住民紀錄的規定位置，例如：將〈不施行心肺復甦術（Dot Not Resuscitate）同意書〉置放在住民臨床紀錄首頁之後。

參考文獻

Beauchamp, T.L. & Childress, J.F. (1994). Respect for autonomy. In: Principles of Biomedical Ethics (4th ed, pp. 121- 187). New York: Oxford University Press.

Daddy, J., & Clegg, A. (2001). Cultural sensitivity: a practical approach to improving services. Nursing Standard, 15 (33), 39-40.

Duffin, C. (2001). Language barriers may be a threat to informed consent. Nursing Standard, 16(7), 8.

Mattiasson, A. C. & Andersson, L. (1995). Moral reasoning among professional caregivers in nursing homes. West Journal of Nursing Research, 17(3), 277-291.

Moore, L., Savage, J., Lucy, M., & Savage, J. (2002). Participant observation, informed consent and ethical approval. Nurse Researcher, 9(4), 58-62.

Silva, M.C. & Sorrell, J.M. (1984). Factors influencing comprehension of information for informed consent: ethical implications for nursing research. International Journal of Nursing Studies, 21(4), 233-240.

JCI標準　住民及家屬能獲知有關疾病、治療計畫和醫療照護人員的充分資訊，以便可以對其照護和服務內容做出決定。

解讀與實務應用

　　為促進住民／法定代理人能充分理解、思考而參與住民有關診療照護之決策，機構照護團隊應針對住民實施某些檢查、治療、手術，甚或研究等之時，以住民／法定代理人能理解之用辭，詳細說明必要及重要的資料或訊息，解釋任何有關照護的建議或服務計畫，充分溝通後獲得同意，才是真正的「知情同意」。在實務上，機構應至少完成下列事項：

1. 告知住民的訊息內容：基於當地法令規範以及利他行善和無傷害的原則，一般說來，機構照護人員所應提供的訊息應包括：

　(1) 住民的狀況：包括住民的病情、治療方針、處置、用藥、預後情形及不良反應等。

　(2) 建議的照護和服務：專業人員（醫師、護理人員、藥師、復健治療師、營養師和其他醫事人員等）建議的照護步驟、內容、可能涉及的風險、目前可能期待的結果等。

　(3) 提供照護和服務的人員姓名：在照護處置或治療由醫師或其他照護人員指示進行時，住民應被告知所有會提供其照護、會與其接觸的工作人員之姓名。

　(4) 照護服務可能的益處和缺點。

(5) 其他可供選擇的方案：指是否還有其他替代的治療或照護方法。

(6) 成功的可能性。

(7) 有關恢復期可能出現的問題。

(8) 不進行治療可能產生的結果。

2. 告知住民關於診療照護和服務將由何人負責和何時執行的資訊：住民有權利知道負責其診療照護和服務的醫師或其他照護人員的姓名、何時將由醫師或其他照護人員指示進行、以及何者被授權提供診療照護和服務。機構可在住民床頭或在寢室門口設置照護人員姓名的名牌抽放區，名牌上也可加入照護工作人員的照片，以利住民和家屬辨識。另外，機構可要求工作人員在徵詢住民同意的過程中，主動告知住民和家屬這些資訊。

3. 制定流程以回應住民想獲知負責其診療照護人員之更多資訊：住民有時會質疑或關心其主要診療照護人員的訓練和經驗、在機構的資歷等額外訊息。因此，機構必須制定相關的規範或流程，使其既可回應住民之要求，亦可保障工作人員個人的隱私權。

JCI標準 如由他人，而非住民本人授予同意權時，機構應依據現行的法律和文化習俗制定相對應的流程。

解讀與實務應用

「知情同意」成立所須的三個基本因素之一爲決定能力，決定能力是指住民/法定代理人了解有關照護處置和治療決定之相關訊息，以及做某一決定或不做決定時其合理預見後果的能力。由於機構照顧的住民多爲「易受傷害者」，也就是說其多爲欠缺能力行使知情同意、無法保護自身權益者，或是在理解力或意願上可能受到限制的人。因此，同意權的行使有時就須要住民以外的人（或除了住民之外還須要其他人）參與關於住民

照護的決策，特別是當住民在精神上或身體上沒有能力爲其照護做出決定時（例如：失智者、智能障礙者），或當文化或習俗要求由他人代其照護作決定（Clegg, 2003；楊、封，2008），或當住民是一個兒童時（如果符合機構的服務範圍）。

　　當照護人員經過評估後確認住民不能就其照護做決定時，則必須確認其決策代理人，此決策代理人應被記載於住民的紀錄中備查；雖然在法理上而言，有同意能力的住民或者其家屬均可行使知情同意權，但值得特別注意的是，對於有同意能力的住民而言，其本人所作的同意表示才具有法律效力；只有在某些特殊的情形下，住民家屬才可以代爲簽署知情同意書或者代行知情同意權。在實務上，機構應至少完成下列事項：

1. 制定須由代理人而非住民本人授予知情同意的制度：機構應依據法律規範（例如：醫療法第63條、安寧緩和醫療條例第7條之二）和尊重當地的文化和習俗，針對住民因決策能力（法律上稱之爲行爲能力和意思能力）受損而須由其他人代理行使同意權的情況制定作業辦法，並於此作業辦法中定義由他人代理行使同意權的情況、判定住民是否具有行使同意權的決策能力之標準、確認住民的法定代理人之優先順序。雖然住民可能沒有能力針對重大事項做出決策，例如：持續或終止治療，但是機構仍應允許住民在有限的決策能力下，對較不關鍵的事項做出選擇，例如：與膳食、衣著等有關的選擇。

2. 確認住民的法定代理人：如果住民缺乏決策能力或可能在未來缺乏決策能力時，應確認其決策代理人。機構必須確認當住民無法執行決策能力時的各項照護之決策代理人，並將之清楚記載於住民紀錄。一般擁有法定權力來代理失能住民下決定的決策代理人有幾種類型：

(1) 住民指定的代理人：透過全權代理的授權書。

(2) 司法指定的代理人：由法官指定，即稱爲「法院指定的監護人」。

(3) 根據法律條文指定的代理人：依優先順序排列的家庭成員及其他人士，通常是依配偶、成年子女、父母、兄弟姊妹、祖父母的順序，被授權做出醫療照護決定，以幫助失能住民。以安寧緩和醫療條例（第7條之二）對無決定能力者之最近親屬代理同意的優先順序之規定爲例，其行使同意權的代理人依序爲：配偶、成年子女、孫子女、父母、兄弟姐妹、祖父母、曾祖父母、曾孫子女或三親等旁系血親、一親等直系姻親；若最近親屬意思表示不一致時，則依該款先後定其順序。

3. 定期評估住民的決策能力：住民的決策能力可能受疾病、受傷（傷害）、用藥、失智或其他因素的影響，其決策能力可能會暫時或永久地受到損傷；所以，機構應有定期評估住民決策能力的機制。至於下次再評估之時間和須間距上次的評估多少時間，目前並沒有一定的規範和標準，端視住民是否有改變而定，一般建議至少三個月複評一次。

參考文獻

Clegg, A. (2003). Older south Asian patient and carer perceptions of culturally sensitive care in a community hospital setting. *Journal of Clinical Nursing*, 12(2), 283-290

楊同衛、封展旗（2008）。知情同意的權利主體：儒家倫理視角下的考察。中外醫學哲學，6(1)，17-28

衛生福利部（2013）。安寧緩和醫療條例。（2018/04/09）取自：http://law.moj.gov.tw/LawClass/LawAll.aspx?PCode=L0020066

衛生福利部（2018）。醫療法。（2018/04/09）取自：http://law.moj.gov.tw/LawClass/LawAll.aspx?PCode=L0020021

JCI標準 機構告知住民及家屬關於如何參與以人體爲對象的臨床研究、調查或臨床試驗。

解讀與實務應用

在長期照護領域發展的過程中，臨床研究、調查或臨床試驗（下列簡稱臨床研究）占了極爲重要的地位。因爲有臨床研究才能確立新的治療或概念的成效，進而改善照護品質。依據法令，臨床研究計畫是以人體爲研究對象，須要經過研究倫理委員會（Institutional Review Board, IRB）針對臨床研究計畫進行審查，以確定計畫主持人會充分告知研究對象有關臨床研究計畫的過程，也會確保研究對象參與這些臨床研究計畫的各項權益保障，以便研究對象在完全知情的情況下，選擇參與或不參與研究計畫。當然，在參與研究的過程中，研究對象有任何不清楚之處，也應該隨時詢問研究人員（蔡甫昌，2010）。

由於臨床研究的研究對象須承擔身體、心理、社會上的風險，因此在進行試驗前必須受到較多的規範，以保障研究對象的安全。例如研究計畫對於參與研究者可能造成的風險有哪些？有些風險是屬於身體上的疼痛、不適，有些則帶來心理上的不舒服，有些甚至對於研究對象的社會及經濟方面造成影響，都要確保這些風險帶來的傷害已經盡力降到最低。

依據當地法令，例如「人體研究倫理審查委員會組織及運作管理辦法」（衛生福利部，2012，2017），臨床研究計畫經過機構設立的人體研究委員會或研究計畫管理小組審查通過後，研究計畫主持人得向機構申請執行研究計畫案，再按研究計畫類型依據法令送衛生主管理機關審核，通過後始得進行。若機構依據法令有可進行或者住民有意願參與以住民爲對象的臨床研究、調查或臨床試驗，應至少依循以下事項：

1. 確認合適的住民及家屬並告知他們如何參與：機構同意計畫主持人在該

機構執行研究計畫前，須要清楚確認研究計畫的：(1)研究對象的必要條件及排除研究對象的條件為何？(2)機構是否有合適收為研究對象的住民及家屬。進而要求計畫主持人向住民及家屬解釋收案目的、收案條件及排除條件，並告知研究對象參與研究權利義務、預期的益處；可能的不適和風險等。在研究對象完全了解後，須正式簽署一份經人體研究委員會／研究計畫管理小組審查通過之「知情同意書」。

2. **參與的住民被告知預期的益處**：計畫主持人必須說明參與的研究對象（以下稱參與住民），其權益保障的內容應告知參與住民，包含：

   (1) 研究過程中，有關參與住民的健康或是疾病可能會影響繼續接受意願的任何重大發現，都將及時提供給他們。

   (2) 研究介入過程中，若參與住民對介入產生疑問，或對於研究相關資訊或對受試者權利有任何疑問或意見，可電詢人體試驗倫理委員會（提供聯絡電話）。

   (3) 參與住民對研究或介入有關損害有任何疑問，可隨時電詢研究計畫主持人○○○（提供聯絡電話）。

   (4) 參與住民預期或期望從試驗／研究中得到好處：例如：這項試驗／研究可能會治癒疾病、也可能疾病不會痊癒，但可能改善生活品質。

   (5) 若參與住民有興趣想知道研究結果，可留下郵寄地址以寄送結果。

   (6) 研究過程使用的材料、檢驗或營養品等均由研究計畫出資，參與住民不須支出任何與研究相關的經費。

   (7) 為感謝住民參與研究，可依據研究計畫所編列的預算，支付營養品費×××新臺幣或其他酬勞。

3. **告知參與住民可能的不適和風險**：計畫主持人必須說明參與住民可能的不適和風險。

(1) 可能造成的風險：有些風險是屬於身體上的疼痛、不適，有些則帶來心理上的不舒服，有些甚至對社會及經濟方面造成影響。

(2) 研究計畫已確保這些風險帶來的傷害，盡力降到最小。

4. 告知參與住民其他可能有助他們治療的替代方案：機構住民的診斷及治療，存在著不同的替代方案，例如運用標準的醫療照護或其他傳統醫療照護等。參與的住民真正了解所接受的檢查或治療的風險及好處，或者有什麼替代方案？研究計畫應列出現有治療或替代方案之優點、缺點和替代方案的說明書，只要可以讓住民用他們自己了解的話重述所知道的內容，都能大幅改善同意治療的替代方案之程序。

5. 告知參與住民應遵循的程序：機構負責審議人體研究委員會／研究計畫管理小組，審議申請執行的研究是否可以在機構執行，並負責召開參與住民的說明會，同時告知參與的住民：

(1) 研究計畫是否通過IRB及IRB編碼。

(2) 研究計畫對機構住民的優、缺點為何？

(3) 計畫主持人講解後，參與住民應遵循的程序如下：

　　A. 了解計畫目的、收案條件及排除條件。

　　B. 參與研究權利義務、預期的益處、可能的不適和風險等。

　　C. 在完全了解後，自主地正式簽署一份經人體研究委員會／研究計畫管理小組審查通過之「知情同意書」。

6. 向住民保證，他們拒絕或終止參與不會影響其獲得該機構的服務：除了口頭告知之外，此項保證應載明於「知情同意書」上，並要留下計畫主持人之聯絡電話，內容如下：

(1) 臨床研究進行中，參與住民可以在任何時間，主動告知研究團隊要退出研究，無須提出任何理由。

(2) 參與住民不會因退出研究而遭到任何不公平的待遇、權益受損，或

影響所有照護品質。

(3) 在住民簽署「知情同意書」的同一時間可以看到以上的說明。

(4) 假若住民有任何參與研究的疑慮,可電話詢問計畫主持人,或向機構諮詢。

7. 制定作業辦法指導資訊的提供和決策過程:機構可依前述1～6項的說明,參考法令規範,制定住民及家屬參與人體臨床研究的相關作業辦法。機構工作人員可依據作業規範,提供網路資訊、張貼文宣海報、直接電話給住民及家屬,以告知他們如何參加某項人體臨床研究,協助其決定是否參與研究的過程。

參考文獻

蔡甫昌(2010)。研究倫理委員會之實務與反思。臺灣醫學,14(3),324-333。

衛生福利部(2011)。人體研究法。(2018/04/06)取自:http://www.mmh.org.tw/taitam/irb/DOH%E5%85%AC%E5%91%8A/20111228%E7%B8%BD%E7%B5%B1%E9%A0%92%E4%BD%88%E6%96%BD%E8%A1%8C-%E4%BA%BA%E9%AB%94%E7%A0%94%E7%A9%B6%E6%B3%95.pdf

衛生福利部(2012)。人體研究倫理審查委員會組織及運作管理辦法。(2018/03/31)取自:https://www.ntuh.gov.tw/RECO/about-ntuhrec/DocLib8/%E5%80%AB%E7%90%86%E5%AF%A9%E6%9F%A5%E5%A7%94%E5%93%A1%E6%9C%83%E7%B5%84%E7%B9%94%E5%8F%8A%E9%81%8B%E4%BD%9C%E7%AE%A1%E7%90%86%E8%BE%A6%E6%B3%95101.8.pdf

衛生福利部(2017)。人體研究倫理審查委員會組織及運作管理辦法部分

條文修正草案總說明及對照表。（2018/04/06）取自：https://join.gov.
tw/policies/detail/2ce792e8-29f3-498f-ac8d-314269034851

JCI標準　機構告知住民及家屬，在選擇參與臨床研究、調查或臨床試驗
　　　　　時住民將如何得到保護。

解讀與實務應用

　　機構若要進行以人體爲對象的研究、調查或臨床試驗，其首要職責是
要保護參與住民的健康與福祉。因此，機構在研究計畫主持人執行研究對
象測試前，應依據相關法令要求和機構作業規範，必須告知參與住民及家
屬以下的必要保護流程：

1. 告知審核研究方案的流程：機構應依據當地法令和實務運作需要，例如
「醫療法」第78條和「人體研究法」（衛生福利部，2011），制定審查
作業辦法，以指引機構的人體研究委員會／研究計畫管理小組成員負責
審議研究計畫是否可以在機構執行的單位；以及負責召開參與住民的說
明會，告知參與住民及家屬：(1)機構人體研究委員會／研究計畫管理
小組和衛生主管機關的審查流程；(2)送審研究計畫是否通過衛生福利
部人體研究委員會（簡稱IRB）及IRB編碼；(3)將機構審查研究方案的
流程放置機構專屬網站以供隨時查詢。以某醫院附設機構爲例，該機構
依據法令將研究計畫（臨床研究、調查或臨床試驗）的審核流程分爲以
下三類：

(1) A類：「醫療法」所稱人體研究範圍之計畫案；包含於人體施行新
　　醫療技術、新藥品（新使用途徑之藥品視同新藥品）、新醫療器材
　　及學名藥生體可用率、生體相等性之人體研究。機構擬進行的此類
　　研究計畫案應先通過機構人體研究委員會／研究計畫管理小組審查

通過之後，再送衛生福利部審核。

(2) B類：非屬「醫療法」所稱人體研究範圍之計畫案（符合衛生福利部規範之快審條件者，如食品品質評估以及消費者接受度等研究），和因特殊需求或其他目的等。機構擬進行的此類計畫案通過機構人體研究委員會／研究計畫管理小組審核通過。

(3) C類：符合免審範圍之研究計畫，機構擬進行的此類計畫案須經機構人體研究委員會／研究計畫管理小組核發免審通知單。

2. 告知權衡參與對象的益處和風險的流程：機構人體研究委員會／研究計畫管理小組應審議計畫內容是否合宜在機構執行，哪個單位合適，並權衡參與對象的益處和風險，再告知參與住民和家屬下列內容：

(1) 預期或期望可從試驗／研究中得到的好處：這項試驗／研究可能會治癒疾病、也可能疾病不會痊癒，但可能改善參與住民的生活品質。

(2) 研究計畫對參與住民可能造成風險：經評估的風險包含身體疼痛或不適、心理上的不舒服，和／或對參與者的社會及經濟方面造成影響。

(3) 研究計畫已確保這些風險帶來的傷害，盡力降到最小。

(4) 這項試驗／研究可能不能、也不會治癒參與住民的疾病。

(5) 參與住民參加研究計畫可能不會有好處，但對醫學研究的進步或對未來患有相同疾病的人，「可能發現新的治療方式」是有貢獻的。

3. 告知獲得知情同意的流程：機構應負責督導計畫主持人要充分告知住民、家屬研究相關之資訊、知情同意書內容、利益與風險評估、受試者保護，以及各項符合作業程序書規範之事項及程序後，始得請其親筆簽名並載明日期。

(1) 「知情同意書流程」宜掛在機構的專屬網站，計畫的工作人員向住

民及家屬解釋研究收案的過程及注意事項。

(2) 解釋知情同意流程：

　　A. 必要時應請法定代理人一同在現場。

　　B. 以淺顯易懂的方式，向研究參與者說明知情同意書內容。

　　C. 給予研究參與者充分考慮的時間，並告知隨時可提出問題。

　　D. 確認受試者了解同意書內容，並詢問參與研究之意願。

　　E. 請受試者者簽署同意書。

　　F. 確認同意書上簽署無誤（如基本資料、簽名處、日期等），再將副本交由受試者保存。

　　G. 研究計畫主持人於取得同意過程中，不得以強制、利誘或其他不正當方式為之。

4. 告知有關終止參與研究的流程：機構應告知參與住民和家屬，機構的人體研究委員會／研究計畫管理小組依據「人體研究法」第17條第2項之規定，當發現研究計畫有下列情事之一者之時，得令計畫暫停並限期改善，或終止研究，並於作成決定後14日內通報機構及IRB：

(1) 未依規定經審查會通過，自行變更研究計畫內容。

(2) 明顯有影響研究對象之權益或安全之事實。

(3) 不良事件之發生頻率或嚴重程度明顯有異常。

(4) 有事實足認研究計畫已無必要。

(5) 發生其他影響研究風險與利益評估之情事。

參考文獻

行政院國家科學委員會（2011）。行政院國家科學委員會推動執行機構設置人類研究倫理治理架構試辦方案。（2018/04/06）取自：http://proj5. sinica.edu.tw/~hrpp/home/doc/%E4%BA%BA%E9%A1%9E%E7%A0%94

%E7%A9%B6%E5%80%AB%E7%90%86%E6%B2%BB%E7%90%86%E6%9E%B6%E6%A7%8B%E8%A9%A6%E8%BE%A6%E6%96%B9%E6%A1%88.pdf

衛生福利部（2011）。人體研究法。（2018/04/06）取自：http://www.mmh.org.tw/taitam/irb/DOH%E5%85%AC%E5%91%8A/20111228%E7%B8%BD%E7%B5%B1%E9%A0%92%E4%BD%88%E6%96%BD%E8%A1%8C-%E4%BA%BA%E9%AB%94%E7%A0%94%E7%A9%B6%E6%B3%95.pdf

衛生福利部（2011）。醫療法。（2018/04/06）取自：http://law.moj.gov.tw/LawClass/LawAll.aspx?PCode=L0020021

JCI標準　在住民參與臨床研究、調查和試驗前，獲得住民的知情同意。

解讀與實務應用

　　針對住民進行臨床研究、調查和試驗，機構應遵守當地的相關法規要求，例如醫療法第79條（衛生福利部，2011）和施行細則第54條（衛生福利部，2017），除非有可以免除的原因，否則應有義務事先獲得每位參與住民或法定代理人的知情同意，且應有適當紀錄可查；若參與住民為無行為能力或限制行為能力者，應得其法定代理人之同意。在取得知情同意的過程，每位參與住民／法定代理人都必須事先被告知以下資訊：臨床研究、調查和試驗計畫的目的、可能產生之副作用及風險、對參與住民或社會的益處、其他替代方案、保密程序、若受到傷害的補償、若有疑問與擔憂時該與誰聯絡、保證是自願參與、接受試驗者得隨時撤回同意等。

　　機構應確保住民在參加任何的臨床研究、調查和試驗計畫前，應該先充分的了解研究人員所說明的各項試驗相關資訊，並在完全了解後正式簽

署一份同意書，這才算在「知情同意」的情況下參與。爲獲取參與住民知情同意，在實務上機構應至少完成下列事項：

1. 制定和執行住民參與臨床研究「知情同意」的作業程序：

   (1) 請住民在取得受試者同意書時務必詳細閱讀，並盡量向研究人員提出有關試驗／研究的疑問，要確認：A.須要知道加入後所須配合的事項（例如隔多久要回診一次？做什麼檢查？每次要抽多少血？不能做的事有哪些？例如不能開車、不能懷孕等）；B.可能的副作用與風險；C.對個人的好處及預期效果等。根據規定，研究計畫主持人或研究團隊成員都有責任一一回覆住民所提出的各項疑問。

   (2) 在充分了解前述資訊後，請住民仔細考量後再決定是否簽署「知情同意書」。住民對於「知情同意書」的內容，應獲得充分、清楚、完整的解說，並且在完全自主的情況下、在沒有勉強及壓力的情況下，審愼考慮後才完成受試者知情同意書之簽署。參與住民在簽署「知情同意書」時，除自己簽完整姓名外仍須要簽當天的日期；註明的日期可以與計畫主持人在機構說明研究收案的日期爲同一天，或在說明研究收案日期的三個月內，但要比IRB核准日期晚。

   (3) 在完成「知情同意書」的簽署後，請住民務必自己保存一份，作爲參考，研究計畫主持人也會保存一份。

2. 於住民紀錄中記載「知情同意」的決定資訊：依機構住民紀錄寫作規範，住民參加臨床研究、調查和試驗計畫屬於其入住期間從事的有關活動，因此，知情同意的內容應以簽署知情同意書或口頭同意紀錄的方式被記載於住民的紀錄中，其內容除了包含本章「獲取知情同意」的要求資訊之外，也應包含提供訊息者和知情同意者（參與住民／法定代理人）的資訊。在住民紀錄中記載簽署知情同意書，可利於照護人員和計畫研究人員觀察、記錄住民進入研究後的所有變化，做爲日後有益事

件、不良事件，發生頻率或嚴重程度明顯有異常的參考。

參考文獻

衛生福利部（2017）。醫療法施行細則。（2018/04/06）取自：http://law. moj.gov.tw/LawClass/LawContent.aspx?PCODE=L0020023

衛生福利部（2017）。藥品臨床試驗受試者同意書格式。（2018/04/06） 取自：https://www.mohw.gov.tw/cp-16-37368-1.html

衛生福利部（2018）。醫療法。（2018/04/06）取自：http://law.moj.gov. tw/LawClass/LawAll.aspx?PCode=L0020021

JCI標準 機構設有專門委員會或以其他方式，監督所有在機構內進行的 以人體為對象的研究。

解讀與實務應用

當機構要進行以人體為對象的臨床研究、調查或試驗，應依據當地法 令予以監督，例如人體試驗管理辦法（衛生福利部，2016），以確保參與 住民的安全和權利。

在實務上，為善盡監督之責，機構應至少完成下列事項：

1. 依法設立專門監督機制與闡明監督目的：機構應依據當地法設置專門委 員會或以其他機制，例如人體研究管理委員會或管理小組，並闡明其監 督的目的，用以監督所有在機構內進行的以人體為對象的臨床研究、 調查或試驗計畫。以某醫院附設護理之家為例，該機構依據當地相關法 令，包含人體研究法、醫療法、人體試驗管理辦法、人體研究倫理審 查委員會組織及運作管理辦法等相關法令規定，設置人體研究管理委員 會。該委員會依據組織章程由具研究經驗之專業人員、實際執行臨床工 作者、法律顧問共5名組成，每次任期三年，推舉委員一人擔任主任委

員。於組織章程中規範制定和行監督作業是委員會的主要任務之一，據此委員會制定相關作業辦法，例如人體研究之審查作業辦法、保密作業辦法、訪查作業辦法、研究偏差處理辦法、受試者申訴作業辦法、嚴重不良事件（SAE）監測及通報作業辦法，以利指引委員會成員進行監督工作。該委員會執行監督工作的目的包含：

(1) 妥善施行人體試驗，保障受試者權益，並遵循醫學倫理與法律規範；

(2) 假若發現重大違失時，應令其中止或終止研究。

2. 監督活動應至少施行下列作業流程：

(1) 審查流程：機構委員會或其他監督機制（例如管理小組）應定期追蹤和審查以人體為對象的臨床研究、調查或試驗計畫；委員或管理小組成員得輪流定期監督執行情況，監督計畫執行活動（包括審查流程）是否落實；並開會檢討，至少每年一次。若發現研究計畫有下列任何與原計畫不相同之一者，得令其中止並限期改善，或終止其研究，並應通報研究機構及核發IRB之機關。

A. 未依規定經審查會通過，自行變更研究計畫內容。

B. 明顯有影響研究對象權益或安全之事實。

C. 不良事件之發生頻率或嚴重程度明顯有異常。

D. 有事實足認研究計畫已無必要。

E. 發生其他影響研究風險與利益評估之情事。

(2) 權衡與住民有關的風險和益處之流程：機構委員會或其他監督機制應透過實證資料於研究計畫在申請時召開會議，評估預期風險與預期效益相較之合理性，權衡與住民有關的風險和益處，以決定是否通過此方案，並依法令決定是否外送主管機關審核。關於風險和益處評估，除計畫主持人自評外，委員會／管理小組仍須參考完整試

驗內容以協助決策。另外，須在計畫執行過程中，透過現場訪查、受試者申訴等不同方式以監測住民有關的風險和益處是否在計畫預估範圍之內；若發生影響參與住民利益、產生高風險情事，則應進行調查並要求計畫主持人說明和處理。

(3) 研究資訊保密和保全的流程：應針對參與住民的個人資料（包括其醫療記錄及檢體）採取下列的保密和保全措施。

　A. 對計畫書、委員會／管理小組文件，以及對專家及稽查員的通訊保密是重要的；委員／管理小成員以及聘用的工作人員均應簽署保密同意書。

　B. 委員會委員／管理小成員於聘任時應簽署〈保密／利益衝突協議表格〉。

　C. 邀請非委員會委員／管理小組成員列席時，在會議的過程中，一些保密資料可能會被公開或討論，所以也必須簽署〈列席者保密表格〉，並同意採取正當的方法來維持資料的保密性。

　D. 如非委員會委員／管理小組成員於申請影印保密文件時應簽署〈非委員會委員／管理小組成員要求文件副本的保密協議表格〉，並確保文件的安全性不對外洩露。

　E. 訪查員：訪查委員會／管理小組的組織功能運作情況時，應遵守本作業程序之規範，填寫〈訪查員保密協議書〉。

　F. 諮詢專家保密協議書：為保障受試者權益、安全與福祉，當擔任委員會／管理小組的諮詢專家審查臨床試驗計畫時，應考量善意與正義之倫理原則，並遵守相關法令之規定，並填寫〈諮詢專家保密協議書〉。

　G. 研究資訊於研究結束所定之保存期限屆滿後，應即銷毀。若經當事人（參與住民／法定代理人）同意，或已去資訊連結者，不在

此限。

H. 使用未去連結之研究資訊，逾越原應以書面同意使用範圍時，應再依規定，辦理審查及完成告知、取得同意之程序。

I. 提供國外特定研究使用：若研究資訊未去連結時，除應告知研究對象及取得其書面同意外，並應由國外研究執行機構檢具可確保遵行我國相關規定及研究材料使用範圍之擔保書，報請審查會審查通過後，經主管機關核對研究計畫之實施，認有侵害參與住民權益之虞，得隨時查核或調閱資料。研究主持人及研究有關人員，不得洩露因業務知悉之祕密或與參與住民有關之資訊。

J. 保全措施：機構內所有以人體為對象的臨床研究、調查或試驗之資料、試劑、藥品和檢體都應依據採取保全措施，例如儲放地點設置門禁和監視器、採用可上鎖的專用櫃且其鑰匙由專責人保管、以帳號和密碼管制電腦的登錄資料等措施。

參考文獻

衛生福利部（2016）。人體試驗管理辦法。（2018/04/07）取自：http://law.moj.gov.tw/LawClass/LawAll.aspx?PCode=L0020162

JCI標準　機構告知住民及家屬，如何決定捐獻器官和其他人體組織。

解讀與實務應用

因為可供移植的器官普遍短缺，使許多國家和地區制定器官捐獻法令和作業體系，以期增加器官和組織的供應量。機構可根據國際倫理標準和所在地法令規範的器官獲取方式和相關流程，支持住民和家屬為研究或器官移植而想捐獻器官和其他人體組織的選擇。

機構應告知他們如何決定捐獻器官和其他人體組織，包含有關捐贈流

程的資訊以及適用當地法令的器官和其他組織獲取方式（例如當地合格的器官獲取機構或網路）。在實務上，機構應至少完成下列事項：

1. 支持住民及其家屬捐獻器官和其他人體組織的選擇：機構可成立專責單位／人員（臨終小組或專員），以充分了解捐獻器官及組織過程，確認此流程與當地法令、宗教信仰和文化習俗的一致性，制定「器官和其他人體組織捐贈作業辦法」，並據此辦法和相關法令資訊回應住民及其家屬有關捐獻器官和其他人體組織的任何疑問，並提供正確資訊支持住民及其家屬做選擇，例如在機構公告欄或對外網站公布有關的諮詢資源、提供臺灣財團法人器官捐贈移植登錄中心編撰的資訊、協助聯絡能讓住民完成器官捐贈的合格醫療機構。

2. 提供被要求的資訊以支持住民和家屬的選擇：機構可在專屬網站或公告欄，使用Q&A方式載明有關捐獻器官和其他人體組織常會被諮詢的資訊。機構臨終小組／專員在被住民和家屬要求時，可與他們一起觀看專屬網站上有關捐獻器官和其他人體組織的資訊，並一起討論之。例如：某機構參考臺灣財團法人器官捐贈移植登錄中心（2016）的Q&A，內容舉例如下：

Q1：什麼是器官捐贈？

A1：係指將腦死者功能健全的器官或組織，經由無償捐贈的方式，透過醫學技術，移植給比對適合的病人，達到治療疾病、挽救生命的目的。

Q2：何種情況下可以器官捐贈？

A2：住民本人曾經簽署過器官捐贈同意書且具有捐贈意願，或是家屬有捐贈意願，在醫師評估其器官及組織功能良好，並經由最近親屬簽署同意書後，須由兩位具有腦死判定資格的醫師，執行兩次腦死判定並確認腦死，才可以捐贈器官和組織。

Q3：目前有哪些器官、組織可以捐贈？

A3：依據人體器官移植條例施行細則規定，移植的器官類目包括：心臟、肺臟、肝臟、腎臟、胰臟、小腸、皮膚、骨骼、眼角膜及其他經衛生福利部指定之類目。

參考文獻

臺灣財團法人器官捐贈移植登錄中心（2016），便民服務衛教Q&A。（2018/04/07）取自：http://www.torsc.org.tw/docDetail.jsp?uid=125&pid=55&doc_id=1084&rn=-1827232736

第四章　住民照護與照護連續性（RCC）

一、照護和服務提供

JCI標準　備有政策、程序和適用的法律和法規指引所有住民的照護和服務的一致性。

解讀與實務應用

　　根據美國學者Dr. Daniels（2002）主張，民眾擁有健康照護權，醫療照護提供者有義務協助權利持有者，讓其獲得必要且適當的服務；他同時主張檢視美國、墨西哥健康照護改革計畫「公平性基準」（Benchmarks of Fairness），作為在健康部門之政策規畫與實施是否公義的理論補充。亦即，有同樣健康問題和照護和服務需求的民眾，有權接受同樣品質的照護和服務。因此，機構為滿足住民之照護需求和服務，須依循適用的法令和專業標準，制定制度規範、操作標準和紀錄表單，以協調和整合各專業之住民評估與照護計畫，讓有相同健康問題和需求的所有住民獲得一致性的照護和服務。

　　所謂的一致性的照護和服務包括：無關住民支付能力以及照護人員和科室／場地，機構應確保照護團隊成員依據評估結果和照護計畫，提供可及性和適切性的照護和服務，並能以其狀況的急重程度決定資源分配，以利滿足住民需求和偏好，促進資源的運用效率與照護成效的評價。在實務上，機構應至少完成下列事項：

1. 臨床和管理的領導者們合作提供一致性的照護和服務：有同樣健康問題

以及照護和服務需求的住民有權接受機構內同樣品質的照護和服務，因此機構的臨床和管理的領導者們應合作建立一致性的照護和服務流程與其相關的配套制度規範，指引照護人員應基於住民狀況、專業標準和法令要求，對所有住民進行照護和服務需求的初步篩檢和深度評估，並依據評估結果和住民偏好制定相應的照護和服務計畫，再按照計畫針對有同樣健康問題以及照護和服務需求的住民群體提供一致性的照護和服務活動，其可及性、適切性和品質程度不可因住民的支付能力、照護或服務的執行地點／人員／時間的不同，而有所差異，並且能夠以住民狀況的急重程度決定優先順序和分配資源。以某機構為例，其臨床和管理科室的主管們依據品管部門制定的「制度規章編寫指引與管理辦法」，合作制定以住民為中心的照護和服務管理辦法、標準作業程序、紀錄表單和管理會議，例如個案管理師作業辦法、住民評估作業辦法、疼痛管理辦法、日常生活照顧服務辦法、給藥標準作業程序、轉診作業辦法、住民紀錄寫作指引和管理辦法、管灌標準作業程序、住民紀錄表格、冰箱溫度紀錄表、跨專業團隊會議等等，以建立住民的各種照護的作業標準，引導照護團隊的各類專業人員綜合應用各種技術和工具，評估住民之需求與偏好以其需求與偏好擬定照護計畫，並依據住民狀況的急重程度決定照護和服務的提供優先順序。

2. 在不同的科室／地點為有相同照護和服務需求的住民提供同質的照護和服務：當類似的照護和服務在不同科室／地點提供時，照護和服務的提供須有一致性。機構住民的照護和服務過程是動態的，涉及許多專業的照護人員，也涉及不同的科室、部門和服務項目以及特約醫療、兼任的人員。故須要藉由明確的作業流程、操作標準、教育訓練和監督考核機制，以協調與整合住民之評估、檢驗、檢查、治療、照護和服務，才能使具有相同需求和偏好的住民獲得同質的照護和服務，並提高照護成效

與人力資源之運用。以中部某機構爲例，該機構爲確保住民能在不同科室或照護人員之間得到同質的照護和服務，除了制度規章和作業標準的建立之外，採用個案管理師制度，以住民爲中心協調整合多專業科室和人員，透過跨團隊會議討論住民的照護和服務計畫內容，監測其執行品質、紀錄和照護成效，確保照護團隊成員在不同的科室／地點能爲有相同照護和服務需求的住民提供同質的照護和服務。

3. **應遵循法令制定指引一致性的照護和服務之制度規範**：上述第1項和第2項的制度規範和作業流程皆應遵循機構當地的法令和專業標準；爲了落實相關一致性的照護和服務，須規劃相關的監督和稽核機制，以明確了解執行概況，並根據稽核結果改善以達成一致性的照護和服務。例如發燒住民的送醫及通報是依據疾病管制署的「人口密集機構傳染病監視作業注意事項」（衛生福利部，2104）辦理，以引導傳染病防治之照護流程。以中部某機構爲例，該機構依據上法規建置和執行「傳染病防治及監察作業規範」，曾有某位住民腹瀉多次，依據作業標準照顧服務員應立即通知護理人員前往評估；護理人員依評估結果照會營養師與通報疾病管制局，並予以記錄並且追蹤改善成效；但是因爲某位照顧服務員未能通知護理人員，故導致住民腹瀉二天後，護理師才發現，除了立即處理住民腹瀉二天的問題之外，並於臨時召開的跨專業團隊會議提出此一缺失進行討論和改善，以免再犯。

參考文獻

Daniels, N. (2002). Is health care special？ Just Health Care. New York: Cambridge University Press.

衛福部（2104）。人口密集機構傳染病監視作業注意事項。（2017/12/29）取自：http://www.cdc.gov.tw/professional/list.aspx?treeid=

4c19a0252bbef869&nowtreeid=9e411e75899935ba

JCI標準 為每位住民所規劃的照護和服務都是基於實證及個人化，以及
被記載在臨床紀錄中。

解讀與實務應用

　　長期照顧係指為身心失能個人或其照顧者之需要，所提供之生活支
持、協助、社會參與、照顧及相關之醫護服務（衛生福利部，2017）；為
達此成效，住民的照護和服務流程都必須基於實證（例如期刊文獻、專業
組織公布的標準）及住民個人化評估，注重住民的偏好、期望、尚存的能
力及需求，邀請住民和家屬參與規劃流程；再依據住民的評估結果，確認
應提供的特定照護和服務內容（例如照護和服務的細項、優先順序、頻率
和間隔時間、照護人員、目標），形成整合多專業的照護計畫；爾後照護
團隊成員分工合作執行，以促進／維持住民的日常活動能力並達到最佳照
護成效。

　　在實務上，機構應至少完成下列事項：

1. 規劃每位住民的個人化照護和服務：機構為獲得理想的治療效果，應要
求工作人員遵循法令要求，依據被認可的專業指引／標準、機構的制度
規範進行住民的個別化評估，注重其偏好、期望、尚存的能力、需求，
邀請住民和家屬須參與規劃流程，以規劃和確認住民所須的個人化照護
和服務，即所謂的住民照護計畫。以某北部機構為例，經過照護團隊成
員之初始評估（24小時內完成）、完整性評估（十四天內完成所有的
特定專業的深度評估，例如營養評估），以確定住民的醫療照護需求及
其優先順序，制定住民須要的照護和服務之範圍、頻率、時間和間隔，
確認負責提供照護和服務的人員或跨專業團隊成員，以及訂立照護和服

務的可量測目標。這些目標應基於實際狀況，以特定住民為對象、以時間為基礎，提供一種與照護計畫相關的、可測量的進展和結果的方法，例如：(1)根據正常範圍內的心率、心律和血壓所示，住民將恢復及維持足夠的心輸出量；(2)住民能使用適合的助行器，確保腿部承重在可忍受的範圍內，可下床步行到訪客廳；(3)住民每天至少下床一次活動（意識不清或昏迷者除外）。某新入住的住民照護計畫簡述如下：

照護問題／需求	目標	執行措施與方式	評值
吞嚥障礙併高危險性肺吸入	住民可以由口進食沒有嗆咳	1. 教導咀嚼吞嚥運動每天三次，每次10分鐘。 2. 教導正確的進食姿勢。 3. 合宜的飲食速度、份量與濃稠度，以湯匙（5-7 ml）。	住民入住期間進食沒有發生嗆咳
潛在危險性跌倒	住民入住期間沒有發生跌倒	1. 教導漸進性下床的步驟及方法。 2. 每班隨時檢查床欄的穩固性。 3. 布置安全環境： 　‧將常用物品及紅燈延長線，放在伸手可及處 　‧除去通道障礙物及地面保持乾燥 　‧告知個案要下床時請工作人員陪伴 　‧維持適當光線 4. 選擇大小適合及防滑的鞋子。 5. 上下肢肌力訓練。 6. 助行器使用訓練。	住民入住期間沒有跌倒

照護問題／需求	目標	執行措施與方式	評值
焦慮-新入住	個案自述焦慮情形減輕	1. 介紹其他住民與個案多溝通。 2. 詳細介紹環境。 3. 增加家屬陪同時間。 4. 請家屬攜帶住民熟悉之用物布置房間。 5. 運用宗教信仰使其心靈安寧。 6. 必要時看門診請醫師處理。	個案自述焦慮情形減輕也睡得著了

2. 如實提供在規劃流程中所確認的照護和服務：機構應有機制，監督照護團隊成員能夠如實提供照護計畫中所確認的照護和服務，並進行計畫目標的評值，逐一確認住民問題的改善成效，通過再評估獲得的訊息，視住民需求的變化，調整照護計畫的內容。以中部某機構為例，機構透過作業流程規劃、住民紀錄表格設計、資訊系統的功能、人員資質要求和教育訓練、室主管的監督與稽核，規範、提示和督導照護人員依據照護計畫的內容，及時提供住民所須的照護和服務，並符合專業的品質標準。

3. 整合和協調不同科室、部門和服務單位提供的照護和服務：由於住民的需求涵蓋身體、心理、社會和／或經濟等層面，而且照護和服務過程是動態的，因此住民照護計畫涉及多種專業科室和照護人員之間的整合和協調，有賴照護團隊成員的分工合作，以利善用人力和其他資源，提升住民評估、照護和服務流程的效能，進而使住民獲得最佳的照護和服務結果。因此，科室／部門／服務單位的領導者們應利用各種模式、工具和技術，以促進整合、協調單位內和單位之間的照護和服務活動，例如跨專業照護團隊會議、多專業團隊共同查房模式、整合式的照護計畫

表／電子化住民紀錄、個案管理師制度、照會制度、交接班制度等。

4. 記錄為每位住民規劃的照護和服務以及團隊會議或聯合討論的結果或結論：住民紀錄可促進和反映照護和服務的整合和協調程度；特別是每個提供者在住民紀錄中所記載的臨床發現和治療內容。所以，照護團隊成員依照護計畫執行的照護和服務活動（含評值）必須逐一記載，包括檢驗、檢查、藥品和治療，以及服務和治療的結果（包括意料之外的結果），並且告知住民與家屬服務和治療的結果。由於滿足住民身體、心理與社會等層面之需求，須要多種專業人員的配合努力始能達成。所以照護計畫亦必須透過各專業人員提出發現與討論，以形成最適合住民之整合式照護計畫，提升照護和服務的成效。各專業人員討論方式除平時各自之聯繫，也須固定的團隊會議，讓大家坐下來討論，適時可以邀請住民或家屬參與會議，以整合照護之最佳策略。並將討論結果記載於住民紀錄中，以供後續的評值與查閱檢討。由於住民的需求改變，照護計畫也必須隨之改變；各專業人員須於平時照護中對住民再評估，適時更新照護計畫，以反映住民變化之需求。當修改或新增服務目標，或更新照護計畫時，須讓住民和家屬參與。其記錄方式包括：可以在原來的照護計畫書上做補充記錄、在住民紀錄中記載對治療目標的修改或更新、或者重新制定一份新的照護計畫書。因應法令要求或照護人員邀請住民和家屬參與照護計畫的制定與執行過程，也須在住民紀錄中予以記載。

5. 提供住民和家屬照護和服務計畫文件：關於住民的照顧計畫須逐一為住民和家屬解說，使其了解並提供意見，對住民的照護和服務是一個不斷循環的評估與再評估，計畫、實施和效果評值的過程。故須告知病人及家屬有關病人評估的結果、擬定進行的治療和處理，並讓他們參與治療決策。如此，為了完成這一過程，須要告知病人治療和處理的結果，包括告知意料之外的治療結果。以某機構為例，在住民入住後，其照護團

隊依據初步篩查和深度評估的結果，規劃和記錄照護計畫內容，並列印〈住民照護計畫說明書〉，由護理長、主責護士和照顧服務員一起向住民和家屬說明此份個人化的計畫，並在住民的情況發生變化時，說明和溝通計畫的調整內容。

參考文獻

衛生福利部（2017）。長期照顧服務法。（2017/12/29）取自：http://law.moj.gov.tw/Law/LawSearchResult.aspx?p=A&t=A1A2E1F1&k1=%E9%95%B7%E6%9C%9F%E7%85%A7%E9%A1%A7%E6%9C%8D%E5%8B%99%E6%B3%95?

JCI標準　當可能時提供給住民的照護和服務須維持其日常生活功能，以及符合經確認的住民需求。

當住民的情況發生變化時，照護和服務計畫須被修訂。

解讀與實務應用

　　機構住民的健康狀況除了生理上沒有疾病和心理、社會諸多層面的安適之外，尚須維持良好的日常生活功能狀態，以有助於住民維持自尊和生活品質。很多研究證實日常生活活動功能障礙為不良健康狀況、生活品質、高住院率、高養護機構照護率、高健康照護花費和之決定因子（Spillman, 2004; Scott, Macera, Cornman, & Sharpe, 1997）。針對每位住民之實際需求和偏好，機構所提供的照護和服務須與在規劃流程中所確認的照護和服務一致，照護和服務的排訂須邀請住民和家屬參與，客觀了解與充分溝通住民日常生活活動的功能狀況，以明確判斷住民的困難性、潛在危險性和心理因素（例如自尊），使其提供頻率、天數和時間符合住民的需求和偏好。

當住民的需求因常規的再評估資訊（如異常的實驗室檢測結果），或因住民情況的突然變化（例如意識）而發生改變時，其照護和服務計畫也要隨之改變，並記載於住民的臨床紀錄，以利跨專業照護團隊成員之間的溝通、整合和協調，追蹤和評值成效。在實務上，機構應至少完成下列事項：

1. 以符合住民需求的頻率、天數和時間提供經過規劃的照護和服務：住民的照護計畫須依據個人化住民評估之結果，包含初始評估、專業深度評估、再評估，以制定符合住民需求和偏好的照護和服務，並規劃適合的提供頻率、時間和天數；機構應確保讓住民最起碼能夠獲得適合的：營養和水分補充、個人衛生服務、護理照護、醫療，以及復健治療等服務。照會團隊成員透過住民評估，針對處於不同的營養風險和擁有的不同程度的日常生活功能之住民，提供不同的照護和服務項目，其提供頻率、時間和天數也有所不同，以因應住民的需求和偏好。以咀嚼吞嚥功能障礙的運動訓練為例，首先在運動訓練部分應依據住民評估結果，安排個別性計畫，再依其目標訂定預計實施之期程，運動項目與每日執行之頻率，和每次執行的時間；再者關於其進食之糊狀餐，因易消化排空，故應安排每日5次餐次；日後再依其進食成效更改餐食之稠度（CP值）。以某機構為例，照顧服務員發現某住民食慾差，體重下降，經護理師、社工師與營養師評估住民之後，確認住民有咀嚼吞嚥功能障礙，他們邀請住民及家屬參與計畫之擬定，完成咀嚼吞嚥障礙的照顧計畫，護理師指導住民咀嚼吞嚥障礙的運動，再進行由營養師督導廚房製作適宜之飲食，安排每日五餐糊狀餐，飲水部分也依其需求，在沒有限水的狀況下（例如腦壓過高或急性腎衰竭等），於非睡眠時間，鼓勵每2小時200ml水分。家屬亦於探訪時準備住民喜愛且適合之食物與點心。另外，營養師針對體重過重、飲食習慣不良的住民設計出符合其需求之減

肥方案，運用飲食衛教及飲食行為改變措施，與照顧服務員和家屬合作，執行具有結構性、計畫性的飲食衛教方案的介入，培養住民和家屬的正向積極飲食認知，製作減重衛教海報及住民常購買之零食、飲料之認識熱量海報，製作淺顯易懂的「熱量自我管理圖表」，並與住民溝通討論零食登記及分配零食吃的時間，督促進行每日做自我熱量管控紀錄，進而改變住民日常飲食行為，促進體重的控制。

2. 照護和服務的排訂須讓住民和家屬參與維持住民的日常活動功能：客觀評估住民的日常生活活動功能很重要，這是他們能否獨立生活的重要參考，同時也要考慮其面臨的疾病與情境因素。住民的日常生活功能狀態常用以下三種方法評估：

(1) 巴氏量表（Barthel Index），共包含有10項評估內容，其中7項與自我照顧能力有關，包括進食、修飾／個人衛生、如廁、洗澡、穿脫衣服、大便控制、小便控制功能；另外3項與活動能力有關，包括移位／輪椅與床位間的移動、步行／行走於平地、上下樓梯（Mahoney & Barthel, 1965）。

(2) 基本日常生活活動量表（Basic Activities of Daily Living, ADLs），包含如進食、移位、個人衛生、如廁、洗澡、行走、上下樓、穿脫衣物、大小便控制等9項能力（Katz & Akpom, 1976）。

(3) 工具性日常生活活動量表（Instrumental Activities of Daily Living, IADLs），包含購物、外出活動、食物烹調、家務維持、洗衣服、使用電話的能力、服用藥品、處理財務等8項能力（Lawton & Brody, 1969）。

日常生活功能訓練乃針對住民和家屬期望與失能程度給予適當復健照護，經由執行策略及問題解決能力之計畫及再設計，使住民維持或恢復完成日常生活活動之技巧及能力，舉凡吃飯、穿衣、移動及如廁等，以

達到功能重建和提升獨立完成日常生活功能的效果，讓住民可以在生活表現上擁有更多的尊嚴，使其不僅增加能力，也提升對自我的信心和效能感。以南部某機構爲例，其住民多爲高齡長者，健康狀況較差、日常生活活動功能退化，因而他們的跌倒風險較高，因此照護團隊經過住民評估之後，由復健治療師提供個人化的運動處方和訓練（包括運動種類、強度、時間以及頻率），幫助住民減少身體疼痛、恢復和改善肌肉力量、平衡和下肢反應協調，進以預防跌倒，並增加跌倒時肢體的支撐力、提升住民日常生活執行力。

3. 因應住民的健康情況發生變化修訂照護和服務計畫內容並加以記錄：住民的照護計畫必須與其確定的需求相關。這些照護需求可能因爲住民的健康情況突然有明顯變化（例如失去知覺）或再評估所獲得的異常訊息（例如異常的檢驗或放射檢查結果）而隨之發生變化。住民在出現明顯臨床危急情況之前會出現早期警示的徵兆（例如生命徵象惡化或神經狀態的微妙變化）。文獻明確了能協助醫務人員早期發現患者病情惡化的生理學標準。大多數患者在出現心肺驟停或呼吸停止前表現出臨床惡化的情況。如果員工能夠盡早識別這些患者並向專門培訓過的人員請求援助，則臨床結局會有所改善。當照護團隊人員，在執行住民照護活動中發現這些訊息時，應根據這些變化適時照會其他專業人員，討論並確認修訂其照護和服務計畫，而且這些改變應被記載於在住民的臨床紀錄中。所有臨床人員都須要接受相關教育與培訓，以獲取相應的知識和技能來識別，通過評估發現的生命體徵超出正常範圍預示病情可能惡化的患者，並實施干預措施。及早應對患者病情變化對於防止病情進一步惡化至關重要。醫院制定一個系統的方法以早期發現並干預病情惡化患者，可減低心肺驟停的發生和患者死亡率。以某機構爲例，某日某住民因爲腹痛到特約醫院接受專科醫師檢查，診斷爲肝癌末期，主責護理師

安排住民、家屬、醫師、營養師、社工師共同參與擬定後續照護計畫，然而該位住民表示不想急救和治療，希望自然的離世，並提出最後的願望：回老家走走；因此其後續照護計畫護理師改以舒適護理為主；社工師協助簽立不急救同意書，安排宗教師關懷，及安排陪同返家；營養師則依其身體變化規劃治療性飲食。關於此住民的狀況變化、團隊的討論和結論、以及據此修訂之照護和服務計畫，皆由照護團隊成員依其職責逐一記載於住民的臨床紀錄中，並依法保存。另外，此機構訂有「臨床危急作業辦法」，建立臨床警訊判斷準則，由護理人員監測住民生理指標，以利早期發現住民健康狀況變化與及時提供介入措施；同時設置機構的快速反應系統（Rapid Response System, RRS），依據責任區域安排急救團隊，以利機構工作人員在發現突發危急住民須被急救時，立即通報及尋求急救支援。

參考文獻

Katz, S. & Akpom, C.A. (1976). A measure of primary sociobiological functions. International Journal of Health Services, 6(3), 493-508.

Lawton, M.P. & Brody, E.M. (1969). Assessment of older people: self-maintaining and instrumental activities of daily living. Gerontologist, 9(3), 179-186.

Maharaj, R., Raffaele, I., & Wendon, J. (2015). Rapid response systems: A systematic review and meta-analysis. Critical Care, 19 (254), 1-15.

Mahoney, F.I. and Barthel, D.W. (1965). Functional evaluation: the Barthel Index. Maryland State Medical Journal, 14, 61-65.

McDonnell, A., Tod, A., Bray, K., Bainbridge, D., Adsetts, D., & Walters, S. (2013). A before and after study assessing the impact of a new model for recognizing and responding to early signs of deterioration in an acute hospital. Journal of Advanced Nursing, 69(1), 41-52.

Royal College of Physicians (2015). National Early Warning Score (NEWS). Available at: https://www.rcplondon.ac.uk/projects/outputs/national-early-warning-score-news (accessed Feb. 27, 2018).

Scott, W.K., Macera, C.A., Cornman, C.B., & Sharpe, P.A. (1997). Functional health status as a predictor of mortality in men and women over 65. Journal of Clinical Epidemiology, 50(3), 291-296.

Spillman, B.C. (2004). Changes in elderly disability rates and the implications for health care utilization and cost. The Milbank Quarterly, 82(1), 157-194.

Subbe, C.P. & Welch, J.R. (2013). Failure to rescue: Using rapid response systems to improve care of the deteriorating patient in hospital. AVMA Medical & Legal Journal, 19(1), 6-11.

JCI標準　機構應確認有權限開立醫囑的人員，以及應在住民臨床紀錄中的固定位置書寫這些醫囑。

解讀與實務應用

　　為了確保住民安全和照護品質，許多住民的診療照護活動都須要由符合當地法令規範的有資格人員開具醫囑，例如具有執照的醫師和牙醫師，而且為使醫囑確實被傳達且付諸實施，制定醫囑開立相關規定及限制，讓醫師在開立醫囑時有所依循，確保醫囑被安全地執行。這些醫囑都必須記載於住民紀錄中。

　　實務上，機構應至少完成下列事項：

1. **確認獲准開立醫囑的人員**：機構應依據法律和法規明定何者有權限可以

開立醫囑，並能確認被核准的人員。以某機構為例，其特約醫師、護理師和照護團隊的其他醫事人員依據當地法律和法規，合作制定「住民醫囑開立和執行作業辦法」，規定只有執業醫師或是具有醫師資格者，才能開立醫囑，除此之外任何人皆不得開立醫囑；執行醫囑的照護人員應在執行前加以辨識。

2. **確認事先取得醫囑的診療照護活動**：機構應依據當地法令和主管機關核准的服務範圍，明定須在有醫囑的條件下才能被執行的診療照護活動。以某機構為例，該機構依法規定檢驗、檢查、照會、藥品治療、特殊護理（例如給藥、約束）、營養治療、復健治療、轉診、手術、麻醉與鎮靜、治療處置（例如輸液和輸血）等活動必須事先取得由機構內執業醫師和特約醫療機構的執業醫師所開具的醫囑，才得以向住民施行。

3. **確認醫囑的開具形式**：機構應明定有哪些醫囑必須為書面形式，而非電話、口頭、發簡訊形式（如果機構允許口頭、電話、發簡訊）。如果機構選擇允許醫囑經由簡訊發送，機構應確保採用的簡訊平臺之準確性、及時性、保密性、安全性，以及住民安全。已被記錄的醫囑應能顯示／說明照護團隊成員了解醫囑詳情、醫囑的執行時間和執行人員。以某機構為例，該機構於「住民醫囑開立和執行作業辦法」明定：口頭醫囑限於開具醫囑的醫師正在急救或執行無菌操作時使用，並於6小時內完成書面醫囑；電話醫囑限於急診情況而且醫師不在現場時使用；簡訊醫囑僅限於診斷性檢查且必須記載臨床適應症或依據；除此之外的所有醫囑僅能以書面開立，以確保醫囑施行的正確無誤。此外，該辦法也明定規範，指引執行醫囑者，當發現醫囑不完整或不清楚時，執行者應採取的措施。

4. **確認醫囑開立以及置放於住民臨床紀錄的固定位置**：若醫囑開具於通用表單（例如醫囑單）或醫囑資訊系統中，並放置於住民臨床紀錄中的固

定位置（包括那些經由簡訊接收的醫囑），如此將有助於獲取、確認和執行醫囑。當醫囑以書面醫囑單或醫囑資訊系統開具時，應在住民入住期間或遷出後依據法令和機構規範於期限內轉錄或歸入到住民臨床紀錄中。以中部某機構為例，所有醫囑都開立於「住民醫囑紀錄單」，而且所開立的醫囑，經由護理人員核對醫囑無誤後，應經謄寫與轉錄於「住民護理作業紀錄單」以成為易理解與執行的具體醫囑，並且載明由誰執行之。依據「住民醫囑開立和執行作業辦法」，規範「住民醫囑紀錄單」應置放於住民的臨床紀錄中，除第一頁為生命徵象記載後的第二頁的位置，以利於醫護人員得以及時與隨時確認醫囑狀態與執行時效；用於謄寫與轉錄的「住民護理作業紀錄單」，則應於每月進行醫囑更新後或是住民遷出時，收錄於住民的臨床紀錄中。

JCI標準　備有政策和程序指引高風險住民的照護和／或當照護或服務將會造成高風險之時。

解讀與實務應用

　　機構的某些住民因為其年齡、病情或其需要的危急性被認為是高風險住民，例如衰弱老年者、意識不清或昏迷者、失智者、受虐者、有自殺傾向者（如果有），因為他們經常不能／不敢清楚述說、不理解照護和服務流程、不能參與自己的照護和服務決策、或不想接受醫療照護。此外，機構可能提供對住民具有高風險的醫療照護，因為這些作業活動可能涉及使用複雜設備來搶救生命（例如進行透析的住民）、進行特殊的治療方法（例如使用高風險藥品）、採用對住民有潛在傷害的照護方法（例如約束用具）。

　　因此，為了預防風險和減少意外事件的發生，機構應注重這些高風險的住民和醫療照護的管理，由機構領導者們召集委員會、工作小組或相關

專業部門主管，合作擬定相關政策與程序、教育及訓練相關作業人員執行政策與程序，並監測並檢討政策及程序之執行成果。在實務上，機構應至少完成下列事項：

1. **確認高風險的住民和醫療照護服務**：機構的臨床、非臨床和管理的領導者們應依據服務範圍，確認機構的高風險的住民和醫療照護服務，以利進行管理和預防風險。以某機構為例，領導者團隊基於機構的服務範圍和照護能力評估，經過討論和實證文獻查證，制定「高風險住民和高風險醫療照護作業辦法」，確認機構的高風險住民和醫療照護，例如失智者、依賴生命支持或昏迷的住民、有傳染病和免疫抑制住民、使用透析住民、易受傷害的老年住民、處於受虐風險的住民（其他詳見第2項），並明定各專業照護人員的權責及作業內容，例如此機構規定當入住評估確認高風險個案時，負責評估的護理師要立即建立資料庫、記錄，交由專業團隊討論處理，再由照護團隊與住民、家屬制定共同決策的照護契約。

2. **制定指引下列高風險住民和醫療照護的制度規範**：機構應至少為下列處於風險的特定群體或高風險的醫療照護制定作業辦法／指引／準則，以有效降低相關的風險。由這些制度規範的內容涉及多種專業的協作事項和方法，因此其制定應確認如何進行規劃（例如組成跨專業小組、參考臨床指引或路徑）、取得有助於照護團隊有效運作的文件資料、須取得住民知情同意的情況、須被監測的重要事項（例如危急值通報、緊急呼叫鈴的正確使用、藥品不良反應）、醫療照護參與人員的特定資格和技能、提供醫療照護所須的特定醫療設備的可得性和使用。

   (1) 住民急救：住民雖然身體狀態並無重大改變而呈疾病狀態中的穩定，但隨時可能會有快速或極大變化，照護團隊須進行急救措施。由於機構通常沒有專任醫師，所以除了應訂有住民急救程序之外，

也須制定轉診作業辦法，並培訓工作人員，使其具備適合的急救知識與技能。以北部某機構為例，該機構由機構護理主管召集照護團隊成員代表（包含來自特約醫療機構和社區藥局的醫事人員），參考美國心臟學會（AHA，2017）的「2017成人基礎生命支持（BLS）和心肺復甦（CPR）」和「2017心肺復甦與心血管急救（ECC）推薦要點國際共識」、當地衛生主管機關的法令要求以及急救相關醫學會的標準，完成下列事項：

A. 訂立的「急救標準作業程序」。

B. 全院工作人都應接受訓練以領取「成人基礎生命支持（BLS）和心肺復甦（CPR）」證書（必須每年更新）。

C. 依據機構的區域空間劃分責任區，建立機構急救的快速反應系統（Rapid Response System, RRS）（Winters et al., 2013）與確認責任區執行急救措施的成員；緊急狀況發生時，發現者或被知會者（機構內任何一位工作人員）判斷須要急救時，立即通知總機廣播急救代碼，啓動此急救系統。

D. 與附近診所與鄰近醫院訂定合約，確認特約醫療機構的醫護人員具備所須的急救技能與證書以及備有適當的急救設備和藥材，在住民突發危急的情況能及時轉院處理。

E. 依法令要求和實務須要設置急救設備和藥材，並定期檢查完備情形和有效期限。

F. 每年至少兩次演練／突發測試高風險住民之急救，並於演練／測試後檢討演練內容。

(2) 高風險藥品的使用：機構的住民經常帶有多重疾病或日常生活活動功能受限，須仰賴他人的協助，且經常是同時使用多種的藥品，所以使用高風險的藥品（例如高警訊藥品）的情況也很多，其可

能風險包括(1)藥品本身的安全風險：藥品已知或未知的不良反應
（ADR），由藥品的理化特性所決定；和(2)外在因素造成的風險：
包括藥品研發、生產過程中設計不合理或控制不嚴導致的產品缺
陷，藥品供應過程中的保管、儲藏不當，藥品使用過程中的用藥
不當、調劑差錯、超劑量用藥等所帶來的風險等（辛、曾、劉，
2013）。因此，機構須要進行藥品風險管理。藥品風險管理的概念
最早來源於美國FDA，是在藥品生命週期內（研製、生產、銷售、
使用等），設計一個反復持續的管理過程。住民多重用藥過程中的
風險主要由人為因素引起，即醫師、藥師、護理師等醫事人員或住
民的用藥知識缺乏、疏忽大意等造成對人體的藥源性損害。機構要
對住民藥品使用的風險實施全面監控，並保障合理、安全用藥。以
某機構為例，該機構的藥事管理小組建立藥品的監控程序如下：

A. 落實給藥時三讀五對。

B. 每週固定檢查醫囑、給藥單、藥品包裝及容器標示、治療等是否
   一致。

C. 特約或機構的藥師：每月檢查住民是否有重複用藥、藥品衝突、
   使用藥品的禁忌（例如使用氫離子幫浦抑制劑可能增加骨折風險
   等）、藥品與食物的加成或抑制作用等，並提供照護團隊具體建
   議。

D. 針對「使用高風險藥品或治療」的住民，成立藥師、醫師、護理
   師、營養師等的跨專業討論及監控高風險的藥品或治療。

(3) 依賴生命支持住民或昏迷住民的醫療照護和服務：機構依據主管機
    關核准的服務範圍和具備的照護能力與設備，若照護處於急性後期
    依賴生命支持或昏迷的住民，則必須制定相應的照護和服務辦法。
    以某機構為例，針對昏迷或使用維生設備之住民，其照護團隊制定

和依據「昏迷和使用維生設備照護作業辦法」，提供相關的醫療照護和服務，內容簡述如下：

A. 昏迷住民：係指對外界刺激無法達成神經學完整反應者，依GCS定義15分為清醒住民，3分為重度昏迷住民。重度昏迷住民指處於深度失去意識的狀態，住民無法被喚醒，對光和聲音沒有反應，沒有睡眠驚醒週期，也不能隨意活動者。

B. 使用維生設備住民：能維持住民生命延續之設備，如呼吸器、心臟節律器、血液透析設備、管灌／靜脈輸注營養等。

C. 昏迷住民的照護重點：包括(a)注意生命徵象及意識變化，並給予知覺刺激照護；(b)滿足營養需求；(c)注意姿勢變換，預防壓瘡；(d)提供被動運動照護，預防關節攣縮；(e)由醫護人員告知住民家屬／照顧者非預期結果的訊息。

D. 使用維生設備住民的照護重點：包括(a)注意生命徵象及意識變化，住民如屬昏迷應依昏迷照護重點處理；(b)滿足營養需求；(c)滿足活動需求，依其能力給予主動或被動運動，必要時照會復健科；(d)提供心理需求活動；(e)機構具備照護資格的護理人員應每日評估住民狀況及維生設備使用之必要性；(f)使用各種維生設備都應依規定記錄於住民臨床紀錄中，例如住民各時段生命徵象之變化由護理人員填寫〈特殊護理紀錄單〉，使用呼吸器者由具呼吸治療師資格的人員填寫〈呼吸監護紀錄單〉；(g)若預期住民長久昏迷且須使用維生設備，由合格醫師對家屬詳細說明預後，提供後續照護資訊；(h)維生設備更新及保養由各專業人員管理，各種維生設備設有維修規定及保養測試紀錄，以維護其正常功能運作。

(4) 傳染病住民和免疫抑制住民的醫療照護和服務：機構的住民較年

長、多重慢性疾病、免疫力差、管路放置率高、認知功能較差，或活動功能障礙較嚴重等因素；加上長期居住在不很寬敞的環境，有較多固定的團體活動、團體用餐等密集接觸的生活方式；假若照護人員對於衛生疏忽，很容易讓住民暴露於病原菌中遭受到感染。一旦有病原體於該環境中，很容易引起機構群聚感染（Nicolle, 2000）。機構住民的皮膚、口咽和泌尿道等器官，很容易提供許多疾病和感染的傳播機會。機構有傳染病和免疫抑制住民的照護和服務目的是由感染管制人員及醫護團隊的努力，將機構內感染管制減至最低的程度。所以機構須由照護團隊的每一位成員努力，將機構內感染管制減至最低的程度。以某機構為例，照護團隊依據機構的「感染管制手冊」中的指引和規範，提供有傳染病和免疫抑制住民的醫療照護和服務，其原則如下：

A. 新入住機構住民隔離三天：預防住民由社區帶感染源入住。

B. 由醫院返回機構隔離三天：一般住民入住急性醫院期間，有可能已成為致病菌移生的對象，當再回到機構時，便將其抗藥性菌種帶回機構內，傳播給其他易感宿主（例如免疫抑制住民）的來源。

C. 有相似的上呼吸道感染的住民，集中照護隔離至改善。

D. 有相似的腸胃道感染的住民，集中照護隔離至改善。

E. 有不明原因發燒的住民，集中照護隔離至改善。

F. 常見的抗藥性菌種之住民，就地隔離至改善。

G. 工作人員洗手五時機，洗手方法和時間要對。

H. 依據病原特性，對機構環境採取全面性之消毒措施。

I. 若傳染病住民數據擴大時，要通報衛生主管機關，並停止收新入住者。

(5) 透析住民的醫療照護和服務：腎衰竭末期住民須要接受腎臟替代治療才能維持和延續生命，腎臟替代治療方法有血液透析、腹膜透析、腎臟移植。透析住民是：使用血液透析或腹膜透析的腎臟替代治療之住民。透析住民多帶有慢性疼痛、疲憊、無望感等照護問題（蘇淑惠、吳淑榕，2007）。但長期血液透析住民的無望感可透過家人、親友的支持而改善，進而讓透析住民願意遵行飲食控制等自我照顧行為（李瑜弘、王瑞霞，2001）。透析住民生理上的變化，如腹膜透析液滲漏、腹膜炎等併發症是腹膜透析治療中斷乃至失敗的重要原因；而血液透析最常見的急性併發症是低血壓等。所以透析住民的照護和服務，重點在於協助個案適應疾病帶來的身體變化，最後能獲得心靈平靜，重新面對生活。以某機構為例，機構護理主管召集特約醫院專科醫師和營養師、特約社區藥局藥師，參考專業標準／指引以及文獻，制定「血液透析住民照護作業辦法」，其醫療照護和服務要點簡述如下：

A. 透析管路：保護管路通暢、預防導管滲血，預防管路感染，預防導管位置不良、移位、堵塞或包裹所致的透析液引流不暢。

B. 飲食與營養：維持蛋白質攝取≥1.2g/kg/天、熱量≥30kcal/kg/天，嚴格控制水、鈉、鉀、磷質的攝取量。

C. 藥品指導：定時、定量服藥、使用活性維生素D等。

D. 舒適的透析治療環境。

E. 監測透析成效：請見下表1透析效果監測指標（林等人，2015）

表1　透析效果監測指標表

		血透	腹透
營養	Albumin	>3mg/dL	>3.5mg/dL
透量	KT/V	KT/V >1.2 每週3次；每次4小時	>0.9 （Doudigous公式）
控制貧血	Hct	>24%	>24%
	Hb	11-12g/dL	

註：KT/V為反映透析時血尿素氮下降情況的一個參數；
　　K：透析器尿素清除率；
　　T：每次透析時間；
　　V：尿素分布容積

F. 觀察透析併發症的症狀：貧血、凝血障礙、高血壓、鈣磷負荷、繼發性甲狀腺功能亢進、血糖值不穩定、神經病變、營養不良、皮膚色澤改變、瘙癢、乾燥。

(6) 血液及血液製品的使用：輸血有潛在的風險，只有在輸血益處大於潛在的風險時才考慮輸血；機構應確保醫療用血品質，讓輸血治療的住民能輸入安全的血液，並降低輸血後急性肺損傷以及各種輸血不良反應的風險。醫療財團法人臺灣血液基金會（2015）導入相關措施，包括男性捐血者的血漿優先供應臨床輸血，對女性捐血者血漿使用分離術加測人類白血球抗體等，減少輸血不良反應的風險，並進一步協助建立全國性輸血不良反應通報系統。住民若須使用血液和血液製品時，機構應採用制定制度規範，指引使用適當的輸血療法，降低輸血風險，以保障住民安全。以某機構為例，機構由護理人員組織輸血（血液及血液製品使用）委員會，執行以下事務：

A. 與合約醫院討論有關輸血作業事宜。

B. 制定「輸血政策和作業辦法」、「血液製劑使用與管理作業辦

法」，規範血液及血液製劑的處理、使用及管理。輸血政策內容舉例如下：(a)應經過評估，只有在輸血益處大於潛在的風險時才考慮輸血；(b)須事先取得知情同意書；(c)輸血申請單必須包含足夠的臨床資料；(d)應在血液出庫前完成血型檢驗、血液交叉配合試驗及抗體篩檢檢驗；(e)血液和血液製品在輸注前必須經由兩名護理人員核對；(f)急輸大量血小板時，每輸注36單位，應加驗一次Hb及血小板濃度；(g)血庫應執行儀器設備、溫度及試劑之品質管理；(h)照護團隊要定時觀察住民輸血反應的處置。

C. 建置以住民為中心之「輸血安全」作業與環境。

D. 加強對機構內相關人員輸血醫學的教育訓練。

E. 建立機構內緊急用血之應變措施。

F. 至少每季在輸血委員會討論和研議關於血液及血液製劑之使用方式、副作用、異常事故之分析資料與改善預防。

(7) 鎮靜處置與照護：為有利於進行醫療處置或治療，經過訓練合格的醫護人員在評估之後始能給予住民鎮靜處置和照護。美國麻醉科醫學會（ASA）將鎮靜照護分為三級：

A. 輕度鎮靜（焦慮解離，鎮靜程度3級）：藥品作用後，住民仍可對口頭指令作正常回應，而會失去認知感及身體協調能力；但其呼吸和心血管功能未受影響。

B. 中度鎮靜／止痛（意識鎮靜，鎮靜程度2-1級）：藥品作用後，住民意識下降，仍可對口頭指令，或許當中伴隨輕柔的觸碰作有意向性回應，呼吸道仍能維持通暢，通氣量充足，心血管功能還可維持。

C. 重度鎮靜／止痛（意識鎮靜，鎮靜程度0級）：藥品作用後，住民意識下降至不容易被喚醒，而且只有重複性或痛覺刺激才會有

意向性回應，自行呼吸功能已受限制，自然呼吸量恐不足，須別人協助來維持呼吸道及通氣，但心血管功能還可維持。鎮靜藥品可讓中樞神經放鬆，減低焦慮；在精神科診療，此類藥品主要被用作暫時舒緩焦慮症狀以及治療因精神病症引致的失眠。在照顧重症住民，適時的使用鎮靜劑不但可以緩解疼痛，減少焦慮躁動。然而，長期使用鎮靜藥品會壓抑大腦，令人精神不振，智能減退，可能出現成癮現象，產生類似毒品的成癮現象。機構住民可能因鎮靜劑劑量高，自身代謝較差，容易出現中毒反應；症狀包括神志迷糊、口齒不清、步履不穩、影響注意和判斷力，增加意外受傷的風險；最嚴重的情況下可能會停止呼吸而死亡。酒精可以令鎮靜劑的效果變本加厲，如果住民同時飲酒和服用鎮靜劑，即使劑量不高，在「一加一等於三」的情況下，也同樣有機會導致中毒（杜、陳、鄭，2009）。所以，通常醫師都只在住民症狀特別難受或有助於進行治療處置時才開立鎮靜處方，並管制劑量大小和使用時間長短以及執行監測，以預防用藥不良反應和意外事件，減低成癮的機會。因此，機構要建立鎮靜處置和照護的臨床規範，以指引鎮靜藥品的使用和鎮靜照護的執行，確保住民安全和達到原定之鎮靜目標。以某機構為例，機構照護團隊（包含機構護理部主管、特約醫療機構的醫師、麻醉科醫師、藥師）參考美國麻醉學會的指引／準則和實證文獻，制定「鎮靜處置與照護作業辦法」，以指引執行安全的住民鎮靜處置，其要點舉例如下：

(a) 病史回顧，進行住民評估。

(b) 住民或家屬知情同意書之簽署。

(c) 執行鎮靜處置和照護的人員必須為須經過訓練合格的醫護人

員、或是麻醉、急診及重症科之專業醫師，同時必須具備處理或應變任何程度的鎮靜狀況之能力。

(d) 所有用在鎮靜的藥品均得機構認可，而須由合格護士給住民用藥，負責在進行鎮靜時之用藥劑量、了解其副作用及還原劑之用法。

(e) 在處置時的監控：監控期涵蓋在程序處置的前、中、後以致整個恢復過程。監控的參數應至少包含鎮靜的層面、呼吸之通氣功能及血循力學的數據。

(f) 監控與記錄住民狀況必須由合格護理人員來擔任，但當清醒度降至3以下，醫師必須在現場監控。

(g) 提供住民面臨緊急情況時之應變與處理。在5分鐘內可馬上請到有急救技術人員來支援。

(8) 易受傷害的老年住民、殘疾住民、嬰兒和兒童（如果有），以及處於受虐風險的群體的照護和服務：機構中若發現有老年住民受虐，是生活照護上相當嚴重的問題。若照護人員具有／面臨下列因素，則容易發生機構虐待事件，機構應採取措施加以預防：

A. 個人因素：對住民有負面觀感、過度疲勞、自覺工作不被尊重、個人人格特質等。

B. 工作因素：工作壓力重、工作量過多、工作時數長、工作要求多、缺乏專業訓練、欠缺行政支持等。機構若有易受傷害的住民族群，其保護工作應是針對所有生活功能與能力不良者面臨多元生活威脅、危險困境所設計出來之協助措施。若機構的受虐風險的住民有生命、身體、健康或自由之危難者：未得到基本生活照顧或扶養者；遭受身體或精神虐待、惡意遺棄、自由限制或妨害者；獨處於易發生危險或傷害之環境且無生活自理能力者；因殘

障、患病、遭受意外傷害或緊急事故須要立即救護者；其他經主
管機關認定須接受保護服務者，經機構社工通報確認，通報機構
預防虐待的專案小組（有醫師、護理師、社工師、照顧服務員）
接受照護和服務。機構專案小組在執行住民保護工作時，應至少
達到三項目標：

(a) 確認虐待事實：含轉介、資料收集、調查等。

(b) 介入處理、運用資源：含舉報、倫理考量、照顧管理等。

(c) 調整處理策略：含使用不同專業技巧、行政協調介入、促使
案主充權等（蔡，2005）。

(9) 認知障礙和失智住民的照護：認知障礙症狀不是正常老化過程的現
象，而是一群「疾病症狀」的統稱，是一種疾病；例如個案喪失的
記憶不會經由旁人提醒而想起，因而造成生活適應的困難（Raina &
Chander, 2016）。失智住民隨著年齡增長、疾病特性以及藥品鎮靜
作用影響，發生行為混亂、跌倒的意外事件次數增加。依據機構的
服務範圍，若有照護認知障礙和失智的住民時，機構照護團隊應提
供可改善失智者的認知功能症狀的照護和服務，例如認知及記憶訓
練（cognitive and memory training）、現實導向治療、藝術治療、
懷舊治療（reminiscence therapy）、音樂治療（musictherapy）、
園藝治療（horticulture therapy）、互動裝置設計等（鄭、林、徐，
2015）；如此可以重新啓發認知障礙者對外在環境的興趣，願意與
環境互動，甚至開口說話與溝通，減少行為混亂的發生。為預防認
知障礙和失智的住民發生跌倒，機構可從四方面採取措施，包含：

A. 照顧人員：提供防跌教育之專業知能。

B. 住民面：增強參與體適能活動動機、接受定期藥品副作用的評
估。

C. 制度面：汰換老舊輔具並定期確認輔具安全、落實防跌制度之行政管理。

D. 照護環境：營造安全生活環境（施、謝、馬、謝，2013）。認知障礙症者居住的環境會影響機構提供的照護品質，所以環境宜考量安全性、辨識性、可及性及可實踐性等以失智者為中心的環境設計，居住房間以單人為主，避免過度的視覺、聽覺刺激的環境，甚至可以預防跌倒。環境設計一般性考量：

(a) 安全性能：防災避難設施設備之性能，涉及逃生環境、防災感知、防災設備。便利性能：無障礙環境之性能，涉及空間配置，垂直動線與水平動線系統、輔具設備。

(b) 健康性能：照護作業環境之性能，涉及護理服務設施系統、生活照顧空間、復健訓練空間。

(c) 舒適性能：物理環境之性能，涉及採光、通風之居住品質、感染管控環境。另外，機構應考量適合認知障礙者遊走的花園，明亮的色澤，較開放的空間、牆壁不宜使用波紋及複雜圓點的設計、地板不宜有反光的設計、虛擬空間設計、多功能室、獨立的保護室等（黃，2004）。

(10) 約束器具的使用以及受約束住民的照護：美國Omnibus Budget Reconciliation Act（OBRA, 1987）法案實施後，促使機構朝向建構無約束的照護環境，並注重住民的權利。OBRA法案（1990）指出「機構住民有權利拒絕任何身體及化學約束」（Joint Commission on Accreditation of Healthcare Organizations, 1996）。Huang et al.（2014）研究指出機構唯一可以使用約束的條件是：其一為了治療；其二為了維持住民合宜的姿勢。另，「自立支援」是支援行為能力不足的被照顧者，使其可以自立生活。並主張「不約

束、不尿布、不臥床」照顧原則，協助住民提升自主生活能力，
減輕照顧負擔（大川彌生，2004）。「自立支援」是日本介護保
險的核心精神，兩大原則包含：

A. 所有人民都必須維持自己健康、避免失能。

B. 所有服務提供單位必須著重讓長者自立生活（大川彌生，
2009）。由以上資料顯示，若機構住民要使用約束則必須：

(a) 經過照護團隊評估：為了治療或維持姿勢，除了使用約束別
無他法。

(b) 住民、家屬同意。

(c) 約束器具以接觸住民身體面積最少，且住民可以自行解除為
最優先考量。

(d) 定時鬆綁約束器具。

(11) 臨終住民與安寧照護：機構住民帶有多重疾病及失能，且同時使
用多種的藥品，住民日漸衰老、退化，住民臨終的照護是機構要
面對的重要課題；所以要對住民、家屬、員工執行生命教育課
程、住民臨終照護，以提升機構中照護人員有能力及正向的態
度，照護臨終住民，以利達成機構中臨終住民的善終。此外，當
住民面臨必須依賴生命支持或昏迷時，可以提供符合住民和家屬
需求的合宜照護和服務，例如臨終關懷，以提升此類住民的照護
品質，避免不必要的痛苦與傷害。照護團隊可於早期了解住民和
家屬對於接受安寧療護和DNR的意向，主動提供相關訊息，並能
提供住民、家屬接受安寧療護和DNR決策的教育，協助確認住民
意識清楚時面對自己的醫療照護決策，尊重住民意願的表達。假
若住民有以下情況，照護方法應有所不相同：

A. 確認可接受「安寧療護」：機構住民、家屬、員工一起執行住

民臨終照護，能有助於達成住民的善終。

B. 未確認可接受「安寧療護」：機構須將臨終住民「送醫、由急診入住、醫院往生」，但這違背安寧療護以達成善終的原則。

3. 工作人員培訓：機構應訓練工作人員遵循上述相關制度規範的指引，依據住民健康狀況、專業標準和法令要求，執行評估作業、再評估作業，以及提供醫療照護給高風險的住民。政策、作業辦法和專業指引／準則是重要的工具，使工作人員理解這些高風險住民和高風險醫療照護，從而能夠以徹底的、合理的和統一規範的方式進行處理。臨床、非臨床和管理的領導者們有職責：辨識機構的高風險住民和高風險醫療照護、運用合作方式來制定有關政策和程序；以及訓練工作人員執行這些政策、作業辦法和專業指引／準則並進行考核和稽查。為監測和改善落實的程度，機構可使用PDCA（計畫、執行、查核、行動）方法：機構主管評估及確認：

(1) 制定最佳計畫方案。

(2) 機構人員依據計畫行動。

(3) 機構管理者與執行者一起檢討計畫和成果。

(4) 針對落差原因修正與調整。

參考文獻

Downton, J.H. (1993). Falls in the elderly. London: Edward Arnold, p. 128-30.

Huang, H.C., Huang, Y.T., Lin, K. C., & Kuo, Y. F. (2014). Risk factors associated with physical restraints in residential aged care facilities: a community-based epidemiological survey in Taiwan. Journal of Advanced Nursing, 70(1), 130-143.

Joint Commission on Accreditation of Healthcare Organizations. (1996). Insert of standards for three accreditation manuals. Joint Commission Perspectives, 16(1), RS1-8.

Nicolle, L.E. (2000). Infection control in long-term care facilities. Clinical Infection Disease, 31, 752-756.

Raina, S.K. & Chander, V. (2016). To evaluate the utility of 10 warning signs questionnaire in assessment of cognitive function among elderly people. Journal of Neurosciences in Rural Practice, 7(1), 168-170.

Winters, B.D., Weaver, S.J., Pfoh, E.R., Yang, T., Pham, J.C., & Dy, S.M. (2013). Rapid-response systems as a patient safety strategy: A systematic review. Ann Intern Med, 158 (5 Part 2), 417-425.

大川彌生（2004）。介護保険サービスとリハビリテーション：ICF に立った自立支援の理念と技法。日本東京：中央法規出版。

大川彌生（2009）。Medical and Long-term Care for Older Population：An ICF Perspective. Journal of Japan Academy of Gerontological Nursing, 13(2), 18.

李瑜弘、王瑞霞（2001）。長期血液透析住民之無助感、社會支持與自我照顧行為之相關探討。護理研究，9(2)，147-158。

杜漢祥、陳欽明、鄭高珍（2009）。止痛劑、鎮靜劑、抗精神病藥品及神經肌肉阻斷劑在嚴重敗血症住民之應用。台灣重症醫學會，10，36-39。

辛華雯、曾繁典、劉靜（2013）。藥品使用的風險管理。 藥品流行病學雜誌，22(4)，205-208。

林水龍、林志慶、李進昌、馮祥華、吳志仁、尤俊成、鄭志雄、賴銘南、宋俊明、周康茹、鄭元富、郭弘典（2005）。台灣血液透析診療指引。臺北：台灣腎臟醫學會。

施正芬、謝淑貞、馬秀玫、謝佳容（2013）。降低長期照護機構的精神障礙住民跌倒發生率之改善專案。護理雜誌，60(5)，82-89。

美國心臟學會（AHA，2017）。AHA成人基礎生命支持（BLS）、心肺復甦（CPR）、心肺復甦與心血管急救（ECC）推薦要點國際共識。（2017/12/03）取自：https://kknews.cc/zh-tw/health/l2228kz.html

黃耀榮（2004）。失智症照護空間之現況問題與建構趨勢。長期照護雜誌，7(4)，352-354。

蔡啓源（2005）。老人虐待與老人保護工作。社區發展季刊，108，185-197。

鄭家凱、林楚卿、徐業良（2015）。失智症患者非藥品治療之互動裝置設計。福祉科技與服務管理學刊，3(3)，347-348。

蘇淑惠、吳淑榕（2007）。照顧一位長期血液透析患者心理社會問題之護理經驗。澄清醫護管理雜誌，3(2)，58-64。

二、膳食供應和營養治療

JCI標準　應能常規提供符合住民的身體狀況及其臨床照護與服務需求的多樣化的營養膳食選擇。

解讀與實務應用

　　適合的膳食和營養對於住民的幸福感、生活品質、和體力／疾病復原是重要的。在學理上，胃部和小腸因機械性擴張所造成的飽腹感，可以讓人有滿足、幸福感。雖然這種幸福感、滿足感很短暫，卻也能讓人樂此不疲。合宜的營養可以促進疾病的復原，提升住民的生活品質。膳食營養攝取除考量住民須要的食材及烹飪常規外，也要定時做口腔護理，定期檢

查、洗牙及牙齒治療。由於機構住民的「口腔」及「腸胃道」老化，常會影響平時飲食及營養攝取。口腔方面因牙齒鬆脫或假牙不合，食物殘渣容易卡在牙齒；或進食時假牙摩擦疼痛，導致無法咬碎食物而不願進食。另一面，老化過程使味覺及嗅覺變差，口味變重或食慾下降。住民在腸胃道方面則因腸胃酵素、消化液分泌減少，腸胃蠕動及吸收功能變差，容易有消化不良、脹氣、便秘等問題（Guyton，1998）。

實證研究顯示，機構老年住民常有營養問題，例如因不當攝食引起的營養不足、過度攝食所引起的營養過剩、特殊營養素的缺乏、不正常比例攝食所引起的營養不均衡（Lou, Dai, Huang, & Yu, 2007；李世代、廖茵英，2004），老年住民若是營養不足，則易造成壓瘡、增加感染、造成傷口癒合緩慢、甚至造成失能及死亡；若是營養過剩，則易導致代謝症候群（Vanderwee et al., 2010; Scrimshaw & San Giovanni, 1997; Kerstetter, Holthausen, & Fitz, 1992）。有鑒於此，機構應根據住民需求的評估（例如年齡、身體狀況、疾病類別與需求、生活習慣、宗教、或飲食偏好）以及機構規劃的照護和服務，開立適合的個別化膳食、營養醫囑，常規提供住民多樣且適合的膳食或營養照護，以改善或維持住民的營養狀況。機構膳食要使住民感受幸福感、生命品質和復原須要的營養，應至少完成下列事項：

1. 依據住民營養評估結果確認其所須的膳食服務和營養照護：

   (1) 依據評估結果開立膳食處方或營養治療醫囑並記載於住民紀錄：機構應在住民剛入住時和照護期間評估住民對於膳食的需求以及是否面臨營養風險。機構通常透過初始評估收集與膳食服務或營養照護有關的訊息，例如年齡、文化、信仰／習俗、飲食偏好、身體狀況、初步營養篩檢，若發現有營養風險，則會對住民做進一步的專業營養評估，以提供個人化的膳食服務和營養照護。照護團隊應根

據初始評估和／或深度營養評估結果，確認住民的身體狀況和照護需求，擬定個人化的膳食服務和營養照護計畫、開立膳食處方和／或營養治療醫囑，並將之記錄在住民的臨床紀錄中，以利跨專業的溝通、協調和成效評值。以某機構為例，住民紀錄的入住初始評估由護理師執行並記錄，包含體重、飲食偏好、營養情況、可進食的種類、有無管路、驗血報告等與膳食營養有關的資料。

(2) 由營養師審查和核准膳食處方或營養治療醫囑的營養適當性：若經初始評估結果確認住民沒有面臨營養風險或沒有營養治療醫囑時，護理師會依據新進住民以上資料開立符合住民年齡、文化和飲食偏好、身體狀況的膳食單，並照會營養師評估適當性與設計多樣選擇的循環菜單。若經初始評估發現住民處於營養風險須要進行深度營養評估時，則營養師應訪視住民進行深度營養評估，依據評估結果擬定適宜的營養治療計畫，和醫師討論住民的營養照護問題與計畫，建議醫師開立符合病情的飲食醫囑，再由護理師依據醫師飲食醫囑，協助住民訂購符合需求之餐食。若醫師到機構巡查後開立營養治療醫囑時，營養師應負責審查和核准醫囑的營養適當性，以確立住民膳食內容（例如循環菜單）和／或執行營養治療醫囑。

2. 提供多樣化、適合的膳食選擇：為符合住民在不同身體狀況下之營養需求，營養師應設計不同的飲食類別（例如普通餐、治療餐、乳糜餐）、食物質地（溫和、剁碎、半流、清流、低渣、管灌）以及食物限制（熱量、限水、限鹽、限制醣類、限鉀、低普林、低膽固醇、高蛋白、素食、高纖維、糖尿）的餐飲，並彙編成冊，以供護理師協助住民依據飲食醫囑選擇合適的膳食。若住民因生理機能退化或因疾病須要膳食提供營養恢復體力時，其食慾較不好，則須要少量多餐，補充蔬菜、水果、海鮮、貝類等多樣化食物；高蛋白的食物對衰弱住民傷口和消除疲勞修

復身體的組織有很好的促進作用，例如牛奶、肉類、豬肝、蛋和黃豆這些高蛋白低脂肪食物可以修補傷口，並促進癒合。若發現住民腸胃不適、咀嚼功能不佳或有吞嚥問題時，則可提供細碎或質地較軟的食材做變化，提供不同質地的飲食，例如糊食、營養粥、細碎、剪碎或軟食等，並定時做口腔護理，定期檢查、洗牙及牙齒治療。當住民因疾病須要治療飲食時，機構應提供糖尿病、腎臟病、少鹽的飲食等。若住民使用管路灌食，機構應提供管灌食物或商業配方奶及新鮮水果汁等。熱量的攝取也應注意，以65歲以上老年人的爲例，其基本之熱量需求約在每公斤體重30大卡，65歲以上女性的每日膳食營養素參考攝取量適度熱量爲1900大卡、男性爲2150大卡（王、許、吳，2015），然而，對於長期臥床者而言，其熱量需求約只須每公斤體重25-30大卡，若發現體重超重或肥胖者，則須減少總熱量500大卡。因此，機構應考量住民的食慾、偏好、口腔及腸胃道情況、攝取熱量以及營養均衡需求，以下列的烹調原則提供膳食和營養：

(1) 多樣化膳食選擇：提供住民三餐可選擇多種類的食物，經常變化更能確保攝取足夠且均衡的營養素；所以，食材選擇宜多變化，例如：魚、蛋、豆腐及豆製品等較軟的食物，是很好的蛋白質來源；豬、牛肉可選用梅花肉等較軟部位且含豐富鐵質；蔬菜類選用質地軟，像大番茄、白菜、蘿蔔、絲瓜、冬瓜、茄子及葉菜類的嫩葉，切成小丁或庖成細絲烹煮。

(2) 住民容易咀嚼：豬、牛肉切丁或切絲，應逆紋切斷肉的纖維，例如瘦絞肉做成肉丸，加豆腐、太白粉或蛋鎖住水分，使成品較嫩。

(3) 住民容易吞嚥：食材少用煎、炸方式，多用蒸、煮、燉、滷方式煮軟一點；但軟質飲食常須經過長時間烹調，易破壞食物中的維生素（尤其是B群），爲要攝取營養又能兼顧吃得安全，就要慎選食材

及掌握烹調原則。

(4) 增加視覺及利於排便：可在主食中添加番薯、芋頭、南瓜、蓮子等，增加顏色、味道及纖維量；青菜用較嫩的部分，切短一點；青菜、水果可以打成果菜汁，連渣一起喝；但是當住民有脹氣不適時，則可減少攝取韭菜、洋蔥、青椒、花椰菜等食材。

(5) 定期監測執行情況與成效：護理師或營養師定期監督執行情況。在新住民入住時，若初始評估依據文獻建議（Miller, Loh, Watterson, Fraser, & Nowson, 2008）及國民長期照護需要調查第二階段（王、許、吳，2015）之分析結果發現，若只取「體重減輕」及「身體質量指數」二題即可反應住民營養狀況。營養師每個月根據住民個別體重增減、身體質量指數、進食情況、生理變化、生化資料等，審查已規劃的膳食醫囑是否須要被調整，以適合現在營養狀況之住民的膳食單。針對營養高風險住民的營養，營養師須至少每月一次確認和監測（得視個別住民營養狀況增加頻次），並和機構的護理師、醫師、家屬或住民和管理的領導者們討論確認進食或營養情況。此外，照顧服務員協助每餐統計住民的進食量、進食情形（食慾）、剩餘品項與數量（如果有，拍照備查），記載於〈住民生活照顧服務紀錄表〉並每日回報主責護理師，針對住民營養攝取情形進行分析，再照會營養師評估供膳內容並視情況予以調整，以利維護住民的日常營養攝取適當性。

3. 住民、家屬和照護者須接受關於住民飲食的教育：基於膳食營養對於住民的健康維護或疾病治療的重要性，機構照護團隊應提供住民、照顧者和家屬關於膳食的衛教並加以記錄，尤其當由住民家屬或其他人為住民提供膳食之時；衛教內容應根據住民的照護和服務需求和計畫，至少包含哪些食物應禁忌、以及哪些食物和藥品有相互作用的資訊。長照服務

法（2017）第12條也已規定機構應提供長照服務包含膳食及營養服務、家屬教育服務等。因此，機構的營養師每年定期營養教育，可使用食物圖片教材，有助於住民、家屬和照護者提高營養知識、飲食態度及行為之成效。以某機構為例，其營養師制定有「營養衛教作業辦法」，針對有飲食限制之住民，當住民自備飲食時，可獲得相關飲食資訊。若住民須要進一步的營養衛教時，將由營養師提供完整及個別化的飲食衛教資訊。在衛教營養的執行方式，使用食物圖片、模型教材，以住民和照顧者較易理解的語言和方式進行溝通，以及要求回覆示教，將有較好的依從性（李等人，2016）。例如：實證研究指出使用食物圖片教材，教育受試者合適飲食，結果發現，受試者之體重、身體質量指數及血清總膽固醇濃度在營養教育後皆有顯著下降的情形；受試者之營養知識與飲食態度及飲食行為均呈顯著之正相關（李，2016）。

參考文獻

Kerstetter, J.E., Holthausen, B.A., & Fitz, P.A. (1992). Malnutrition in the institutionalized older adult. Journal of the American Dietetic Association, (9), 1109-1116.

Lou, M.F., Dai, Y.T., Huang, G.S., Yu, P.J. (2007). Nutritional status and health outcomes for older people with dementia living in institutions. Journal of Advanced Nursing, 60(5), 470-477.

Miller, M.D., Loh, W.N., Watterson, C., Fraser, A., & Nowson, C. (2008). Nutrition screening in long-term care facilities: an evaluation of the methodological quality of available instruments. CAB reviews: perspectives in agriculture, veterinary science, nutrition and natural resources, 3 (17), 1-8.

Scrimshaw, N.S., and San Giovanni, J.P. (1997). Synergism of nutrition infection and immunity an overview. Journal of Clinical Nutrition, 66(2), 464-477.

Vanderwee, K., Clays, E., Bocquaert, I., Gobert, M., Folens, B., & Defloor, T. (2010). Malnutrition and associated factors in elderly hospital patients a Belgian cross-sectional multi-centre study. Clinical Nutrition, 29(4), 469-47.

王果行、許瑞芬、吳敏瑄（2015）。第七版國人膳食營養素參考攝取量修訂紀要。臺灣營養學會雜誌，40(1)，53-60。

李世代、廖英茵（2004）。老人常見的營養問題——以長期照護機構老年住民之經驗爲例。護理雜誌，51(5)，21-6。

李佳玲（2016）。加護病房老年病人營養狀況、共病與預後之關係。中國醫藥大學護理學系碩士班學位論文；未發表。

李惠英、劉怡俊、吳怡雯、林妍君、陳香吟、林娉婷（2016）。運用食物圖片教材輔助個別化營養教育對慢性腎臟病人之飲食知識、態度、行爲成效。臺灣營養學會雜誌，41(1)，25-39。

JCI標準　依據住民的液體耐受度爲其補充水分。

解讀與實務應用

　　人體含水量會隨著年齡增長遞減，也會因爲肥胖、性別略有差異，一般人體液約占體重60～70%，老年人降到50%以下。水是人體細胞、組織的主要成分，大腦、肌肉、皮膚、肺、腎臟等，器官含水量都達該器官重量的70%，骨骼（約20%）、脂肪（約10%）則含水量較低。血液含水量超過90%，功能是運送氧氣、營養素，及細胞代謝後的廢棄物等。肝臟原可以代謝廢物或體脂肪，一旦身體體液不足，腎臟便無法發揮功能，這時肝臟就得負擔腎臟工作。肝功能就會減損代謝廢物功能，導致留在身體廢

物或脂肪愈來愈多（Ebersole, Hess, Touhy, & Jett, 2010）。

依據日本大塚製藥株式會社（2017）報告，水分進入人體的途徑有：(1)食物中含的水分或湯（約1,000ml）；(2)食物在身體代謝產生的水分（約300ml）；(3)喝水或飲料（約1,200-1,500ml）。不論任何時間身體的體液都不斷地消耗、蒸發及流失。水分流失的主要途徑為：(1)呼吸與汗水（平均約900ml）；(2)尿液（平均約1,500ml）；(3)糞便（平均約100ml）；每天每人約失去2,500ml的體液。當吸收與流失的水分相等時，人體內的體液才能正常運作。天氣炎熱及活動時會消耗較多的水分與電解質，所以建議一天必須攝取相等的水分，才能保持身體的恆常需要。

一般住民在活動時，常常忽略水分補充，往往都是在活動結束後才喝水，這時身體已經處於脫水狀態。下列活動也會讓身體流失較多的水分，所以機構住民起床、沐浴或活動後，要補充水分。在日常生活中，住民流失的水分其實比想像中來得多；因此，一定要多多注意水分和電解質的補充。

活動項目	活動時間	估計流失水分
入浴、泡湯（在40℃的熱水中）	10分鐘	500ml
步行（在30℃～34℃的氣溫下）	15分鐘	180ml
睡覺	8小時	350ml

當住民有特殊狀況時，例如活動、發燒、及腹瀉時，其飲水量就必須增加。人體體液不足時，不一定會呈現口渴症狀，反而有可能會出現譫妄等現象（Guyton, 1998）。補充水分要緩慢且舒服的喝，急促地喝下大量的水對身體並不好，因短時間大量的水會對腸胃刺激引起反嘔或來不及吸收就要排出，造成腎臟負擔。因此，照護機構住民時要注意每日水分的攝

取。所以，機構要依據住民的液體需要量爲其補充適當的水分，在實務上
至少完成下事項：

1. **衛教住民、家屬和／或照護者關於允許攝取的液體種類和數量以及適當
   補充水分的重要性**：所有住民在其臨床紀錄中都有根據他們的營養狀
   況和需求所開立的膳食醫囑，護理師和／或營養師應提供住民、家屬
   和／或照護者關於每日水分的攝取量、水分攝取來源、體液流失方式等
   衛教。

2. **鼓勵住民維持適當的攝液量**：喝水喝對時機，才能發揮好效果，機構護
   理師或照服員應安排住民在須要時，以30ml/Kg估算需要水量，一口一
   口慢慢喝水並記錄之，並鼓勵：

   (1) 一早起床喝杯水：能助排泄、預防便秘。人在睡眠狀態下，仍會因
       呼吸、流汗等，持續流失水分，一早起床總會口乾舌燥，此時，正
       是喝水的好時機。養成早上起床、刷牙後，喝一杯300ml溫開水的
       習慣，能降低血液濃度，促進血液循環，還能幫助腸胃加速蠕動，
       有助排泄、避免便秘。

   (2) 三餐之前喝杯水：啓動體內酵素，有效燃燒脂肪。機構可以安排飲
       水時間表：起床喝100～300ml溫開水，早餐牛奶、豆漿、或稀飯
       250ml，上午茶凍或水果一份，另補充水200～300ml，午餐湯一碗
       250ml，午覺起來吃茶凍或水果一份，另補充水200～300ml，晚餐
       湯一碗250ml，在不影響夜間睡眠時晚間可補充水200ml。每天每位
       住民至少1500ml的水分。

   (3) 液體攝取限制：有些慢性疾病或狀況須要限制液體攝取量和／或禁
       止攝取某些液體，心臟、肺水腫、洗腎、下肢水腫等疾病，護理師
       或照顧服務員應依醫囑限制住民的液體攝取。同時，住民和家屬必
       須被告知關於適當補充水分的重要性或任何建議禁止攝取的液體之

資訊。

參考文獻

Ebersole, P., Hess, P., Touhy, T.A., & Jett, K.F. (2010). Gerontological nursing & healthy aging (5th Ed). St. Louis, Mo.: Mosby.

Guyton, A.C.（1998）。蓋統生理學—生理及疾病機轉（6th ed.）。林富美譯。臺北：華杏。

日本大塚製藥株式會社（2017）。水分補給手冊。（2018/01/06）取自：https://www.otsuka.co.jp/

JCI標準　制定政策和程序管理靜脈和腸道管灌營養治療的準備、處理、儲存和配送。

解讀與實務應用

　　在初次評估時，機構的護理師若篩檢出可能存在營養風險的住民，則應照會機構或特約的營養師，以得到進一步的營養評估；當營養師發現住民確實存在營養風險時，應與醫師、護理師、照服員和供膳人員，如果可行，包括住民家屬，討論、規畫和提供營養治療。

　　由口進食是補充營養最好的方法，食物可經由胃腸道消化吸收；但有些住民因腸胃道功能不良、吞嚥障礙或是不能由口進食，則必須施予靜脈輸注或腸道管灌的營養治療方式。使用靜脈營養輸注液和腸道營養品對住民而言有其風險，例如汙染、變質、配伍禁忌、交互作用、併發症，因此機構須有效地管理；其中有一部分的風險來自靜脈和腸道營養產品的不適當儲存、準備、處理和配送作業，另一部分則來自使用的過程。為降低這種風險，機構及其特約專業人員應制定政策和程序，以指引照護團隊成員，並監測住民的營養狀況。在實務上，機構應至少完成下列事項：

1. 制定作業辦法指引靜脈營養輸注液和腸道營養品的準備、處理、儲存和配送：為減少在這些作業過程中的汙染、腐壞／過期和感染風險，機構必須依據法律、法規以及當今可被接受的操作常規，制定關於兩類營養治療品的準備、處理、儲存和配送的作業辦法、環境衛生與安全標準、人員衛生與安全守則。以某機構及其特約醫院和社區藥局為例，醫師、藥師、營養師、護理師及照護員等跨專業人員組成營養支持團隊（Nutrition Support Team, NST），參考法規、當今操作典範、實證文獻與專家意見，建立標準化作業辦法，以指導照護團隊成員關於營養治療的各個作業環節。內容簡述如下：

(1) 儲存與處理作業：

    A. 靜脈營養輸注液：儲存場所應有門禁管制，應比照機構藥庫規範，例如按標準擺放、包裝、標示、先進先出、溫度和濕度監測等。輸注液的原料藥應依據特性儲存於適當的儲存場地，並監測和記錄場地環境的溫度、濕度、光線和通風條件。靜脈營養輸注液應現配現用，且24小時內輸完，暫不輸注液時，應保存在4℃冰箱內，於輸注前0.5～1小時取出，以便在輸注時接近室溫。

    B. 腸道營養品：儲存場所應有門禁管制，應依機構庫存原則，例如按標準擺放、包裝、標示、先進先出、溫度和濕度監測等。若是自製配方，應儲放於有遮蓋或防塵簾的櫃子中，以避免汙染，在室溫下存放不可超過2小時，若置於冰箱中儲存不可超過24小時。若是商業配方，在室溫下存放不可超過4小時，未開罐的商業配方應放置在有遮蓋或防塵簾的料架上，在保存期限內，不必冷藏；若已開罐或當餐未灌食完畢，應加蓋密封、註明有效時間、冷藏保存，若超過24小時未使用即應丟棄。

(2) 準備作業：應依據營養治療的醫囑或處方，在獨立、符合潔淨標準

和安全的場地進行準備作業。製備過程時應確保製作者的衛生習慣、器具清潔和無菌操作技術，以減少汙染。以某機構和其特約醫院爲例，靜脈營養輸注液由特約醫院藥師領用所須藥品和耗材之後，執行手部衛生和穿著無菌操作服裝（乾淨且袖口有鬆緊帶的工作服、戴一次性手套、外科口罩和工作帽），進入醫院的PN調劑室（無塵室）使用無菌層流操作檯（laminar flow hood）進行調劑作業；腸道營養品（管灌品）由營養師開立合適之管灌品，註明配方種類及數量，並在獨立隔間和空調的管灌調配室進行調配和分裝作業。

(3) 配送作業：在配送調配後的靜脈營養輸注液和腸道營養品之前，應再次核對醫囑、管灌／用藥紀錄單、標示。在配送過程須注意保存條件和安全性，例如：應置放於有防塵的運送工具或容器中、所有的腸道營養商品應以整罐配送爲原則。

2. 制定作業辦法指引腸道和靜脈營養治療的使用：除了遵循醫囑、給藥／營養液三讀五對（含住民辨識）、無菌操作、住民紀錄的規範之外，在使用前和過程中須檢查營養品／輸注液的外觀是否符合規定，如發生標示不明、膨脹（罐裝）、滲漏、有異物、變色、混濁破乳等現象，均不得使用。其他的使用注意事項簡述如下：

(1) 靜脈營養輸注液的使用：因腸胃道失去功能或預期必須禁食超過7～14天的住民，導致不能經口或由腸道攝取足夠之營養，或所得到的營養素有明顯不足時，適合由腸外營養法來供給身體需要。靜脈營養法有二種：周邊靜脈營養法（Peripheral Parenteral Nutrition, PPN）和全靜脈營養療法（Total Parenteral Nutrition, TPN）。PPN多用在短期（7～10天）內須要靜脈營養輸液補充的住民／病人，一旦其能量需求增加或預期二星期內仍無法建立起腸道營養，則須考

慮進一步的TPN。給予靜脈營養輸注液時應至少遵循但不限於下列基本的使用注意事項：

A. 在使用前和過程中須檢查營養液的外觀是否符合規定，如發生滲漏、有異物、變色、混濁破乳等現象，均不得使用。

B. 若間歇性使用（指停止時間大於4小時，但在之後未再輸注液且將管路移除者）PPN或TPN，則管路及附屬設備每24小時更換；

C. 每次輸入營養溶液後及時用生理鹽水脈衝式沖管。

D. 不允許經此途徑給予任何藥品或抽血。

E. 當使用PPN時，因其所含熱量有限，故仍須鼓勵病患經口進食或儘早建立管灌飲食。

F. 當住民準備接受TPN治療時，須先經過營養支持治療小組（醫師、營養師、藥師及護理師）評估，內容包含各項檢查數值評估及用藥評估。

G. 住民情況穩定後由醫院回到機構前，應進行機構護理師的溝通和操作訓練（例如輸液配製、保存方式及給予的正確程序、點滴輸液套計算滴數、輸液管和敷料之更換等），做返機構前訓練；返回機構後，應持續追蹤，直至進食問題解決或停止靜脈輸注後結案。

(2) 腸道營養品的使用：無法經口進食或吞嚥困難，但腸胃道功能正常的住民，適合採用腸道營養法，以餵食管進食。目前由餵食管的置入途徑可分為經鼻置入和造口術兩大類，其給食方法可分為批式、間歇重力、連續等三種模式；若住民須管灌餵食的時間小於六週時，則建議選擇經鼻置入法，若對於長期鼻胃管依賴之住民則可採用最好有其他替代的方法（例如經皮內視鏡胃造口術）來維持腸胃道營養，且不須要忍受常常換管的痛苦及風險（Nicholson, Korman,

& Richardson, 2000；Metheny & Titler, 2001；黃彥皓、陳鼎達，2006；葉莉莉，2008）。給予腸道營養品時應至少遵循但不限於下列基本的使用注意事項：

A. 在醫院時由醫師、護理人員、營養師依住民的營養狀況、腸道消化和吸收的能力及灌食途徑，開立飲食醫囑，決定灌食方法及灌食配方。

B. 除非有醫囑，否則切忌將藥品倒入食物中，以避免食物與藥品發生交互作用；灌食時應確保製作者的衛生習慣及器具的清潔，以減少汙染。

C. 灌食濃度以1卡／ml爲原則，但可以依病人的適應情況加以調整。

D. 灌食量：依次灌時量以 200～250ml最理想，量太多有時易引起病人腹瀉及嘔吐。

E. 灌食速度要平均，不宜過速，以防止病人嘔吐。

F. 灌食溫度以接近體溫爲佳，商業配方若置冰箱存放，可於灌食前提早取出回溫至室溫再行灌食。

G. 灌食時及灌食後1小時內，將病人頭部抬高30～45°，以防灌食時灌食倒吸入呼吸道，清醒者盡量採坐姿灌食。

H. 住民情況穩定後由醫院回到機構前，應進行住民家屬、機構護理師的溝通和操作訓練（例如feeding pump），做返機構前訓練；返回機構後，應持續追蹤，直至進食問題解決或停止管灌後結案。

3. 監測住民在使用靜脈營養輸注液和腸道營養品時的營養狀況：照護團隊應觀察和記錄住民的營養治療狀況，以利採取相應措施，包含但不限於下列狀況：

(1) 住民對於營養治療的反應：觀察並記錄因使用靜脈營養輸注液和腸道營養品所導致的臨床異常表徵、藥品與營養食物的交互影響（Drug-Nutrient Interaction, DNI）（Boullata & Hudson, 2012）、不良反應、併發症，例如感染、腹瀉、便秘、管子阻塞、食物反吸入氣管、鼻咽糜爛、傷口滲液、水分過多、高張性脫水症、高血糖症、高或低血鉀症、高或低磷酸血症、低鈉血症。DNI最容易發生在於營養不良又必須要長期使用藥品的住民，它會導致疾病的惡化和產生不良的反應。須要靠藥師、營養師、護理人員早期發現，避免嚴重傷害。護理師針對使用TPN超過一週的住民主動追蹤及評估，評估是否有代謝性或感染性併發症之問題，針對問題與照護團隊討論處理方針，並在護理紀錄上記載及交班。若於機構內進行靜脈或腸道營養治療發生血糖過低、或發生合併症、或昏迷時，須立即安排救護車護送至醫院，由急診入住醫院接受檢查、治療。

(2) 治療的效果或達成照護目標的營養攝取量：當給予住民腸道營養時，照護團隊應監測與記錄住民的生化檢查值、臨床表徵及腸胃道症狀，再視情況調整腸道營養治療的方式，包含餐飲種類、營養素比例、總熱量等或改變灌食方式和途徑。在長時期的治療下，應監測營養指標、相關的生化檢驗值、水分攝入和排出量，以利做適當的調整。

(3) 當營養治療的類型和排程發生改變時：例如：當安排將漸進方式的靜脈輸注方式調整爲循環式之輸注模式時，護理師應在改變輸注量時監測血糖，因爲輸注液的葡萄糖濃度約爲15～20%，若要停止必須逐步降低葡萄糖濃度或以10%葡萄糖輸液取代，使胰島素分泌能慢慢調節，以免造成血糖過低現象。

(4) 任何會影響營養攝取的住民狀況變化：對接受靜脈營養的患者應進

行必要的醫學檢查。每日測量體重，準確記錄液體出入量，經常測定血清尿素、電解質和蛋白質濃度，以早期發現電解質和酸鹼平衡的紊亂與低蛋白血症。應用無脂肪的高滲靜脈營養時，應每日測定血糖和尿糖，以及時發現高糖血症及由它引起的滲透性利尿。給予住民全靜脈營養液時應隨時診測腸道活動、尿量、心律、呼吸、體溫及記錄水分輸出入量，並定期做血液生化檢驗。例如接受TPN治療的住民，應每週至少量3次體重、每日紀錄有無水腫或脫水徵狀、每週觀察24小時尿液及尿素氮、抽血驗電解質、驗cretinine/2週、每週驗血糖、鈣、鎂、磷等、每天記錄是否排便及糞便的堅硬度、每日觀察、評估與記錄注射部位敷料的清潔及乾燥情形、管道的通暢與固定情形、注射部位傷口的情形等。

參考文獻

Boullata, J.I. & Hudson, L.M. (2012). Drug-nutrient interaction: a broad view with implications for practice. Journal of the Academy of Nutrition and Dietetics, 112(4), 506-517.

Nicholson, F.B., Korman, M.G., & Richardson, M.A. (2000). Percutaneous endoscopic gastrostomy: A review of indications, complications and outcome. Journal of Gastroenterology and Hepatology, 15(1), 21-25.

Metheny, N.A., Titler, M.G. (2001). Assessing placement of tubes. American Journal of Nursing, 101(5), 36-44.

胡淑惠、劉明宜、歐盈如、游欣亭、宗靜文、侯嘉玲、陳玉桂、謝藍琪、蔡玲貞、許慧雅、郭常勝、吳紅蓮、洪若樸（2015）。疾病營養學。臺北：華杏。

國家網路醫藥（2017）。營養支持——腸道營養與靜脈營養。引用https://

www.kingnet.com.tw/knNew/news/single-article.html?

黃彥皓、陳鼎達（2006）。進食困難病人的營養評估與餵食管的選擇。基
　　礎醫學，21(4)，76-80。

葉莉莉（2008）。經皮內視鏡胃造口──長期營養支持的較佳選擇。長期
　　照護雜誌，12(1)，116-125。

陳郁慧（2010）。長照機構群聚偵測及處理。臺北：衛生署疾病管制局。

JCI標準　須爲經過評估處於營養風險的住民制定和執行營養計畫，而且
　　　　　住民對於此計畫的反應須被監測和記錄。

解讀與實務應用

　　營養照護對於機構的住民十分重要。營養師及其他照護團隊成員可
使用營養照護流程（Nutrition Care Process, NCP），包含評估、診斷、
介入和評值等個4步驟，對住民進行完整的營養照護（Crogan & Pasvogel,
2003; Lacey & Pritchett, 2003）。

　　當機構護理師在入住初始評估或日常照護、特約醫師到機構巡診的
過程中，運用營養篩查工具（例如MUST、NRS-2002、MNA-SF）發現住
民可能處於營養風險，則應照會營養師做進一步的營養評估（參看住民評
估章節關於營養風險的篩檢和評估之內容）。經過營養評估後，營養師應
根據營養評估所得資料確認住民是否存在著營養問題，若有則確立營養診
斷，再由營養師與照護團隊其他成員討論，依據住民的營養狀態、醫療需
求、個人期望及飲食喜好等，設計和執行個別化的營養照護計畫（營養介
入），並監測和記錄對於此計畫的反應。在實務上，機構應至少完下列事
項：

1. **營養師確認處於營養風險的住民之營養問題和原因**：針對護理人員篩檢

處於營養風險的住民，建議機構或特約的營養師應在時限內（例如72小時）內訪視和評估住民的營養健康狀態，並與醫護人員、家屬／照顧者（如果可能）共同討論住民所面臨的營養問題及其嚴重程度，分析營養不良原因（社會因素、疾病因素和／或用藥因素），然後針對問題與原因制定適當的營養計畫。例如：某機構照護團隊參考實證文獻後，採用Malnutrition Universal Risk Screening（MUST）工具（Elia, 2003; Rebecca, Claire, Mike, Alan, & Elia, 2006），評估發現某位由社區轉入的新住民面臨高度營養不良風險（BMI<18、過去三到六個月體重減輕6%、目前未處於急性病狀態；總體營養風險得分共3分），進一步調查飲食歷史，分析病史、身體診察發現和實驗室檢驗數據，計算營養需求量（包含熱量和三大營養素），發現此住民乃因牙齒不足、經濟侷限和服用三環抗鬱劑而導致食物供應不足、食慾下降、咀嚼不便，進而導致熱量攝取不足和營養不良。

2. **執行個別化的營養介入作業**：營養介入包括「計畫」與「執行」營養照護計畫。住民的營養問題可能是由多面向因素造成，通常涉及照護團隊的多個專業合作進行營養介入。針對住民營養問題的原因，依照住民的情況提出營養改善措施／計畫，並設定目標及執行的方式，以藉由營養介入去除原因，解決營養問題、徵候和症狀。營養介入可分為四個層面的措施（Lacey & Pritchett, 2003；金，2010）：

   (1) 食物及營養素給予（food and/or nutrient delivery）措施，例如維持目前飲食醫囑、建議更改營養處方、建議使用腸道營養、建議使用靜脈營養輸液。

   (2) 營養教育（nutrition education），例如均衡飲食、低血糖處理、加強認知。

   (3) 營養諮商（nutrition counseling）。

(4) 營養照護的協調（coordination of nutrition care）。

例如上述的個案，機構透過跨專業團隊合作執行完整的營養照護；針對其營養問題，特約醫院的醫師為其會診牙科醫師以處理牙齒不足的問題，會診精神科醫師診察憂鬱問題，照會社工師以協助處理經濟困境，並和營養師討論後制定營養介入和營養目標，例如採用調整食物質地和提供液體營養補充品兩類措施，預計增加攝取量和BMI達到19兩項目標。接著，營養師依據飲食醫囑，設計循環菜單和調配液體營養補充品，監督供膳人員烹調質地和口味適合的餐飲，並由護理人員／照服員觀察住民的食用情形。

3. 監測和記錄住民對於營養計畫的反應：營養監測的目的是要評值先前對住民所提供的介入措施是否有效，其內容與營養評估的項目相似，但不須再收集個人史資料，僅須包含飲食／營養相關史、體位測量、實驗室檢驗、營養相關身體診察。監測項目包含攝（灌）食量、體重、水分攝取量、I/O、消化吸收狀況、排便狀況、血液生化項目。此外，照護團隊應分工監測住民對於營養計畫的反應，例如食用情形、營養狀況變化、藥品和食物的交互作用不良反應，並進行營養評值與記錄。以某機構為例，對於存在營養風險的住民，營養師應按其風險程度定期評估住民的營養狀態和反應，包括是否有出現臨床異常表徵及腸胃道併發症，並在資訊系統上記載〈營養照護紀錄表〉並存於住民紀錄中。營養師在評估後，無須再次追蹤者將其結案，若住民仍存在營養相關問題，則與照護團隊討論並持續追蹤。

參考文獻

Crogan, N.L. & Pasvogel, A. (2003). Improving Nutrition Care for Nursing Home Residents Using the INRx Process. Journal of Nutrition for the

Elderly, 25 (3-4), 89-103.

Elia, M. (2003). Screening for malnutrition: a multidisciplinary responsibility. Development and use of the 'Malnutrition Universal Screening Tool' ('MUST') for adults. Malnutrition Advisory Group, a Standing Committee of BAPEN. Redditch: BAPEN.

Lacey, K., Pritchett, E. (2003). Nutrition care process and model: ADA adopts road map to quality care and outcomes management. Journal of American?Dietetic Association, 103(8), 1061-1072.

Rebecca, J.S., Claire, L.K., Mike, A.S., Alan, A.J., & Elia, M. (2006). 'Malnutrition Universal Screening Tool' predicts mortality and length of hospital stay in acutely ill elderly. British Journal of Nutrition, 95(2), 325-330.

金惠民（2010）。營養診斷融入營養照護流程的模式。臺灣膳食營養學雜誌，2(2)，1-8。

謝明哲、邱琬淳、葉松玲、張仙平編著（2015）。營養學實驗。臺北：五南出版。

三、疼痛管理

JCI標準　制定疼痛評估和管理制度以滿足住民的需求和支援所提供的照護和服務。

　　當機構自行提供住民疼痛管理時，此疼痛管理應被包含在照護和服務的計畫中。

解讀與實務應用

　　疼痛常常是機構住民體驗的一部分，很多機構住民因爲慢性／急性疾病、醫療照護、癌症和臨終，或不明原因而引發疼痛；不管疼痛的起因爲何，持續的疼痛而未獲得緩解會造成生理和心理的不良影響。2000年第二屆亞太地區疼痛控制學術研討會提出（麻醉論壇，2001），消除疼痛是基本的人權，疼痛控制的滿意度已經成爲發達國家醫療機構爲住民提供服務的重要指標之一。因此，住民有權得到恰當的疼痛照護，與住民和家屬溝通並教育他們關於疼痛和其症狀管理。

　　機構應尊重和支持住民疼痛評估和管理的權利，教育醫療照護專業人員關於疼痛評估和管理，採用有效的指引和準則指引照護人員，藉由初始評估和再評估確認住民疼痛的感受。當疼痛是治療、處置或檢查的預期效應時，照護人員應事先告知住民出現疼痛的可能性以及可用於疼痛管理的選擇方案。住民的疼痛須經由訓練合格的照護人員進行篩查和完整評估，以利提供適當的疼痛處置，達到最佳效果。在實務上，機構應基於服務範圍，建立一套適用的住民疼痛評估和管理的作業機制，至少完成下列事項：

1. 制定疼痛評估作業規範：機構照護人員應於初始評估和再評估的過程中辨識感受疼痛的住民（詳見住民疼痛評估章節的解說）。以某機構爲例，疼痛評估爲其常規作業，照護團隊執行住民疼痛的初次評估、並視實際需要進行再評估及／或持續評估，並以評估結果決定適當的處置措施，適當的處置包含藥品和非藥品措施。其護理人員依據「疼痛評估及處置作業辦法」，於住民入住時和當住民提出疼痛時進行疼痛篩檢（screening），以及在每天量生命徵象時定時疼痛篩檢。當住民的疼痛被確認時，住民應接受完整評估，以提供適當處置，達到最佳效果。例如：某機構規範住民疼痛評估評分≥5分者，q4h評估疼痛1次，直至疼

痛評估評<5分；特殊情況按醫囑行疼痛評估；當給予常規性／突發性的止痛藥之後每3個班皆須再進行評估。

2. **對疼痛住民進行疼痛管理**：機構照護團隊應根據專業指引和準則，明定執行疼痛照護計畫作業標準，建立疼痛住民制定個人化的疼痛照護計畫，管理住民的疼痛問題，以利解除住民疼痛，預防因疼痛而併發的身體和心理的不良反應。當執行改善疼痛的照護計畫時，若住民之疼痛處置措施不符合機構的照護和服務範圍或未見改善，必須將住民照會其他專業人員或轉介到能夠處理的醫療照護機構。以某機構為例，其疼痛照護計畫包括收案標準、照護之評估、疼痛控制目標、照護措施（非藥品和藥品）、結果評值等（含紀錄格式）。機構照護人員考慮住民的參與意願、參與能力、喜好、重要親友對此方法的支持以及禁忌症等，提供個人化的非藥品緩解疼痛的措施，包含舒適擺位、按摩、接觸療法、冷敷、熱敷、音樂療法、芳香療法、放鬆技巧等。若有依醫囑給予適當的止痛劑，須記載治療藥品名稱、劑量、給藥時間、可能發生的不良反應及處理、持續的疼痛評估指標、評估時間（頻率）等，並應仔細觀察治療效果及副作用，例如意識混亂、呼吸抑制、嗜睡、噁心嘔吐、口乾、尿液滯留、便秘、皮膚癢等。

3. **記載疼痛照護紀錄**：對住民之疼痛評估、再評估／持續評估、疼痛處置措施皆應予以記錄，紀錄的方式應能協助依據住民需求和機構制定的標準進行後續的常規再評估和追蹤作業。

   (1) 訂定疼痛紀錄的寫作準則：內容包括疼痛的程度、性質、部位、發生頻率、持續時間以及對日常生活的影響等，以及使用之包括再評估之追蹤，將評估結果記載於住民病程紀錄／護理病程紀錄／生命徵象紀錄單TPR sheet之中，並依法保存。

   (2) 記載疼痛評估時機、評估結果和處置措施之評值與追蹤事項。包括

給予止痛劑前，給予止痛劑後，30分鐘內完成，觀察藥效結果。若疼痛未改善，易須再依醫囑增加或改變藥品治療處置，直到疼痛緩解，並持續2～4小時評估。若疼痛持續無法改善，則須依住民疼痛導因，協助照會專科醫師，配合治療、修正護理措施，直到疼痛緩解，並完成紀錄。以某機構爲例，住民肺癌發生骨頭轉移之下背疼痛，護理師須記錄：某住民AM主訴今天11：30～12：00下背持續疼痛，經疼痛評估指數5分，雖已使用Fentanyl仍無法進食與睡眠，與醫師聯繫、依醫囑更換疼痛貼片後30分鐘已能進食入睡。

4. 與住民和家屬進行疼痛管理的溝通和教育：機構照護人員應根據個案需求、文化和宗教信仰，與住民和家屬溝通有關疼痛及其症狀處理，並提供相關教育（住民和家屬個別性或團體衛教），以改善住民疼痛，提升生活品質。衛教內容至少包括疼痛之認識、改善疼痛的方法，以及如何和照護人員配合以改善疼痛。當治療、處置或檢查會伴隨可預期的疼痛時，應事前告知住民及家屬疼痛的可能性，並提供疼痛控制的選擇。以某機構爲例，在新住民入住時除了會指導住民和家屬疼痛主訴之重要性以及機構改善疼痛之措施，並會至少每年辦理一次家屬認識改善疼痛的團體衛教，教育住民及家屬關於疼痛治療的權利、疼痛描述、藥品治療副作用、非藥品減輕疼痛的方法，並提供相關衛教手冊或單張，例如〈疼痛小冊子〉、〈疼痛的控制衛教單〉。另外，工作人員會在住房／病房張貼疼痛尺，床邊懸掛彩色止痛小貼紙，其內容涵蓋疼痛對人體的危害，和疼痛尺的正確使用方法；藉此，讓住民能夠說出疼痛的感受，以利和照護人員一起管理其疼痛問題。

5. 工作人員教育訓練與稽核：培訓照護人員有關疼痛的評估和管理之知識和技能。以某機構爲例，所有照護團隊的成員均須接受疼痛評估及處置之相關訓練課程；每年計畫性辦理疼痛照護的職前和在職的教育訓練，

各別至少一次，包括疼痛評估工具使用、藥品使用注意事項、非藥品舒緩疼痛的方法、照護計畫制定、住民和家屬溝通和衛教的方法、紀錄寫作。經過培訓後，照護團隊成員依據每季的住民疼痛照護紀錄，以PDCA手法教育修正照護計畫和疼痛相關作業指引；此外每年至少一次考核疼痛護理計畫的紀錄品質。

參考文獻

Oldenmenger, W., Sillevis, S., Van Dooren, S., Stoter, G., & Van Der Rijt, C. (2009). A systematic review on barriers hindering adequate cancer pain management and interventions to reduce them: A critical appraisal. European Journal of Cancer, 45(8), 1370-1380.

WHO (1996).WHO Cancer pain relief. (2017/12/25), http://apps.who.int/iris/bitstream/10665/37896/1/9241544821.pdf

麻醉論壇（2001）。第一屆亞太地區疼痛控制學術研討會。（2017/12/25）取自：http://www.mzlt.com/cgi-bin/topic.cgi?forum=4&topic=13&show=0

四、臨終照護與服務

JCI標準　機構應注重臨終照護需求。

　　　　　　對臨終住民的照護應最大程度地滿足其舒適和尊嚴。

解讀與實務應用

　　機構住民將會因日漸衰老、退化而必須面對臨終期的到來，住民的臨終照護（end-of-life care）是機構要面對的重要課題。「臨終照護」這個用詞在世界各地或學術研究文獻有類似的名稱，例如「臨終關懷」、「安寧照護／療護（hospice care）」、「終末照護（terminal care）」、「緩

和照護（palliative care）」、「善終照護（good-death/dying-well care）」等；雖然這些稱呼不盡相同，關心重點也不完全一樣，但是，其理念都是不把臨終住民的遭遇視為醫療事件（medical events），而認為是身為人必經的生命凋零，藉由照護團隊的多專業合作來解除臨終住民的身、心、靈痛苦，且照護家屬的哀傷，盡可能幫助住民達成最佳的生活品質及善終其人生的最後歲月。其根本目的都是經由臨終關懷組織或機構來實施結構化的整體方案，以提供住民及其家屬緩和性及支持性的照護。其目的在於幫助末期住民了解死亡，進而接納死亡的事實；另一目的則是希望給予住民家屬精神的支持，給予其承受事實的力量，進而坦然接受一切即將面對的問題。

英國國家臨終照護認證與六步驟計畫（National end of life qualifications and Six Steps Programme）（St Luke's Hospice Plymouth, 2013）主張臨終照護方案應包含：臨終到來時的討論、評估並進行照護計畫檢討、照護的協調、高品質照護的提供、臨終前的照護、死亡後的照護。從這六個步驟不難理解，臨終照護並非只是短暫一點，而是從臨終期的面對、期中照護，到往生後服務的整個歷程，這是一個前後串聯相連的歷程。在整體歷程中的每個步驟，臨終照護團隊都必須與住民和家屬充分地溝通與對談，了解他們的現況與需求，提供身體、心理、社會、靈性各層面的照護措施，支持照顧者與家屬並給予正確的訊息與適當的服務，且不斷的協調與修正照護計畫（蕭、釋、李，2017；衛生福利部，2013）。因此，機構的臨終照護方案必須被系統化地建制，包含（但不限於）培訓工作人員、評估和滿足住民和家屬的獨特需求、評值臨終照護的服務品質。在實務上，機構至少必須完成以下事項：

1. 培訓工作人員理解臨終住民的獨特需求：臨終住民對於受尊重的和富於同情心的照護有其獨特需求。為成全此需求，機構的所有工作人員都必

須知道臨終住民的獨特需求，在臨終的整個照護過程應關懷住民的舒適和尊嚴。為確保住民獲得適當的臨終照護，機構所有的工作人員都必須接受關於臨終住民需求的教育，了解瀕死現象，學習多層面需求評估和制定照護計畫的技能（例如臨終症狀評估與舒適照護、住民和家屬的哀傷輔導、遺體處理方式），以建立工作人員的正向態度及能力，對住民和家屬提供生命教育課程／衛教（例如瀕死現象及處理方式、住民及家屬接受臨終事實的輔導），執行住民臨終照護措施，幫助住民尊嚴地安然逝去。建議相關單位及專業人員共同參與，醫師、護理師、社工師、照顧服務員、物理與職能治療師、靈性關懷師、家屬、機構主任（院長）、志工……等。以某機構為例，護理部主管參與臺灣癌症安寧緩和醫學會、臺灣醫療繼續教育推廣學會、臺灣社區醫院協會及臺灣長期照護學會共同合作舉辦的「安寧緩和醫療照護之專業教育訓練營」，學習臨終照護的觀念、知識和技能，成為機構臨終照護模式的建構者，再搭配人力資源部門的員工年度教育訓練計畫，每年至少一次辦理臨終照護實務工作坊，依據機構的不同職類，例如：經營及管理者、護理師、社工人員、照顧服務員，制定學分要求和設計課程內容；另以慢性病、失智症和癌症的臨終照護範圍，邀專家學者擔任講師，帶領討論實際案例的臨終照護措施；除了辦理實務工作坊之外，也安排各職類人員到特約醫院的安寧病房參訪學習，並實地參與醫院的安寧團隊照護，以增進照護技能和信心。

2. **建置多專業合作的臨終照護模式：**與疾病治療的目的不同，臨終照護是一種緩和性及支持性的服務，須經由多專業的照護團隊提供臨終住民及家屬身體、心理、社會及靈性各層面的照護，其目的不在延長住民的瀕死期，而在協助臨終住民以症狀控制為優先，以提升生活品質，達到善終的目標，因此，臨終照護團隊應由多種專業人員組成，例如醫護人

員、社工人員、宗教人員、志工等，以共同合作的方式，邀請住民和家屬全程參與決策，幫助住民及家屬表達他們的感受和想法，經由完整的身體、心理、社會、靈性各層面需求的評估，制定臨終照護計畫，減輕或消除住民的身體疼痛、不適症狀或心理壓力，提供心靈上的扶持，以期讓住民有尊嚴、安祥而自然地走完人生最後一程，並協助家屬面對即將喪失親人的哀痛，以比較建設性的方式度過哀傷過程及妥善處理住民臨終事宜。為了滿足臨終住民和家屬對於臨終照護的多維度、獨特需求，機構應建置結合多專業的臨終照護模式。該模式至少具備下列組成事項：

(1) 根據住民和家屬的願望，提供適當的緩和照護。

(2) 謹慎處理諸如大體捐贈和器官捐贈等敏感問題。

(3) 尊重住民的預先安排以及提供事前指引的流程。

(4) 尊重住民的價值觀、宗教和文化偏好。

(5) 讓住民和家屬參與整個照護過程。

(6) 對住民和家屬的心理、情感、精神和文化需要予以關懷。以某機構為例，該機構臨終照護團隊制定「臨終照護服務作業辦法」，採行「全人」、「全家」、「全程」、「全隊」之「四全」照護模式（趙，2006）。「全人照護」係指團隊照護住民的生理、心理、社會和靈性的需求，而非只針對他的病況或某一器官來提供緩和照護。「全家照護」係指團隊不只關心臨終住民，也關心其家屬的感受，幫助家屬學習照顧技巧，提供家屬心靈輔導，並協助家屬紓解親人即將離去和往生後的悲傷。「全程照護」係指提供住民從臨終期到往生後的連貫性照護，也幫助家屬度過整個憂傷期。「全隊照護」係指團隊結合機構內部和特約醫療機構的多種專業人員，包含醫師、護理師、藥師、營養師、社工師、心理師、宗教人員及義工

等成員，共同提供臨終住民及家屬完整的照護和服務。

3. 滿足臨終住民和家屬的多維度需求之照護措施：

(1) 評估臨終照護需求：因為住民和家屬面對住民的臨終事件是一種動態過程，照護團隊應對臨終住民進行生理、心理、社會和靈性各層面進行評估和再評估，以滿足臨終住民及其家屬的個人化需求。以某機構為例，該機構參考全民健保安寧共同照護試辦方案（中央健康保險局，2014），制定評估內容舉例如下：住民身體狀況檢查與評估；臨終住民症狀評估；臨終住民及家屬的精神顧慮或需求，如絕望、痛苦、內疚或寬恕；臨終住民及家屬的心理狀態評估，如家庭關係、臨終住民及家屬對疾病的反應；臨終住民和家屬的宗教信仰需求評估（如果適用）；高危險傷慟家屬之評估，例如家屬是否有發生病理性悲傷反應的風險。

(2) 提供多層面的臨終照護措施：機構在住民臨終的整個照護過程，臨終照護團隊應根據住民和家屬的需求評估和住民對身後事的願望（胡，2012），尊重住民和家屬的預先安排以及提供事前指引的流程，共同參與擬定和施行臨終照護計畫，至少提供下列照護措施，以確保臨終住民與家屬獲得適當的照護措施：

A. 身體層面的照護措施：包含症狀（例如噁心和呼吸窘迫）與併發症的緩和照護、疼痛（如果有）的照護措施。

B. 其他層面的照護措施：滿足住民和家屬關於瀕死和悲傷的心理、情感、精神、文化與宗教需求的照護措施。

以某機構為例，其臨終照護計畫包含四個層面的照護措施，可以住民和家屬的獨特需求進行個人化的調整，內容簡述如下：

A. 身體層面的照護：包括症狀照護、疼痛照護（詳見疼痛評估與管理章節的說明）、身體舒適、清潔、翻身體位擺放，及預防併

發症，或合理處理原發症狀和併發症；亦應了解住民和家屬的願望，提供適當的治療以減輕症狀，最後協助遺體護理。

B. 心理層面的照護：包括了解住民和家屬的願望，妥善了解急救意向或大體捐贈和器官捐贈（須在病情變化前事先安排）等意願，以及對喪葬或告別式的安排；應尊重住民的價值觀、宗教和文化偏好；以及對住民和家屬的心理、情感、精神和文化需求予以關懷（含提供悲傷輔導；了解家屬對喪葬的安排，以備在合宜時間通知家屬，使其妥善處理）。

C. 社會層面的照護：

(a) 提供傾聽、陪伴，了解住民和家屬的需求，並讓住民和家屬參與整個照護過程；幫助完成遺願之圓夢計畫、或執行情緒輔導。若為無家屬者，應繼續協尋家屬，並事先與社會局及社會慈善單位（協辦喪葬者）聯繫後續處理事宜。

(b) 經濟方面，若了解住民有經濟上的困難，須由社工人員或機構其他人員協助聯繫政府資源和社會慈善團體，以支助醫療照護費用、喪葬費用，或協助辦理喪葬事宜。

D. 靈性層面的照護：透過安寧宗教師協助回顧人生，尋求生命意義，或透過宗教方式建立生命價值觀，如永生、升天堂、往西方極樂世界等圓滿臨終關懷理念。遺體護理措施應滿足住民和家屬的宗教和文化關切，請家屬一起參與（若家屬不願意不得勉強），沐浴更衣，可以配合家屬依宗教信仰不同要求禮佛誦經或採基督教、回教等習俗。

以下舉兩個實例說明照護措施與過程。某女性住民因其獨居、失能，由社會局轉介入住某長照機構；因腹痛就醫發現肝癌末期，社工與其會談時，住民表示不想治療和急救，希望能回老家看一看，並希望社工協助

辦理後事與處理遺物。經機構社工安排陪伴返家，並與其約30年沒聯繫的家人取得聯繫，並說明病情，但是家屬不願與該住民見面，爾後住民往生，機構通報社會局與慈善團體協助辦理後事。另一個實例是為了讓家屬參與臨終照護過程，某機構由一位護理師帶領家屬參與執行照護內容，包含增加陪伴時間、定期檢查尿布、維持皮膚乾燥、適當的告知、支持陪伴住民家屬、提供舒適環境、觀察呼吸次數（暫停15-30秒）、口腔分泌聚集無力吞嚥、處理方式抬高頭部、改變姿勢（15分鐘）、協助口腔護理、提醒避免抽痰、在疼痛時勿冒然停藥、雙眼荔枝膜處可濕紗覆蓋保持濕潤、引導家屬道別（輕聲細語）。最後依其宗教信仰，宣布死亡後，布置安靜的環境讓往生住民停放8小時，期間由家屬安排助念圓滿後再移至殯儀館。

4. 評值臨終照護品質：機構可從臨終照護的結構、過程和結果三種構面設定品質監測指標，並接受住民和家屬的評價，以分析臨終照護的品質表現並採用PDCA手法進行改善，避免遺憾之處。高、李和蔡（2014）研究設定癌末病人臨終照護的結構、過程和結果三個構面的品質指標。例如：「症狀緩解之藥品及處置的書面資料」為結構方面的指標；「病情告知多久一次」和「安寧團隊提供哀傷諮詢服務的追蹤」為過程方面的指標；「醫療花費」為結果方面的指標。以北部某緩和醫療病房善終評估（Appropriate Death）為例，照護團隊由身體照顧、自主性、情緒穩定度、溝通、生活連續性、結束等六項指標評估臨終照護品質（陳，2013）。從中住民與家屬自主性參與照護意願也得到的尊重，改善了住民的症狀與情緒，工作人員藉由語言與非語言提供住民和家屬心理層面之支持，使其焦慮與煩惱獲得紓解……，最後心願達成與家屬悲傷輔導。住民往生後，家屬的陳述如下：「因為有安寧照護團隊引導，不再害怕病情突然變化，有緊急的問題（疼痛和呼吸困難，嗎啡類的止痛藥

取得不方便等），可以電話聯繫溝通，得到立即的處理，所以全天候的即時諮詢服務，幫忙家屬的照顧能力與人力不足，提供協助和文化習俗的禁忌（如目前公寓不適合在家中往生等問題）；另外考量經濟負擔，提供安寧共照人員與主要照顧者協助處理及討論居家療護器材／輔具的租用費用，及須住院時能獲得院方同意及保險公司的給付等。另外往生後，安寧照護人員及志工們會定期詢問現在的生活是否須要協助（例如中低收入戶）及情緒上安撫，也適時會請社工人員加入參與社會福利條件申請，讓活著的家屬得到生活連續性的經濟支柱。

參考文獻

St Luke's Hospice Plymouth (2013). National end of life qualifications and Six Steps Programme. Accessed Dec. 12, 2017. http://www.skillsforcare.org.uk/ Document-library/Skills/End-of-life-care/Nationalendoflifequalificationsand SixStepsprogramme.pdf

Winn, P.A. & Dentino, A.N. (2004). Quality palliative care in long-term care settings. Journal of the American Medical Directors Association, 5(3), 197-206.

中央健康保險局（2014）。全民健康保險安寧共同照護試辦方案。（2017/12/30）取自：https://www.nhi.gov.tw/Resource/ bulletin/5639_1040032766-1.pdf

胡文郁（2012）。預立醫療照護計畫與預約善終。（2017/12/30）取自：http://www.fma.org.tw/2012/PP/E11-2%E8%83%A1%E6%96%87%E9%83%81. pdf

高以信、李楊成、蔡長松（2014）。癌末病人臨終照護品質指標的探討。內科學誌，25(4)，261-266。

陳榮基（2013）。以安寧療護維護善終。（2017/12/30）取自：http://www.lotus.org.tw/doc/%E4%BB%A5%E5%AE%89%E5%AF%A7%E7%B7%A9%E5%92%8C%E9%86%AB%E7%99%82%E7%B6%AD%E8%AD%B7%E5%96%84%E7%B5%82%EF%BC%88%E7%B6%B2%E7%AB%99%EF%BC%89.pdf

趙可式（2006）。安寧緩和療護理念與實務。於財團法人天主教康泰醫療教育基金會製作，安寧入門：醫療專業人員自學教材（3-51頁）。臺北：行政院衛生署國民健康管理局。

衛生福利部（2013）。安寧緩和醫療條例。（2017/12/30）取自：http://law.moj.gov.tw/LawClass/LawAll.aspx?PCode=L0020066

蕭玉霜、釋照量、李瑞全（2017）。長期照護之生命關懷反思——從失能到安寧療護之照顧公義。科學與社會，7(4)，96-108。

五、住民轉介

JCI標準 應有一個流程轉出住民到其他健康照護機構或是接受專家服務，以符合住民連續性照護與服務的需求。

解讀與實務應用

　　基於住民的情況與對於額外醫療照護和服務的需求，例如專科會診、治療、緊急服務或其他服務，機構須提供住民轉出服務，例如轉到醫院、物理治療機構、安寧照護機構，或其他的照護服務機構。依據衛生福利部（2017）「長期照顧服務法施行細則」第7條指出：明定醫療服務契約應包含轉介及諮詢方式及醫事人員支援機制。另外「長期照顧服務法施行細則」第8條要求：依本法第38條製作之紀錄，其內容應包括下列事

項：一、當事人之姓名、性別、出生年月日及地址。二、當事人須長照服務之身心狀況。三、當事人接受之照顧服務。四、長照服務人員執行業務情形。五、長照服務人員執行業務之年、月、日，並簽名或蓋章。

　　機構所制定的轉出流程確保其他外部的機構或專業服務能滿足住民連續性照護的需求。在實務上轉出服務必須至少完成下列事項：

1. 確認如何轉出的制度規範和作業流程：機構為妥善評估住民的轉出需求與確保在轉出過程中的連續性照護得到保障與品質監控，應依據法令要求和參考文獻，制定如何轉出住民的制度規範，例如「住民轉出管理辦法」。在該辦法中，明確記載如何依照住民需求，為住民尋找適合的外部照護機構和在轉運的整體過程中的相關作業辦法。

2. 訂定轉出工作職責：為了確保協助住民在轉出過程中獲得連續性的醫療照護與服務，機構應規範整體轉出流程中各項作業和職責。例如：某機構先依據照護住民的特性，評定適合的外部照護機構或是專業人員，確認這些機構或專業人員的收治意願和轉運條件之後與其訂定合作協議，並在「住民轉出管理辦法」明定轉出流程中的轉出評估、轉出聯絡（家屬與接受方）、轉送照護、職責交接、照護結果追蹤、資料紀錄等作業的方法以及人員職責。

3. 明定轉出評估標準：機構應建立明確的轉出評估標準，如：跌倒後骨折、意識昏迷或是家屬要求等，並指定合格人員遵循標準進行評估與記錄，若個別人員無法確認評估結果時，機構須明定第二意見諮詢專家或管道，以利依據住民的照護和服務需求，即時、正確地協助住民轉出至其所須的外部照護機構或是專業服務。

4. 規範護送者的資格與職責：為確保在轉出過程中的安全性和照護連續性，機構應依照第2點的協議內容，要求負責人員必須依據住民的照護需求，明確由轉出方或是接收方指派經過訓練或認證合格的人員負責護

送,備齊標準化的器材,並安排設施完整的交通工具,如:特別護士與加護型救護車,以確保住民在轉出過程的連續性照護。有些機構會與民營救護車公司訂立合約提供外轉交通服務,要求負責護送人員須記錄轉出護送前查核表和轉送過程監測資料,並且在轉出前應以電話聯繫進行交班與記錄,以確保接收轉出的外部機構或專業服務是有空餘床位或是服務調度。以某醫院附設機構為例,照護團隊依循當地法令要求、參考主管機關的督導考核標準、文獻(例如Etxebarria et al., 1998; Pesanka et al., 2009)和所屬醫院醫師的建議,其護送人員的資格和數量依據住民的轉運風險決定,並設計「住民轉運檢查表」,以利在將住民轉出時,護送人員能確保備妥必要的器材、設備和資料。此風險等級則依據住民的健康狀況和身體狀態判斷之:

(1) 一級:GCS14-15分、生命徵象穩定,由受過BLS訓練合格的照顧服務員或緊急醫療救護技術(Emergency Medical Technician, EMT)訓練合格的救護車駕駛人員執行護送。

(2) 二級:GCS13分以下、生命徵象穩定,由護理人員及照顧服務員執行護送。

(3) 三級:GCS13分以下、生命徵象不穩定、呼吸器使用者,由護理人員及照顧服務員執行護送,並由醫師評估是否加入其他專業人員。

(4) 若上述判斷標準不足或不適用時,則由機構護理人員和醫院支援機構的醫師討論後,依住民的臨床實際狀況安排護送人員。(參見本章節關於「轉運」的另外一家機構的轉運風險分類和護送人員資格與數量)。

5. 面臨轉出困難時的因應措施:如轉出困難時,機構應調派人力與所須設施,加強照護強度或依「住民照會制度」聯繫住民所須要的外部醫療照護機構或專業人員前往機構內照會,並充分與住民家屬溝通協調。在執

行因應措施期間，若原本預計的接收方已能配合轉出，則應立即協助住民移轉。

6. **確保落實執行作業流程**：為確保依據制度規範落實作業流程，除了教育訓練和現場稽核之外，機構應記載住民轉出的相關資訊以供查詢、追蹤和成效評估，例如：記載於一式三聯的「住民轉出紀錄單」，該表單內容應涵括： 住民之姓名、性別、出生年月日及地址、轉出目的、轉出條件、接收機構、接收科別、接收醫師、住民病史概述、住民現存用藥清單、住民現存照護需求（除轉出目的外）、長照服務人員執行業務情形、長照機構人員執行業務之年、月、日，並簽名或蓋章、接收方回覆治療內容、負責交班人員簽名等。此表單一式三聯，一聯供接收方記錄留存、一聯回覆住民接受治療的內容回傳至機構，最後一聯機構留存住民紀錄中。

參考文獻

Etxebarria, M.J., Serrano, S., Ruiz, R.D., Cia, M.T., Olaz, F., & López, J. (1998). Prospective application of risk scores in the interhospital transport of patients. European Journal of Emergency Medicine, 5(1), 13-17.

Pesanka, D. A., Greenhouse, P.K., Rack, L.L., Delucia, G.A., Perret, R.W., Scholle, C.C., Johnson, M.S., & Janov, C.L. (2009). Ticket to Ride: Reducing Handoff Risk During Hospital Patient Transport. Journal of Nursing Care Quality, 24(2), 109-115.

衛生福利部（2017）。長期照顧服務法施行細則總說明。（2018/03/15）取自：https://www.mohw.gov.tw/cp-18-9231-1.html

---

JCI標準 應確認接收的機構能滿足將轉出的住民連續性照護和服務的需

求。

解讀與實務應用

　　機構和醫療院所之間的照護轉接是危及住民安全的風險因素之一（Kohn, Corrigan, & Donaldson, 2000; Institute of Medicine, 2001, Wachter, 2008）。當轉出住民到其他機構時，機構必須確認接收機構提供的服務能滿足住民的需要，且有能力接收住民，並符合當地法令要求。這種判定應事先進行確認，而且該接收機構接收住民的意願以及轉出情況都必須用正式的或非正式的聯繫或協議的形式描述清楚。

　　事先確認能夠確保照護和服務的連續性，並確保住民的需求能被滿足。實務上，機構在轉出住民前至少須完成下列事項：

1. **事前確認轉出接收機構**：機構依據照護住民的特性評定適合的外部照護機構或是專業人員，確認這些機構或專業人員的收治意願和轉運條件之後，事先與其訂定合作協議，以某機構為例，協議內容至少包含：

(1) 轉出交接方式：從住民的初次聯繫開始提供紙本「住民臨床摘要」供接收方評估確認需求與照護資源是否符合、轉出前進行電話交接確認轉出前的住民現狀態、轉出時隨附「住民轉出紀錄單」提供住民到達接收方時，可立即接受適當的照護與供接收方回覆接收治療內容。

(2) 轉出方式：端視住民轉出目的與情況，分為機構自行轉出或是由接收方前來接收轉運。

(3) 轉出護送責任：如為機構自行轉出，機構負護送責任；接收方前來者，則為接收方負護送責任。唯無論何種轉出方式，轉出方負有妥善進行交接之義務。

(4) 轉出治療後的追蹤交接：轉出治療後的追蹤交接，分幾種時點進

行協議：A.住民治療完成可回轉前、B.住民治療完成但不回轉時、C.住民治療中約三至七天時、D.住民病情惡化時、E.住民死亡時。上述交接乃利用前述的「住民轉出紀錄單」第三聯作為追蹤交接記錄。

(5) 住民回轉的評估：由接收方評估確認住民生命徵象穩定、無急性治療需求以及後續長期照護所須之資源與設備（例如第3.5階或是第4階的呼吸器照護）。

(6) 回轉護送責任：由機構前往辦理回轉與擔負護送責任，以確保妥善進行住民交接與確認住民現況。接收單位亦須負妥善交接之責，確保機構與住民得到完整治療照護資訊。

為妥善評估住民的轉出需求與確保在轉出過程中的連續性照護得到保障與品質監控，透過「住民轉出管理辦法」規範中，機構人員應確認接收方的當時的收治意願和照護能力條件，能滿足住民連續性照護和服務的需求。

2. **訂定轉出時的文件聯繫**：轉出住民前的確認過程，建議經由「住民轉出紀錄單」與接收方聯繫，確認接收方的接收意願以及照護能力條件，例如：記載於一式三聯的「住民轉出紀錄單」，該表單內容至少包含：

(1) 轉出目的：例如：急性治療需要、狀態再評估需要（如：重大或傷殘、失智……）、慢性照護方案調整需要（如：血液透析、復健……）、其他社福需要（如：養老院）、家屬要求需要與其他。

(2) 轉出條件：係指上述住民轉出目的需要以及當聯繫的接收方同意接收時。

(3) 接收機構：舉凡急性與亞急性醫療機構（如：各級醫院、復健醫院、精神療養）、血液透析治療機構、物理治療所、特殊照護（例如失智症）之護理之家、養老院、其他機構等等。

(4) 接收單位、接收負責人。

(5) 住民病史概述：過去病史、過去住院史、手術史、藥品過敏史、飲食限制等。

(6) 住民現存用藥清單：內含藥品名稱（中、英文）、規格、單位、用法用量、起始使用日。

(7) 住民現存照護需求（除轉出目的外）：如管灌需求、呼吸道治療、復健治療……等。

(8) 轉出過程的情況與狀態監測：如：昏迷指數、生命徵象、靜脈輸液流量流速等。

(9) 接收方回覆治療內容：A.醫療類——出院診斷、治療經過、特殊檢驗、檢查結果、目前用藥；B.物理治療——治療種類、強度、頻率；C.血液透析治療——過濾流速、體重設定、透析期間生命徵象表現、最終脫水量；D.保險或社會福利支持——申請種類、後續申請所須文件證明、預期程序……等。

(10) 負責交班人員簽名。

參考文獻

Institute of Medicine (2001). Crossing the Quality Chasm: A New Health System for the 21st Century. Washington, DC: National Academies Press.

Kohn, L.T., Corrigan, J.M., Donaldson, M.S. (2000). To Err Is Human: Building a Safer Health System. Washington, DC: National Academy Press.

Wachter, R.M. (2008). Understanding Patient Safety. New York: McGraw-Hill.

JCI標準 應提供接收機構有關住民的臨床與非臨床情況，以及已提供的照護之書面摘要。

解讀與實務應用

　　為確保照護與服務的連續性，住民的資訊應隨同住民轉出時一併轉入給接收機構。當機構安排轉出時或已確知要轉出時，應明確向接收方描述住民的照護需求與現況，以及依據法令要求提供住民照護的書面摘要，將之隨住民轉出再交付予接收機構，以確保住民轉出後，得以最適合方式與效率接受後續的照護與服務，促進住民照護的連續性和滿足住民的需求。

　　在實務上，機構在轉出住民時應至少須完成下列事項：

1. **隨附住民臨床摘要**：機構住民轉出時，應提供該住民的臨床（參看第2項說明）與非臨床（例如：社會服務或保險申請時所須文件）的書面摘要，必須隨著機構住民轉出時，交予接收方機構，以確保住民的照護和服務的連續性。

2. **規範住民臨床摘要內容**：當機構轉出住民時，依據當地法令，例如「醫療法」（衛生福利部，2018）和「醫療法施行細則」（衛生福利部，2017），住民臨床摘要內容至少須要包括：

   (1) 描述住民現況：社會經濟家庭背景、日常活動與進食狀態、過去病史。

   (2) 重要病史與目前用藥及治療情形：如高血壓者，目前使用的藥品並描述日常血壓值；如糖尿病者，日常血糖值……等。

   (3) 最近一次生命徵象數據：各類檢查／檢驗結果、特殊管路及裝置（如：心臟節律器、腦室引流管等）、目前處理進度與仍須追蹤的檢查／檢驗報告）。

   (4) 後續須要處理的措施或方向：如感染處置、物理治療、深度的認知評估等。

3. **完整的藥品資訊清單**：除了上述的摘要內容，隨附住民轉出的摘要，還須備有住民過去的藥品過敏與三個月內（基於慢性處方箋最長開立三個

月,並可藉此推斷住民用藥處於穩定期或非穩定期與一般藥品使用下肝、腎功能追蹤的建議)曾使用的藥品清單以及現存使用中的藥品清單,用以提供接收方,後續得以完整評估尋找住民的臨床變化的可能性,例如:肝、腎功能的變化。

參考文獻

衛生福利部(2018)。醫療法。(2017/12/03)取自:http://law.moj.gov.tw/LawClass/LawAll.aspx?PCode=L0020021

衛生福利部(2017)。醫療法施行細則。(2017/12/03)取自:http://law.moj.gov.tw/LawClass/LawContent.aspx?PCODE=L0020023

JCI標準　住民轉出機構過程中,由一名合格的人員監測住民的狀況。

解讀與實務應用

　　住民直接轉出至其他醫療照護機構時,可能是一個簡單的轉送過程,陪同的人員僅須要保持警戒同時與住民維持對話的情況;但也有可能是護送一名須要持續護理照護與醫療監督的昏迷住民。儘管,這兩種情況的住民都須要得到適當的監測,然而,轉出時監護者的資質要求則有很大的不同。

　　因此,住民的情況與狀態決定著,轉出時由具有何種資質的人員監護全程。實務上,機構轉出住民時應規範住民轉出管理辦法,至少須完成下列事項:

1. **轉出過程有監護人員陪同**:為確保住民的連續性照護和服務,當住民直接從機構轉出時,須有監護人員全程陪同,該人員職責為:轉送途中與非昏迷住民對談說明、隨時注意住民的情況與狀態(基本包含:監測生命徵象、氧合與靜脈管路的暢通)、與接收方交接轉出過程中的訊息並

將上述內容完整記錄於一式三聯的「住民轉出紀錄單」中「轉出過程的情況與狀態監測」欄位，完成與接收方的交接後取回一聯交付轉出方留存，餘二聯由接收方留存與用於將來治療結束後，回覆簡要治療過程給轉出的機構。

2. **依據住民情況與狀態決定所須監護人員的資質**：轉出住民時的監護人員在資格方面，因須有面對突發狀況的因應能力（例如：住民突然意識改變無法維持正常呼吸功能或是血液動力學穩定），擁有「基礎生命支持訓練」（BLS）證照是最基本的要求。如果轉出時是處於情況不穩定或是昏迷狀態的住民，則應由具有「高級生命救護術」（ACLS）證照的人員或團隊全程陪同密切監護，以確保住民於轉出途中的連續性照護和服務。（參見本章節關於」住民轉運」的標準解說內容和實例）

JCI標準　住民轉出機構過程，必須被記載在住民紀錄中。

解讀與實務應用

住民直接轉出至其他醫療照護機構時，均須要將此過程記錄於住民紀錄中。紀錄內容應至少包括：接收機構名稱、同意接收者職務與姓名、轉出原因、轉出的任何特殊狀況（例如：接收方何時有空床、住民的狀態），此外，轉送過程中，住民的情況或狀態改變也須要被完整記錄（例如：住民死亡或須要復甦治療），機構制度規定的其他紀錄（例如：接收方護士或醫師簽名、轉送過程中監護人員的簽名）均須包括在此住民紀錄。

因此實務上，機構轉出住民時至少完成下列事項：

1. **轉出紀錄內容包括接收機構名稱與人員姓名**：為維持完整記錄住民轉出過程中，均已確保住民的連續性照護和服務，住民轉出過程須要記錄於

住民紀錄中，應使用「住民轉出紀錄單」清楚記載接收方機構名稱與同意接收的人員姓名與其職稱，用以確保接收方的接收能力與確認住民擁有治療床位，同時也確保接收方接收到住民的正確訊息，且是符合接收方的接收能力。

2. 轉出記錄內容也包括「住民轉出管理辦法」中所要求的其他資訊：住民轉出機構時，除了須備妥「住民轉出紀錄單」內容，還要隨附「住民臨床摘要」，內容簡述如下：

(1) 描述住民現況。

(2) 重要病史與目前用藥及治療情形。

(3) 最近一次生命徵象數據（各類檢查／檢驗結果、特殊管路及裝置、目前處理進度與仍須追蹤的檢查／檢驗報告）。

(4) 後續須要處理的措施或方向；明確向接收方描述住民的照護需求與現況。

(5) 住民過去的藥品過敏。

(6) 三個月內曾使用的藥品清單。

(7) 現存使用中的藥品清單；以利提供給接收方完整、正確且即時的住民資訊，以確保住民的連續性照護和服務。

　　各項的實務內容已簡述於前面的標準中，不在此贅述。

JCI標準　轉介、轉出或安排需求的服務之流程皆須考量轉運的需求。

解讀與實務應用

　　基於住民的診療照護需求和機構的服務範圍，機構會將住民轉介、轉出到到其他的醫療照護機構，或安排他們出外接受某些診療照護服務（例如：復健治療），也可能機構人員赴外轉運住民回機構。轉運護送應

屬於機構轉出／轉入照護流程的一部分，機構在將住民轉出、赴外接受診療照護和返回機構時，應依據住民的需求（健康情況和身體狀態）提供或安排轉運護送服務。轉運能夠自行活動、神智清楚且能表達的住民到其他醫療照護機構可能是一個簡單的過程，然而，也可能是轉運須要持續監護的昏迷住民。儘管兩者均須要轉運，但護送者的資質和數量、醫療設備和轉運交通工具的要求則有很大的不同。

　　轉運過程存在一些風險（Joint Commission International, 2014; Hains, Marks, Georgiou, & Westbrook, 2011; Lee et al., 2010），若未加以防範將導致不良事件，例如：因為未攜帶必要器材或沒有適當資格的護送者而造成住民在轉運過程損傷或死亡、車輛因沒有善加保養而發生拋錨或翻覆進而影響住民安危、來自轉運過程的感染與傳染。機構應依據住民需求和當地法令（例如「救護車裝備標準及管理辦法」、「救護車及救護車營業機構設置設立許可管理辦法」），制定轉運護送作業規範，進行感染預防與管控，並監測轉運服務的安全和品質，以指引工作人員提供住民適合的和安全的轉運護送服務。在實務上，機構應至少完成下列事項：

1. 依據住民需求提供適當的轉運護送服務：

　　(1) 轉運護送模式選定：機構應訂定符合住民轉運安全之作業標準，指引工作人員事先評估住民的健康情況和失能程度以判定運送風險等級，再依據此風險等級選定適合住民的轉運護送模式，包含確認護送人員的資格與數量、轉運途中所須的監測與維生設備、藥材、轉運交通工具與裝備、住民健康狀況改變或突發狀況之應變方式，及事先通知送達機構必備物等。以某機構附設為例，照護團隊參考衛生主管機關規範（例如：衛生福利部，2014）、機構間轉運安全的文獻（例如Warren, 2004; Joint Commission International, 2014; Hains, Marks, Georgiou, & Westbrook, 2011）、特約醫院的建議以

及機構服務範圍，制定機構間轉運安全作業辦法和轉運模式判斷準則，以在轉運前確認各個住民的轉運護送需求。其作業辦法包含轉運前準備、轉運過程中監護和送達後處理三個階段的作業重點。在轉運前，護理人員應評估住民的運送風險程度（分為A、B、C、D四級），依照風險程度規劃個別住民所須的轉運服務模式（參見下表），並以〈住民轉運安全檢查表〉進行出發前的確認。

類型	分級	住民健康情況（舉例）	設備和藥材	護送者人員	交通工具
緊急轉運	A級	1. 發燒38℃進行兩次退燒處置後體溫仍高於38.5℃者 2. 胃反抽咖啡渣樣液體50～100ml兩次、200ml一次且血壓下降或處理無效或胃反抽有鮮血 3. 持續抽筋或癲癇大發作 4. 呼吸喘及費力，合併給予氧氣後，血氧飽和濃度仍未達90%者 5. 呼吸暫停、血壓低於90/60 mmHg以下有休克症狀 6. 血壓大於180～190/100 mmHg且依醫囑服必要時使用降壓藥後1小時仍未降低 7. 連續嘔吐或拉肚子，給予止瀉劑且停用軟便及輕瀉劑仍無效	1. 必備設備：甦醒球及面罩、氧氣筒 2. 選擇設備：轉送型生理監視器（含：血氧飽和儀、心電圖監測儀）、急救包（急救藥品：含Epinephrine、Diazepam、Valium）、攜帶式吐氣末二氧化碳監測儀、其他	1. 護理人員 2. 插管或使用呼吸器之住民由醫師判斷是否須呼吸治療師跟送 3. 特約機構醫師（若必要時）	救護車（必要時使用加護型救護車）

類型	分級	住民健康情況 （舉例）	設備和藥材	護送者人員	交通工具
		8. 發燒嘔吐厲害，合併血液電解質異常 9. 緊急外傷，跌倒造成骨折意外或大量出血 10. 突然意識不清或改變或躁動不安 11. 心跳<50或>120次／分鐘			
一般轉運	B級	未達A級但正接受氧氣治療之住民	必備設備：氧氣筒	護理人員	救護車
	C級	情況穩定，目前無特殊症狀，但無法自行活動或自己上下車（臥床或使用輔具）	不須必備設備	1. 轉送人員（最好由經EMT訓練合格的駕駛人員擔任） 2. 照顧服務員	康復巴士或其他有協助輪椅或推床起降的車輛
	D級	情況穩定，目前無特殊症狀，可自行活動且能自己上下車	無	轉送人員（最好由經BLS訓練合格的駕駛人員擔任）	一般車輛（機構或親友）

(2) 轉運交通工具安排：機構可採用下列幾種方式提供轉運交通工具，包含機構自備。

(3) 交通工具（含救護車）、機構特約的交通工具、家屬或朋友提供或指定的交通工具。機構自有的交通工具必須符合其設置、車況和維護保養相關的法令。如果當地法令許可，機構可與廠商簽約，將轉運交通服務外包，例如縣市政府的復康巴士、其他機構或公司的救

護車，那麼機構必須確認廠商符合類似於機構自備交通工具的安全和品質管理，以保障住民和車輛安全。當轉運風險等級屬於D級時，可容許家屬或朋友自行提供一般的工具。

(4) 感染預防與管控：機構必須明確轉運哪些類型的住民可能會造成感染（含傳染疾病）的風險，並應實施因應的防範措施以降低感染風險；例如：運送人員的個人防護裝備（PPE）、交通工具的清潔與消毒程序。其他重點請詳見感染預防與管制章節的解說。以中部某機構為例，為降低住民轉運過程中可能發生之所有感染風險，感控小組參考文獻（例如Joint Commission International, 2014）和特約醫院的感控規範，制定「住民運送感染預防與管制作業辦法」，規範住民轉運之感染預防與管制措施、感控稽核作業，範圍包含所有用來轉運住民的交通工具之清潔、消毒、廢棄物處理。其作業規範簡述如下：

A. 住民感染管控：(a)對於一般住民之轉送，運送人員應採取標準防護措施（參見感染預防與管控章節關於隔離措施之解說）；(b)若已知為傳染性疾病住民，如呼吸道傳染、血液傳染或接觸傳染性疾病住民，應依據傳染途徑之不同採取相對應之隔離保護措施，且運送人員應減至最少；對所有住民均應注意隨時保持手部清潔，在接觸任何住民前後及脫除手套後以含消毒成分之洗手劑洗手。

B. 交通工具感染管控：(a)若為飛沫傳染或空氣傳染疾病住民，行車途中門窗不得開啟，駕駛人員與住民之間區隔窗應全程關閉。(b)若為飛沫傳染或空氣傳染疾病住民，最好使用駕駛人員與客艙間有分隔之交通工具，並將分隔之門窗關好。(c)若駕駛與客艙間無分隔，駕駛人員應戴上N-95以上口罩，同時必須使用空調，並

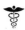

將駕駛艙與車外空氣連接閥打開，且將後方排氣扇開到最大，以製造客艙負壓環境。(d)參與住民的直接照護，包括搬運人員，應依隔離防護措施規定，穿戴相關個人防護裝備。(e)若為飛沫傳染或空氣傳染疾病住民，救護車每天載運住民完畢後，皆應以含氯消毒水（0.06%）擦拭消毒，並確實記錄。

C. 廢棄物之處理：(a)若為飛沫傳染或空氣傳染疾病住民，清潔人員應穿戴口罩、手套及隔離衣再進行清潔工作。(b)若為飛沫傳染或空氣傳染疾病住民，所有垃圾以感染性廢棄物處理，並雙層包裝和密封，切勿擠壓以免髒汙空氣溢出或扎傷。(c)若為血液、體液及排泄物之廢棄物，應裝在防水垃圾袋或容器中。

D. 護送人員的追蹤：若在護送住民後，有任何不適症狀，應立即就醫並通報感染管制專員；運送具傳染性疾病住民之人員，若運送後有症狀發生，須於症狀完全消失且清楚病因之後才可回到工作崗位。

2. **監測轉運護送服務的安全和品質**：無論提供住民何種轉運護送模式，機構應定期評估轉運護送服務的品質和安全，包括針對所提供或安排轉運服務的投訴的接待、評估和回饋。以中部某機構為例，其轉運服務由總務部統籌負責，護理部負責管理轉運過程的監護作業和藥材準備，感控專員負責稽查交通工具清潔消毒和廢棄物清理情形。其品質和安全管理事項包含：

(1) 每日總務課專人負責檢查車輛裝備的完整性並有紀錄可查，再由總務課長每月一次進行不定期稽核。

(2) 總務課長負責督導專人依據法令和車輛情況，如期執行委外的專業保養和檢測並有紀錄可查。

(3) 機構的每臺轉送住民的交通工具都裝設GPS導航監測系統和行車記

錄器，由總務課長每日監控轉運車速和路線、交通規則遵守情形、交通意外事件，以維護轉運途中的交通安全。

(4) 救護車隨車護理人員於住民轉運過程中監測其情形，並記錄於「轉運救護紀錄表」中。

(5) 感控專員每月依實際需要量提供清潔消毒用品，並每月不定期稽核司機人員在轉運前後是否依據培訓方法執行清潔消毒作業，並有紀錄可查。

(6) 由品管部門專人負責執行每次轉運住民的服務滿意度調查，並針對住民、家屬或工作人員的回饋訊息進行分析和改善。

參考文獻

Hains, I.M., Marks, A., Georgiou, A., & Westbrook, J.I. (2011). Non-emergency patient transport: what are the quality and safety issues? A systematic review. International Journal of Quality Health Care, 23(1), 68-75.

Joint Commission International (2014). Joint Commission International Accreditation Standards for Medical Transport Organizations, 2nd edition. Oakbrook Terrace, Il: Joint Commission International.

Lee, L.L.Y., Lo, W.Y.L., Yeung, K.L., Kalinowski, E., Tang, S.Y.H., & Chan, J.T.S. (2010). Risk stratification in providing inter-facility transport: Experience from a specialized transport team. World Journal of Emergency Medicine, 1(1), 49-52.

Warren, J., Fromm, R.E. Jr, Orr, R.A., Rotello, L.C., Horst, H.M. & American College of Critical Care Medicine (2004). Guidelines for the inter- and intrahospital transport of critically ill patients. Critical Care Medicine, 32(1), 256-262.

衛生福利部（2010）。救護車裝備標準及管理辦法。（2018/2/27）取自：
　　http://law.moj.gov.tw/LawClass/LawContent.aspx?pcode=L0020145

衛生福利部（2014）。救護車及救護車營業機構設置設立許可管理辦
　　法。（2018/2/27）取自：http://law.moj.gov.tw/LawClass/LawContent.
　　aspx?pcode=L0020060

第五章　住民藥品管理（RMM）

一、藥品管理和使用

JCI標準　機構的藥品使用必須遵守適當的法律規範，並有效的去組織管理以滿足住民的需求。

解讀與實務應用

　　根據國內外的研究結果發現，機構住民的用藥比率高達90%以上，用藥種類多達5～8種之多；當住民的用藥數越多時，不但增加用藥複雜度，也衍生許多用藥問題，例如適應症問題、重複用藥、交互作用、劑量問題、劑型問題、頻次問題、治療期間不適當、治療禁忌症、不良反應／過敏、藥品過期，再加上住民的服藥順從性差（例如未服／遺漏、誤服、重複、濫用）以及肝、腎功能下降，這些用藥問題進而提升致病率及致死率（Field et al., 2001; Mamun, Lien, Goh-Tan, & Ang, 2004; 黃、葉、陳、林，2010；李、陳、黃、羅、朱，2011；周、譚、王，2012）。

　　因此，機構應重視藥品的管理和使用，以確保住民的藥品治療符合適應症、有效性、安全性及順從性，進而提升用藥安全及生活品質。在實務上，機構應至少完成下列事項：

1. 制定關於用藥管理組織和機制的制度規章：根據相關法令規定（例如醫療法、藥事法、藥師法、護理人員法、長期照顧服務機構設立標準、一般護理之家評鑑基準、老人福利機構評鑑實施計畫），藥品管理和使用涉及多專業的分工合作，這些用藥管理作業的責任單位、專業人員與

作業場所可能屬於機構，也可能由機構和其他機構（診所、醫院和／或社區藥局）合作完成。例如：某機構依據法令，其特約社區藥局的藥師和醫院的醫師，組成跨單位和多專業的藥事管理小組，成員包含機構聘任的護理師和採購人員、特約醫院的醫師和社區藥局的藥師，共同制定「住民用藥管理辦法」，透過用藥管理過程的專業責任分工，將所有參與住民用藥管理過程的單位、專業人員、負責工作項目都包含在此分工合作的管理組織架構之中，並每兩個月召開一次小組會議，每季向該機構的品質和住民安全管理委員會報告管理成效與改善措施；各單位在此組織架構中的職責簡述如下：

(1) 藥事管理小組：制定該小組的組織章程、用藥相關的管理辦法和作業標準書、編輯住民用藥處方集、審議急救藥品之設置、審議藥品之增刪、審議用藥不良事件及其改善措施。

(2) 機構採購人員：擬定藥品採購辦法、採購常備急救藥品。

(3) 特約醫師：依「藥品處方開立與執行作業辦法」開立處方、修改處方、提供線上諮詢、評估用藥療效。

(4) 特約藥師：新入住個案的用藥評估、審查處方、調劑、提供每年二次護理人員藥事訓練、執行每月一次用藥適當性評估、查核機構給藥作業和藥品儲存管理情形、提供線上用藥衛教（含注意事項）與全天候諮詢、監測藥品不良反應、提供廢棄藥品回收服務。

(5) 機構護理人員：於住民入住時統整其所有用藥供醫師評估、依醫囑備藥和給藥、記載給藥紀錄單、提供用藥照顧指導、於給藥後評值住民的用藥反應、即時向醫師或藥師通報不良反應與異常狀況並記載於護理紀錄、管理住民用藥存放、代表藥事管理小組每季向品質和住民安全管理委員會報告用藥管理成效與不良事件改善情形。入住時由護理人員統整該住民之所有用藥，再由醫師收集病史做相

關身體評估後確定用藥。護理人員將所有用藥資訊記錄於給藥紀錄單，並透過傳眞機或電腦連線傳給特約藥師進行用藥評估，主要檢視是否有重複用藥、交互作用及劑量用法有無不適當之處。護理人員根據醫囑執行正確給藥技術，給藥後須評值住民藥品反應，並記錄於護理紀錄中。

2. 建立制度規章以指導在整體用藥過程中各階段的作業方法：機構的整體用藥管理過程主要包含下列的作業：採購、儲存、處方、調劑、配送、給藥、監測、藥品不良反應（ADR）處理、不良品召回、廢棄等。以上述的某機構爲例，其藥事管理小組中的各專業代表依據「住民用藥管理辦法」，分工制定整體用藥管理過程的各階段的相關作業辦法。內容簡述如下：

(1) 採購與配送作業：制定「藥品採購作業辦法」，規定常備急救藥品透過特約醫院進行聯合採購，而住民的處方用藥則由機構護理人員依據醫師處方協助住民向特約醫院或社區藥局購買，若是連續處方簽藥品，則由特約藥師親自配送到機構護理站。

(2) 處方作業：制定「藥品處方開立與執行作業辦法」，規定由具醫師資格依其執業領域準則開立處方箋，並且只有在急救時才能開立口頭或電話醫囑。藥品之使用除依照全民健保給付規定外，確保病患用藥安全，針對高警訊藥品、血液製劑、生物製劑、抗微生物製劑、管制性藥品等藥品，制定相關規定作爲處方醫師之遵循。

(3) 調劑作業：制定「調劑作業辦法」，由特約藥師依據紙質或電子處方箋進行調劑、發藥、退藥程序，不接受口頭或電話處方。

(4) 給藥作業：執行給藥者可以是醫師、具執照的護理人員、呼吸治療師。護理人員依據「住民給藥作業標準書」、「接受口頭醫囑作業標準書」執行並進行給藥後監測。

(5) 評估作業：醫師每月一次於巡診時提供住民藥品療效評估，特約藥師依據與機構的約定在48小時內提供新進住民用藥評估（有些醫院附設機構運用資訊系統可在24小時內完成），以及提供每月一次住民用藥適當性評估，並透過跨專業團隊面對面或線上會議討論藥品治療問題和／或調整事項。

(6) 記錄作業：處方開立、調劑、給藥、藥品治療評估、儲放正確性的點班／巡查等均應進行記錄。

(7) ADR處理作業：制定「藥品不良反應處理作業辦法」，藥品不良反應（Adverse Drug Reaction, ADR）通報者包含機構的護理人員以及特約的醫師和藥師；遇通報疑似案例時，該機構由護理主任緊急召開藥事管理小組面對面或線上的臨時會議，進行討論和處理，並於每季的小組例行會議報告ADR處理和預防成果。

(8) 儲存管理作業：制定「藥品儲存作業辦法」，用以規範藥品的儲存方法（包含門禁與上鎖／使用封條），以及指引日常點班、週期盤點和查核的作業方法，以確認儲存品項、數量、效期、位置、方法、標示等正確性以確認儲存正確性。

(9) 不良品召回作業：制定「不良藥品處理作業辦法」，規定凡發現有違反藥事法所規定之偽藥、禁藥、劣藥或有疑似藥品不良品而可能導致住民受到傷害時，都應通報藥事管理小組的護理代表，再召開藥事管理小組面對面或線上臨時會議，進行討論和處理。

參考文獻

Field, T. S., Gurwitz, J. H., Avorn, J., McCormick, D., Jain, S., & Eckler, M. (2001). Risk factors for adverse drug events among nursing home residents. Archives of Internal Medicine, 161(13), 1629-1634.

Mamun, K., Lien, C. T., Goh-Tan, C. Y., & Ang, W. S. (2004). Polypharmacy and inappropriate medication use in Singapore nursing homes. Annals of the Academy of Medicine, Singapore, 33(1), 49-52.

李興深、陳易成、黃莉容、羅月霞、朱月英（2011）。長期照護老人用藥問題探討。藥學雜誌，27(4)，49-53。

周樺蓁、譚延輝、王婷瑩（2012）。護理之家住民接受不適當藥品治療之情形。長期照護雜誌，16 (1)，49-73。

黃畹葵、葉淑芬、陳昭元、林妍如（2010）。某長期照護機構住民藥品治療問題之評估與處置。長期照護雜誌，14(3)，277-291。

JCI標準 制定政策和程序以管理住民的用藥和管控樣品藥。

解讀與實務應用

機構的住民存在多重用藥（polypharmacy）的情形，因而常導致用藥安全問題（Fouts, Hanlon, Pierper, Perfetto, & Feinberg, 1997; Hansen et al., 2010; 黃、盧，2003；李、陳、黃、羅、朱，2011）；例如：住民的肝腎功能不佳、重複用藥和交互作用因而產生不良反應（陳、陳、林，2012）。

住民的用藥除了來自一位甚至多位醫師（機構的或特約的）的處方藥品之外，也可能有自備的藥品（例如中藥、成藥、非機構醫師或特約醫師開立的處方藥品、保健食品）、甚至可能是樣品藥，其用藥情形若不加以管理，則可能使藥品治療達不到理想的效果或產生高度的用藥風險；因此，機構必須了解住民目前服用的所有藥品及其來源和使用狀況，並管理住民用藥的作業流程，以確保用藥安全並達到治療效果。在實務上，機構應至少完成下列事項：

1. 制定住民藥品使用的管理制度：對於住民用藥的管理，機構須針對處方藥品、依指示自行服用的處方藥品、自備藥品、樣品藥制定使用規範，並建立住民正在使用的藥品之完整清單，用以判斷這些藥品對於所提供的照護和服務的影響。以某醫院附設護理之家藥事管理小組制定的「住民用藥管理辦法」為例，分類簡述如下：

    (1) 處方藥品的使用管理：明文規定在機構內可使用的藥品明細（處方集）及其使用限制／禁忌、取得處方藥品的程序、處方箋明細、費用負擔（例如健保或自費），以及用藥評估，並讓醫師、藥師、護理人員、住民及其家屬知道。以用藥評估為例，特約藥師須至少每月為每位住民進行一次用藥適當性評估，並視下列情況額外執行評估作業：A.新進住民入住時、B.住民用藥處方變更、C.由醫院治療後返回機構內、D.病情改變時；評估內容例如：用藥原因、適應症、療程、禁忌、重複用藥、藥品併用合理性、交互作用、住民潛在不適當用藥準則（Beer's criteria）、住民配合度、不良反應、療效等。

    (2) 依指示自行服用藥品的使用管理：明定允許留在寢室由住民自行依照指示程序使用的處方藥品，例如支氣管擴張劑、鼻噴劑、漱口水、硝酸甘油脂（NTG）、外用製劑（眼用藥及耳滴藥除外）。這些留在寢室的藥品應予以標示（例如住民姓名、藥品名稱、效期）和安全收納，且必須教育與指導住民用藥的方法和注意事項，以免誤用或過期。護理人員應依醫囑確實記載給藥紀錄（在給藥資訊系統之中輸入），並於每個班次檢查此類藥品的使用情形。

    (3) 自備藥品的使用管理：制定「自備藥品管理作業辦法」，明文規定若住民攜帶自備藥品使用，必須出示處方箋或藥袋，且只限已經中央衛生主管機關核發許可證之藥品，若非處方用藥（例如成藥、草

藥、保健食品），則要求住民或其家屬須出示產品說明書以供醫師評估這些自備藥品，在使用前必須先由醫師了解住民目前的全部用藥情況後，評估是否可以繼續使用。若不可使用，則經衛教和溝通之後禁止使用；若可以繼續使用，則由該醫師開立醫囑，再經過藥師確認藥品後重新黏貼標籤，始可交由護理人員依規定統一保管、給藥和記錄。若住民自備藥品於遷出時未使用完畢，餘量由護理人員交還住民帶回。

(4) 樣品藥的管控：遵循衛生福利部的「藥品樣品贈品管理辦法」，制定「樣品藥及試驗藥管理作業辦法」，明文規定該機構一律禁止住民使用樣品藥，經查獲一律沒收並銷毀。樣品藥係指不屬於機構許可，而由廠商直接贈與醫師或住民試用且已經中央衛生主管機關核發許可證之藥品。然而，若有的機構允許住民使用樣品藥，則必須制定可指引其存放、處方開立、調配和使用的流程。例如：另有一機構允許使用已經中央衛生主管機關核發許可證之樣品藥，但須由醫師取得住民同意後填具申請表，並通過藥事管理小組審查和核准；經核准之樣品藥在給予住民服用前，須依醫師開立處方、藥師調劑後由護理人員進行給藥，且醫師須於病歷中詳細記載，而且此類藥品應由廠商直接送至藥局儲存，不得逕自存放於護理站、寢室或公共區域。

2. **建立住民用藥明細清單以供查詢和評估**：機構應為每位住民匯整在入住期間和醫院就診時的完整用藥紀錄（護理人員填寫用藥紀錄並詳實保留醫師處方簽至少半年），以隨時提供醫師於臨床處置、開立處方以及藥師調劑或護理人員給藥時查詢，並被用以判斷這些藥品對於所提供的照護和服務的影響。以某機構為例，其住民用藥紀錄單（包含所有的藥品）的欄位資料明細包含：處方／取得來源、處方／取得日期、使用日

期與期間、診斷、科別、藥名、劑型、劑量／用法、頻率、途徑、每天
服用品項數……等。

3. **建置落實執行的管理機制**：爲確保工作人員和住民（及其家屬）能落實
執行藥品使用規定，機構應建立用藥管理制度的監督措施。以某機構爲
例，列舉簡述某些措施如下：

(1) 針對工作人員和住民制定違反使用規定的罰則，並公告機構內週
知。

(2) 透過入住說明和衛教，讓住民（及其家屬）了解機構的用藥規定以
及對其治療和健康的重要性。

(3) 在護理人員依據處方箋協助住民取藥時，由護理人員和藥師核對藥
品，如有更改，則通知藥師評估。

(4) 由護理主管和／或住民於日常監督護理人員給藥的三讀五對過程。

(5) 由藥師每月一次確認護理站藥品儲存、護理人員調配及發送藥品的
正確性、急救藥品的及時補充情形，並確認管制與麻醉藥品的使用
紀錄。

(6) 由護理人員監督藥師和醫師是否在巡診時完成用藥評估和予以記
錄。

參考文獻

Fouts, M., Hanlon, J., Pierper, C., Perfetto, E., & Feinberg, J. (1997).
Identification of elderly nursing facility residents at high risk for drug-related
problems. The Consultant Pharmacist, 12(10), 1103-1111.

Hansen, R.A., Cornell, P.Y., Ryan, P.B., Williams, C.E., Pierson, S., & Greene,
S.B. (2010). Patterns in nursing home medication errors: disproportionality
analysis as a novel method to identify quality improvement opportunities.

Pharmacoepidemiology and Drug Safety, 19(10), 1087-1094.

李興深、陳易成、黃莉容、羅月霞、朱月英（2011）。長期照護老人用藥
　　問題探討。藥學雜誌，27(4)，49-53。

陳俊宏、陳素蜜、林克成（2012）。長期照護機構老人藥事照護成效分
　　析。醫學與健康期刊，1(1)，71-82。

黃盈翔、盧豐華（2003）。老年人之用藥原則。台灣醫學，7(3)，385-
　　395。

衛生福利部食品藥品管理署（2003）。藥品樣品贈品管理辦法。
　　（2017/12/28）取自https://www.fda.gov.tw/TC/sitecontent.aspx?sid=3941

─────────────────────────────────────

JCI標準　根據組織的宗旨、住民的需求和所提供的服務類型，機構經合
　　　　　理選擇的處方或醫囑用藥應有儲存或隨時可供使用。

解讀與實務應用

　　機構的住民多半罹患多種慢性疾病，相對也較一般民眾須要使用更多
的藥品，加上生理機能的衰退、認知能力的下降、就醫頻繁等使得住民的
用藥問題更形複雜，用藥安全的問題也更形重要。機構必須基於自身機構
的宗旨、住民需求和提供服務的類型，決定哪些藥品可供醫師作爲處方和
醫囑用藥。機構應制定並儲存當前可取得的全部藥品的目錄，這份藥品目
錄必須清楚標示這些藥品的名稱與來源，同時必須確認藥品的取得符合現
有法律或法規。機構之藥品選擇是一個多方協作的過程，必須綜合考慮住
民需求、安全和經濟等因素。

　　有時候因藥品供應延誤、全國性短缺或其他不能通過正常庫存控
制、不可預期的原因會導致藥品庫存不足。此時，應有相關的流程告知處
方醫師有關庫存短缺狀況以及建議的替代藥品，機構須要對此類事件進行

規劃，並教育照護團隊成員（包含機構內和特約機構的有關人員）遵循此應變處理的程序。在實務上，機構應至少完成下列事項：

1. **透過多方協作的機制定定合乎需要的藥品目錄**：機構因設立的宗旨不同、住民特性與需求不同，所以機構必須依其特性提供適當的藥品，並由與住民用藥流程有關的專業人員合作制定一份由機構自行儲存和可從外部途徑隨時獲取的全部藥品目錄。藥品目錄的目的在加強基本醫療保險用藥管理，保障住民基本用藥需求，同時可以幫助工作人員得以隨時查詢藥品的名稱、劑型、作用、副作用等。用藥目錄或可建立外部途徑的機制，以隨時獲取的全部藥品目錄。機構之藥事人員通常較為不足或兼任，因此在藥品目錄的製作上較無法保證其專業性，建議機構應與醫療院所或社區藥局的藥事人員進行協力合作，簽訂合作契約，這樣除了能正確且及時的掌握藥品現況制定藥品目錄外，亦可請合約機構藥事人員共同進行住民病情與用藥評估、擬定與執行照顧計畫、療效追蹤，以確保住民的藥品治療都符合適應症、有效及安全，進而提升其生活品質，建立一個持續的全人用藥照顧行為。以某機構為例，其所須用藥品項（包含急救用藥）乃由其藥事管理小組依據住民需求和法令規範，匯整特約醫師、特約藥師、護理師和採購人員的專業意見之後所確立，並製作紙本和電子的處方集提供有關診療照護人員隨時查詢。

2. **制定監督藥品目錄和使用情形的管理辦法**：機構應指定專責單位維持其藥品目錄合乎住民的診療照護需求，並且使用之藥品必須建立並執行進貨檢查驗收制度，驗明藥品合格證明和其他標識；不符合規定要求的，不得購進和使用。在藥品的庫存管理上，應依據診療照護的需要採用合適藥品管理策略。同時，機構應訂有藥品，採用原則之標準化作業程序，以實際需要及住民用藥安全管理為考量決定，採購藥品類別及掌握適當的庫存量，並確保使用之藥均於有效期限中，定期查核藥品保存

狀況，並有紀錄。以某機構爲例，其藥事管理小組依據「藥品進用作業辦法」，每年定期審查一次藥品目錄及明細，也會視實際情況需要予以更新，藥品的更新、換廠、取消皆須經藥事管理小組審議同意後才能生效使用。

3. 保護藥品以防遺失或盜竊：機構內須有獨立、隱蔽及安全的儲放藥品的空間環境，包括藥庫（如果有）、可上鎖的藥櫃和急救車等。以某機構爲例，該機構依據「藥品儲存作業辦法」，用以規範門禁與上鎖（或使用封條）的方法，指定護理人員執行日常點班和週期盤點作業，再由護理長負責日常督導住民用藥的儲放安全性，以防遺失或盜竊。

4. 確保在藥局被鎖住或非營業時間的時候能夠取得藥品：機構住民須緊急或臨時用藥時，應隨時確保可以及時且便利的取得相關藥品，因此，藥品儲藏櫃的鑰匙必須善加保管並確實進行交班，並確保能在特約藥局或醫院藥劑科的非正常營業時間可配合供應急用的藥品。以某機構爲例，該機構指定專人保管單位用藥儲放藥櫃和急救車的鑰匙並有交班規範，並和特約藥局和醫院訂立優先補充協議，且要求特約藥局須與其供應藥廠、附近的藥局和醫療機構簽立互助協議，在機構或特約藥局用藥不足時能通過此協議在時限內協助取得欠缺的藥品。

二、備藥、調劑和儲存

JCI標準　制定政策和程序以管理備藥、調劑和儲存的安全。

解讀與實務應用

　　藥品對疾病之預防、治療及症狀緩解均占有十分重要的角色。藥品管理是機構對藥品使用過程中整體流程之監測，須要機構內所有各種領域的員工的協調配合。因此，機構對藥品選擇、採購、儲存、處方、調劑、配送、給藥、記錄及追蹤效用等，均應制定標準流程並進行持續品質監測改

善，以提升用藥安全。藥品儲存的目的旨在幫助維持藥品的完整性，所有藥品必須在適合產品穩定性的條件下儲存，並應根據適用法律法規對管制藥品進行嚴格登記，用於配製藥品的藥品和化學品更應準確地標明其內容成分、失效日期和注意事項。

　　機構所有使用的藥品均須在安全的地點進行備藥、調劑和存放，且應依據藥品處方正確地調劑。每項藥品須明確地標示其名稱、劑量、途徑和用藥頻率，不論藥品被存放在藥局或其他藥局之外的區域都應依據建議的溫度和光線條件存放。在實務上，機構應至少完成下列事項：

1. 藥品儲存作業管理：

　(1) 管控存放品項：為有效管理藥品的庫存，期能正確反應耗用並避免藥品呆滯過期，以維護用藥安全，機構只能存放藥品目錄中被核准的或選定的藥品，並依先進先出原則核發藥品。

　(2) 確立存放方法：藥品品質管理涵蓋整個藥品生命週期，機構應確保藥品在儲存、備藥和調劑過程中，品質及包裝完整性得以維持。由於藥品容易受外在環境因素影響，故藥事作業處所應具備各種藥品可儲藏的空間，例如：藥品冰箱，水劑放置的位置、針劑的保存、外用藥及口服藥須分開放置，藥品冰箱須做安全管控（上鎖或放置獨立空間），讓非工作人員不能隨意取得。機構之工作人員常會將藥品進行重新分裝，裝入較小包裝，但這並不恰當，所有藥品的分／包裝及存放，均應依藥廠建議或藥師指引（當缺少藥廠指引時）之書面程序或指令執行，例如：採常溫保存或冷藏，必要時並應予記錄。以某機構為例，為了避免因藥品存放問題而影響住民的診療照護，該機構制定「藥品供應管理辦法」，其中明定用藥的存放規範；依據藥廠和藥師建議，一般的儲放注意事項包含但不限於下列要點：

A. 室溫儲存：一般的口服藥（包括錠劑、膠囊、糖漿劑、懸浮劑等）、外用藥（包含眼藥、耳藥、皮膚外用藥）和肛門栓劑爲室溫下儲存即可，除非有須要冷藏儲存的再放於藥用冰箱儲存。肛門栓劑可儲存於室溫下，也可儲存於2-8℃的藥用冰箱。

B. 冷藏儲存：針劑須冷藏儲存（冰箱下層2-8℃），不可冷凍；機構內常見針劑可能爲胰島素或疫苗。胰島素溫度維持在2-8℃，開封後須於瓶身上標示開封日及到期日及住民姓名／床號，儲存期限爲28天至31天；疫苗存於2-8℃，領回疫苗後須立即施打。

C. 避免直接曝晒於陽光之下。若須避光藥品應放於深色藥瓶內。

D. 避免存放於浴室。

E. 避免存放於兒童可以取得之處。

F. 內服、栓劑與外用、外形相似／發音相似（LASA）、高警訊、管制的藥品都應分開存放，以免誤取或誤用。口服藥應選擇可密閉的藥袋（瓶）存放，藥袋（瓶）上須清楚標示藥名與含量。管制藥品須依法令儲放，參見第4項說明。高警訊藥品應依據IPSG.3的解說方法儲放。

G. 保留藥袋及說明書、原包裝、有效日期、用法和用量等資料。

H. 儲存地點須有溫度和濕度監測紀錄。此地點包含交由住民自用的藥品（例如支氣管擴張劑、鼻噴劑、漱口水）之放置地點（通常在住房的個人儲存櫃內）。

I. 定期檢查藥品，發現藥品變質、潮解、有雜質或過期皆應丟棄，過期藥品不宜繼續保存。

J. 藥品一旦開罐／開封，罐內所附的棉花和乾燥劑，就必須立刻丟棄，否則會因吸附水氣，成爲藥罐內的一項汙染源。若未使用完，則須標示開啓日和到期日，並須依照藥廠的建議加以安全儲

存。若屬於個別住民所服用者，還須在外包裝上清楚標示藥名、住民姓名／床號。

2. 備藥和調劑作業管理：

(1) 依據法令規範和專業標準進行備藥和調劑：機構應明定作業規範以指示工作人員在潔淨和安全的環境下進行例行性與預期性的備藥和調劑作業（例如：工作項目應如何執行、執行時是否有特殊限制、當偏差發生時應如何因應等），以確保調製藥品之精準性與一致性。為確保藥品調劑正確和安全，避免調劑區有混雜其他藥品的情形，在潔淨和安全的區域進行備藥和調劑是相當重要的。以某機構為例，該機構遵循衛生福利部食品藥品管理署（2002）的「優良藥品調劑作業規範」、參考新北市衛生局（2014）的「一般護理之家照護指引」和衛生福利部食品藥品管理署（2016）的「醫療院所調劑（製）藥品管理流程及作業指引（草案）」，制定住民用藥的藥事作業（備藥和調劑）的環境標準，摘要簡述如下：

A. 人員管制：工作人員應穿著整潔工作服，配戴執業執照，並在操作前完成手部衛生。調配無菌製劑藥師須經過專業訓練。若護理人員在工作車上執行調配作業時，工作車上會放置「調配藥品中，請勿打擾」牌子以減少錯誤發生；每次治療結束後，以75%酒精擦拭。

B. 環境設施：藥事作業處所（特約醫院或社區藥局和機構護理站）必須為專用、安全及隱蔽的空間，應維持合適的溫度、濕度、照明與通風，有足夠且清潔的藥品調配空間及設備（例如：洗手設施、磨粉工具、包裝容器、消防設備），並有適當容量之儲藥櫃，包括可上鎖的藥櫃、每位住民皆有獨立的儲藥盒；建議在機構內的藥櫃下方或旁邊應有獨立的備藥室或空間，以利護理人員

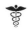

方便從藥櫃取藥後放置於備藥盤上的藥杯內。藥櫃大小應以足夠儲存該機構所有住民用藥爲原則，其長寬高應適宜，方便拿取即可，以利能清楚辨識藥品標示。化療藥品調配室應設置垂直式層流無菌工作檯（BSC Class II）、安全操作箱具獨立的負壓排氣設備、緊急沖眼設備。靜脈營養輸液調配應有獨立的水平式Class 100的層流無菌工作檯、正壓空調，並維持作業空間的潔淨度達Class 10000。機構應制定調配空間的清潔無菌操作規範。例如：每日用4cm×4cm紗布及75%酒精擦拭無菌操作臺內部表面（橫桿、側面、檯面）及調配機，擦拭方法爲由上而下，由內而外；無菌操作臺應於每班開始之前均清潔一次；操作中有需要時也要隨時清潔；護理工作車在每次治療結束後，以75%酒精擦拭。調劑用具每次使用前必須妥當清潔以避免不同藥品相互污染。若使用全自動錠劑分包機，則應每月由分包機廠商負責保養清潔作業。若使用UD藥車，則須至少每週清潔一次。一般藥品調劑空間應至少每月定期進行環境清潔工作，並訂有專人作檢查。特殊藥品調劑空間應每週打掃並以消毒液擦拭地板，每月實施落菌採檢與產品細菌培養。

3. 用於備藥的藥品和用品應有標示規範：標明其內容成分、失效日期和任何適用的注意事項。機構的藥品須定期檢視，所有藥品須確實逐一清點品名、數量、包裝、製造日期、批號、有效期限……等，以利在備藥時能正確地標明藥品名稱、劑量、成分及有效日期、適應症等，請確保住民用藥安全。

4. 管制藥品的登記管理：應根據適用法律和法規對管制藥品進行正確登記。一般管制性藥品包括：成癮性麻醉藥品、影響精神藥品和其他認爲有加強管理必要之藥品，這些管制藥品限供醫藥及科學上之需用，依其

習慣性、依賴性、濫用性及社會危害性之程度，因此須依法規進行分級管理。以某醫院附設機構爲例，該機構依據衛生福利部食品藥品管理署之「管制藥品管理條例及施行細則」和「管制藥品管理使用手冊」，由機構護理主管協同特約醫院和藥局的管制藥專責管理人員，共同制定和遵守機構的「管制藥品管理辦法」，其中關於存放與登記的管制內容簡述如下：

(1) 當機構內的單位以及特約醫院和藥局存放1-3級管制藥品時，均應依法規設置專用抽屜並上鎖，並由專人負責管理並維護「管制藥品收支結存簿冊」。

(2) 第1-2級管制藥使用時須於管制藥品登記本上記錄存查。

(3) 若有殘餘管制藥品須由兩位人員共同執行報廢銷毀，並於處方箋及登記本上簽名。

(4) 每月進行管制藥品查核作業並留下抽查紀錄。

參考文獻

新北市政府衛生局（2014）。一般護理之家照護指引。新北市：新北市政府衛生局。

衛生福利部食品藥品管理署（2002）。優良藥品調劑作業規範。（2017/12/31）取自：http://dep.hcchb.gov.tw/uploaddowndoc?file=law/201604270237060.doc&filedisplay=009.doc&flag=doc

衛生福利部食品藥品管理署（2011）。管制藥品管理使用手冊。（2017/12/28）取自https://www.fda.gov.tw/TC/siteContent.aspx?sid=2382

衛生福利部食品藥品管理署（2016）。醫療院所調劑（製）藥品管理流程及作業指引（草案）。（2017/12/31）取自：http://www.tainanpharma.com.tw/adm/news/picture_img/d_20160728154748.pdf

JCI標準 須建立一個作業體系，以確保在正確的時間給予正確的住民調
配正確劑量的藥品。

解讀與實務應用

　　爲了配合藥品治療的效果，機構的用藥來源應由機構附設、特約醫療
機構的合格醫師、藥師、護理師等醫事人員負責調劑和發藥（配送），且
藥品調劑和發藥（配送）應訂定標準作業流程，以指引藥師或經藥師培訓
過的護理人員能以最便捷給藥的形式進行調劑，在正確的時間給予正確的
住民調配正確劑量的藥品，減少發藥和給藥過程中可能發生的差錯。

　　此機制和辦法必須一致適用，不因不同的調劑和發藥處而有所不
同，也就是即使機構有中央藥房或者有不同分區的發藥處，所有工作人員
均應遵循相同的作業機制，以支持及時、正確地調劑各種藥品。在實務
上，機構應至少完成下列事項：

1. 建立統一的藥品調劑作業體系：以某醫院附設機構爲例，該機構藥事管
   理小組依據衛生福利部食品藥品管理署（2004）的藥品優良調劑作業準
   則和JCI（2017）的醫院評鑑標準，多專業合作制定關於正確和及時調
   劑的作業規範，內容簡述如下：

   (1) 調劑前進行處方確認與適宜性審查：藥事人員在調劑時必須充分了
   解處方醫師的用意，應先確認處方的合法性、完整性與處方期限有
   效性，在適當的時間內完成調劑工作，並使用適當的包裝或容器與
   正確的標籤來指示住民如何用藥，機構亦可將藥品採餐包調劑。藥
   師接到處方時應先確認下列項目：

   A. 住民的姓名、年齡、性別、診斷。

   B. 處方醫師姓名、執業執照或管制藥品使用執照號碼及簽名或蓋
   章，醫療院所名稱地址、電話。

C. 藥品之名稱、劑型、單位含量。

D. 藥品數量。

E. 劑量與用藥指示。

F. 開立處方日期。

　　接著，完成適宜性審查，例如：藥品、劑量、用藥頻率和給藥途徑的適宜性、重複用藥、配伍禁忌、過敏反應、交互作用（存在於藥品之間或藥品與食品之間）、住民的體重含其他生理訊息、處方與機構用藥標準的差異等。適宜性審查應由具備相應能力的人員來執行，包含藥師、或接受過有關執行適宜性審查且已記錄在案的培訓之護理師或其他醫事人員。藥師之外的這類經過培訓的人員可以在醫院藥局之正常工作時間之外、或者是在急救時、在藥品使用屬於介入性放射治療或診斷性影像檢查時，透過參考資料、資訊系統功能和其他資源的協助進行審查（JCI, 2017）。藥品在藥師調劑或自動錠劑分包機配製之後，都須由另一名藥師核對或由經培訓的護理人員加以核對。

(2) 確保即時進行調劑作業：該機構透過合作協議：

A. 要求醫院藥局應能安排藥師可隨時針對住民的主治醫師修改、新增及立即的處方，進行調劑。

B. 每日常規用藥採單一劑量給藥制，住院中和回機構內的住民之24小時用藥均於每日16:00前完成調配，並送到護理站或由護理人員協助住民前往領藥，以便護理人員核對。

C. 新開立處方與立即（ST）處方：當醫師處方後，醫院藥局的藥師接到處方箋之後就立即調配，給藥前再次核對藥品。

(3) 提供適當的調劑基本設備：藥品調劑處所應視調劑作業需要，依機構特性設置，一般建議要求護理站或特約藥局應至少備有下列備藥

和調劑所須的基本設備及器具：

A. 儲藥盒：每位住民都須有一個專屬的，且清楚標示住民姓名與床號的儲藥盒，放置於可上鎖的儲藥櫃中。

B. 藥杯：機構內每位住民皆有獨立藥杯，依給藥時間調配那一次用藥之正確藥品及數量置於藥杯內，不可一整天的藥品都一次放置在同一個藥杯。

C. 治療盤：將藥杯放置到治療盤上至住民床邊發藥及給藥。

D. 藥牌：機構內每位住民皆具備小藥牌標示床號、姓名、藥品等，放置於治療盤上該住民的藥杯前，讓護理人員發藥時能正確執行三讀五對。

E. 包藥紙：包覆飯前藥或是臨時藥品，給藥後即丟棄。

F. 藥盤、藥匙、符合藥典規定之調劑用水、藥膏板、調藥刀、攪棒、杵、研缽、其他適當器皿、調劑用天平（秤）、量筒或量杯。且調劑用具每次使用前必須妥當清潔以避免不同藥品相互汙染。

G. 冷藏用冰箱（其內應置溫度計）：專門放置針劑、栓劑等，溫度應維持2-8℃，每日每班須監測冰箱內的溫度並記錄；冰箱內不得放置藥品以外的物品。

(4) 配送作業：該機構建立藥品配送標準作業程序，要求特約藥師完成調配且藥品應有適當的標示後，由藥局傳送給護理站或由護理人員前來領取，並於現場完成核對，配送過程應以適當容器和運送工具（例如藥車）放置個別住民的用藥，確保適當的儲存條件、包裝或藥袋完整性、以及採取遺失或調包的安全措施再由護理人員依處方用藥頻次和給藥時間進行給藥作業。同時，應建立不良品／退回品／回收品的處理原則，相關紀錄應有清楚的文件（紙本或電子

化）以避免來自於口頭溝通的誤解，並且容許追蹤。若藥品的原包裝已拆除，或採用不同的方式／容器備藥和調劑而又未立即給藥時，必須為該藥品貼上標籤，註明藥品名稱、劑量／濃度、製備日期及失效日期。

2. 以能立即服用的前提進行調劑：藥品之調劑、配送一直到需要者使用，應以最少的操作形式進行，以有效減少給藥過程中可能出現的疏失。以前述機構為例，該機構要求藥局採單一劑量或餐包形式調劑，調配後交付護理單位進行給藥作業。

參考文獻

Joint Commission International (2017). Joint Commission International Accreditation Standards for Hospitals, 6th edition. Oakbrook Terrace, IL: Joint Commission Resources.

衛生福利部食品藥品管理署（2004）。藥品優良調劑作業準則。（2017/12/28）取自：https://www.fda.gov.tw/tc/lawContent. aspx?id=824&chk=00d20ccc-80d7-4bb2-99b7-d7a66ab35da5&param =pn%3D18%26cid%3D55%26cchk%3Df2d99f85-142b-4517-86c1- 571ecbb15758

JCI標準 制定政策和程序以管理化學治療藥品、研究／試驗用藥品、放射性藥品或其他危害藥品的儲存、配送、處理和調劑。

解讀與實務應用

　　當機構住民使用化學療法藥品、研究／試驗藥品、放射性藥品或其他危害藥品時，必須小心確保住民和其他人免受潛在危害。機構應制定相關

政策和程序，作爲化學治療藥品、研究／試驗用藥品、放射性藥品或其他危害藥品的儲存、配送、處理和調劑的指引，並提供教育工作人員使用個人防護器材（Personal Protective Equipment, PPE）以及操作設備（例如生物安全櫃、隔離式調製操作安全櫃），以確保住民、工作人員以及其他人的安全。在實務方面，機構應至少完成下列事項：

1. 制定指引化學療法藥品的儲存、配送、處理和調劑的作業辦法：化學治療藥品具有細胞毒性，醫事人員在藥品處理流程、照護住民時，甚至在處理其廢棄物過程中，都可有機會因化學治療藥品的外滲、揮發、飛沫或接觸住民排泄物而造成職業暴露，影響工作人員健康。化學治療藥品自醫師開立處方、藥事人員調劑藥品、勤務人員領送到護理人員給藥的過程也都可能發生疏失，當化學治療藥品發生用藥疏失時，對住民、家屬及工作人員均會產生重大危害，故須制定明確的作業辦法，以指引化學療法藥品的儲存、配送、處理和調劑。以某機構的「化療藥品管理辦法」爲例，內容簡述如下：

   (1) 儲存：除參照前述標準的實務作業方法之外，化療藥品屬於高警訊藥品，在被傳送到機構護理站／醫院病房，護理人員進行藥品核對之後，應依不同床號、姓名及藥品屬性分別置放於化療藥品專用櫃。擺放位置須不易掉落，且須標示「高警訊藥品」。每位住民的化學藥品均須註明床號、姓名後分開存放。冷藏之化療藥品須每位住民的用藥獨立放置，不可與其他藥品混雜擺放，並於註明床號、姓名後，存放於冰箱化療藥品專用區內。因故未能輸注完之化學藥品，須用密封袋包裝儲存並在外袋標示藥名、開啓日期和有效日期、住民基本資料。

   (2) 配送：除參照前一條標準的實務作業方法之外，化療藥品的運送過程，包含化療藥品由運送人員或護理師將之從特約醫院化療調劑室

或有合約化療調劑空間的社區藥局領出、運送至護理站,以及護理師將化療藥品攜至住民床旁等一連串傳遞過程都應採用防護措施,以避免滲漏、潑灑或職業暴露。例如:領取時應戴上乳膠手套拿取藥品進行點交,應逐瓶讀取化療標籤條碼(若有此設備時),核對住民姓名、日期及總瓶數,並須檢視藥品外觀有無滲濕、夾鏈袋內有無水氣等,若有應立即與藥師反應。

(3) 處理:運送結束後,運送人員須在有防護的情況下使用特定溶液,例如二氫二醇去氫酶(Dihydrodiol Dehydrogenases, DDHs)或20000ppm含氯消毒水(次氯酸鈉),擦拭化療藥品專用箱,並將化療藥品專用箱送回指定位置,不可隨意放置。輸注完畢後護理師也須使用前述溶液擦拭行動工作車內化療藥品專用盒。若發生意外潑灑/溢漏時,工作人員應依據穿戴防護裝備並使用化療藥品潑灑處理箱(spill kits),採下列步驟加以處理:A.舖單面吸水襯墊吸附潑灑的藥品,將吸水面朝下,防水面朝上;B.放置警示標誌(如禁止通行),並使用黃色警戒線拉起警戒區域;C.請其他工作人員協助並處理安撫住民與訪客,勿讓旁人接近化療藥品潑灑的區域;D.穿戴防護裝備,以清水→20000ppm含氯消毒水→清水的三個步驟清潔受汙染區域;E.廢棄化療藥品因具毒性,須以高溫焚化再送到具有防漏層的掩埋場處理;不可將之經由水槽或馬桶排放,因為會汙染水源,應送交社區藥局或醫院藥局回收處處理。

(4) 調劑:藥師應審視化療處方與化學治療程序單(protocol),由化療藥品調配室進行藥品調配工作,調配完成後,須以化療標籤標示完整辨識資料(包含住民姓名、床號、藥名、劑量、給藥起迄日、稀釋液、稀釋後的濃度及體積、保存期限、標示是否須冷藏或避光、藥師簽名等)。核發藥品前必須經另一名藥師複查。

2. 制定指引放射性藥品的儲存、配送、處理和調劑的作業辦法：一般來說，機構使用放射性藥品的機會並不大，但若有住民使用放射性藥品，由於該類藥品具有放射性，仍應遵循制定的作業辦法指引放射性藥品的儲存、配送、處理和調劑，無論是人員、場地及物質均須納入管制範圍。在管理上，操作人員均須操作執照，放射性藥品調劑等作業須於適當屏蔽等條件下操作，每種同位素均有其處理方式，視其放射性活度及核種能量而定。其儲存、配送、處理和調劑除了依前一條標準所建議之一般藥品作業規範外，還須要特別針對放射藥品的特性考量，例如：某機構遵循其特約醫院影像醫學部和核子醫學科和藥局所制定的「放射性藥品管理辦法」，其內容摘要簡述如下：

(1) 儲存：除參照前面條文標準的實務作業原則之外，放射師應負責放射性藥品之到貨、核對及測量和記錄表面劑量率，確保放射性藥品包裝完整性。放射性同位素妥善放置於藥商所提供之鎢罐或鉛罐中，並必須標示日期、核種、數量及放射強度。此外，儲存放射性藥品處應每日使用低劑量的輻射偵測器進行輻射偵測，並記錄於日常工作紀錄中，且所有暴露劑量和汙染劑量均應予以偵測追蹤。

(2) 調劑：放射性藥品雖具放射性，但其半衰期短，因此，基本上都須當日或當場調劑。調劑人員須戴橡膠手套，不可用手操作放射性藥品，且須以特殊具防護的容器裝置藥品；調劑人員須監測暴露劑量，同時，調劑室內應嚴格禁止抽菸和進食。調劑作業原則：A.注射劑之調劑必須領有放射性物質操作執照之藥師以無菌操作方式配製；B.核發藥品前須經另一人檢查；C.環境及場所均符合原子能委員會相關法規。

(3) 配送：除參照前一條標準的實務作業方法之外，為避免工作人員之不必要放射線暴露，放射性藥品應以鉛器或具防護屏蔽之注射器裝

置輸送，當發現藥品若有破損或滲漏應立即報告處理，並應留有紀錄。

(4) 處理：必須依據法令（行政院環境保護署「廢棄物清理法」第2條第3項規定和原子能委員會的「一定活度或比活度以下放射性廢棄物管理辦法」），暫存、清運和處理放射性藥品廢棄物。放射性藥品所產生的廢水（沖洗用藥住民的排泄物或嘔吐物、沾有放射性藥品之器皿產生的廢水）和固體廢棄物（源於住民使用的注射器、針頭、藥杯、放射性藥品包裝物、棉棒、酒精棉球、一次性個人防護用品和墊料等物品）均應丟棄於專為放射性廢棄物所設計的垃圾桶內。放射性廢棄物包裝上須註明廢棄物分類別、來源、核種、產生日期、儲存日期及表面劑量率，並記錄之。鉛垃圾桶內的廢棄物裝滿後，由操作人員將其打包並測量表面劑量率。

3. 制定指引危害藥品的儲存、配送、處理和調劑的作業辦法：符合 National Institute for Occupational Safety and Health (NIOSH)（2016）所列之一項以上的危害標準就屬於危害藥品，分別為：致癌性、致畸胎性或其他影響發育毒性、生殖毒性、低劑量時對器官有毒性、基因毒性，以及符合上述特性藥品相似結構或毒理性質的其他藥品。例如：Droenedarone（治療心房顫動用藥）和Leflunomide（治療類風溼性關節炎用藥）。其危害程度分為五級，分別為：第一級高度危害性、第二級中度危害性、第三級危害性藥品為輕度危害性、第四級危害性藥品為不具危害性、第五級危害性藥品因為資料不足無法列入分類。機構應依這些藥品的特性應制定其儲存、配送、處理和調劑的作業辦法，以某機構的「高警訊與危害藥品管理辦法」為例，其內容簡述如下：

(1) 儲存：機構內若有存放時，則除參照前述標準的實務作業方法之外，應將之存放於有區隔、明顯標示並具適當換氣或通風設備之儲

放空間，並放置於上鎖、獨立的藥櫃內，鑰匙應由專人保管且有交班制度，並監督使用情形與有效期。將有破損疑慮的高防護層次藥品，運送至有區隔並具適當換氣或通風設備之驗收或儲放空間，接收人員穿戴N95口罩進行驗收程序。

(2) 配送：除參照前一條標準的實務作業方法之外，爲避免工作人員在各種運送或發送過程環節發生潑灑、滲漏和職業暴露，應確保包裝和容器的安全性，並採取適當的防護措施。例如：機構護理人員發送此類藥品的「液劑與糖漿」時，因爲職業暴露風險高，建議戴上雙層手套加上防護衣，若該藥品有致吐性，則建議戴上護目鏡。

(3) 調劑：NIOSH針對不同劑型、特性，藥師調劑時應使用防護措施，例如：抛棄式手套、防水隔離衣、外科口罩，以及啓用防護設備，例如：二級：生物安全櫃（Class II Biological Safety Cabinet, BSC）、密閉安全連接裝置（Closed System Transfer Devices, CSTD）、負壓型隔離式調製操作安全櫃（Compounding Aseptic Containment Isolator, CACI）。原則上，只要有吸入可能，請增加外科口罩，如有噴濺可能，應增加眼睛或面部防護。較低風險的完整劑型給藥（含單一劑量包裝）因爲暴露風險最低，原則上單層手套已經足夠；但如果牽涉到破壞劑型（如打開膠囊、磨粉等）的第一級和第二級危害藥品則應採用高層次防護，須雙層手套、防護衣、外科口罩。

(4) 處理：若發生潑灑、溢漏時，應使用危害藥品潑灑處理包。進行清潔或收集廢棄物時建議雙層手套加上防護衣。卸除個人防護裝備後應仔細清洗雙手。與高度防護層次危害性藥品相關的廢棄物及個人防護手套及口罩應視爲危害性藥品廢棄物丟棄固定容器中，在特定空間暫存再依「醫療廢棄物」處理，或交由政府指定藥局回收。

4. 制定指引研究／試驗用藥品的儲存、配送、處理和調劑的作業辦法：若機構住民同意配合藥商、學術研究或試驗機構、試驗委託機構、醫藥學術團體或教學醫院之合法研究／試驗專案，則應依據衛福部的「藥品優良臨床試驗準則」和「藥品樣品贈品管理辦法」制定作業辦法，指引藥品的儲存、配送、處理和調劑，並依各臨床試驗／試用計畫書建立藥品使用管理紀錄，相關文件皆依法規妥善保存。以某機構的「樣品藥及試驗藥管理辦法」爲例，其作業內容簡述如下：

(1) 儲存：研究／試驗用的藥品因屬特殊用途，除參照前述標準的實務作業方法之外，須設置獨立且有門禁的儲存空間或能上鎖的儲存箱，不可和其他藥品混淆。儲存條件依據試驗計畫書或試驗委託者所提供之相關文件規定，並有溫度及濕度的紀錄。具細胞毒性之試驗／試用藥品由藥局設專區並由專責藥師管理，溫溼度監控設備與作業流程等比照臨床試驗藥局。

(2) 調劑：藥師依據試驗主持醫師所開立之專用處方籤進行調劑，而且必須清點和確認研究／試驗用藥仍於有效期間，並記錄剩餘數量。特殊調劑藥品一律委由特殊製劑藥局負責調劑作業，試驗委託者應於試驗／試用案進行前洽談評估可適用性。

(3) 配送：限由研究護士持試驗主持人所開立之專用處方箋至藥局領取。若該次計畫之發放單位爲研究單位時，應於計畫內容詳述作業方式。依據研究／試驗用藥品的特性，遵循前述各類藥品的配送作業方法。所有用藥流向紀錄之文件，應至少保存至試驗正式結束後三年。

(4) 處理：依據研究／試驗用藥品的特性，遵循前述第1～3項各類藥品的處理作業方法。

5. 執行與監督：機構必須組成藥事管理團隊／小組制定稽核制度和檢核

表，以利確實進行督導。以某機構為例，列舉簡述某些措施如下：

(1) 推動落實作業的比賽獎懲制度，並公告機構內周知。

(2) 在護理人員協助住民取藥時，由其依據作業辦法監督藥師在調劑和
發藥過程是否落實防護措施。

(3) 由護理主管於日常監督護理站藥品儲存、備藥和配送作業過程是否
遵守相關作業規範以及落實防制措施。另外，每季一次不定期抽考
工作人員，當發生意外潑灑／溢漏時，是否能正確處理，包含模擬
穿戴防護裝備並使用潑灑處理箱（spill kits）。

(4) 由特約藥師每月一次確認護理站藥品儲存、護理人員調配及發送藥
品的正確性。

參考文獻

National Institute for Occupational Safety and Health (2016). NIOSH List of
Antineoplastic and Other Hazardous Drugs in Healthcare Settings. Available
at: www.cdc.gov/ niosh/docs/2010-167/pdfs/2010-167.pdf (accessed Dec.
31th, 2017).

臺灣臨床藥學會臺灣危害性藥品處理規範小組（2010）。2010臺灣危害性
藥品處理規範。臺灣臨床藥學雜誌，18(4)，S1-S63。

衛生福利部食品藥品管理署（2003）。藥品樣品贈品管理辦法。
（2017/12/28）取自：https://www.fda.gov.tw/TC/sitecontent.
aspx?sid=3941

衛生福利部食品藥品管理署（2004）。藥品優良調劑作業準則。
（2017/12/28）取自：https://www.fda.gov.tw/tc/lawContent.aspx?id=824&
chk=00d20ccc-80d7-4bb2-99b7-d7a66ab35da5&param=pn%3D18%26cid%
3D55%26cchk%3Df2d99f85-142b-4517-86c1-571ecbb15758

JCI標準 存放於藥局以外的急救藥品能夠隨時可得、受到監督、並是安全的。

解讀與實務應用

機構的住民照護如遇急救時，迅速獲取緊急用藥是至關重要的，因此，每家機構都應妥善規劃存放急救藥品和器材的場所，以及這些場所能使用的藥品。例如：急救車、儲存櫃都是用於該目的。

機構必須依法令和急救需要存放急救藥品和器材，這是在機構設置標準中常見的具體規定；例如：護理之家設置標準（衛生福利部，2017）及當地主管機關查核基準（臺中市政府，2017）皆有明文規定，機構應依據所提供的服務類型，規劃、存放和管理住民急救所須之藥品及器材。在實務上，機構應至少完成下列事項：

1. **應建立急救藥品與器材之管理制度**：緊急用藥至關重要，所以工作站應制定作業辦法，以確立存放品項、數量，並建立防止損耗或失竊與回收之規範，以確保必要時有足夠、有效之藥品。以某機構為例，制定「護理站施設備管理作業辦法」，包括藥品和器材的點班作業和記錄，查核品項、數量、效期、功能與品質等。另外，為防止藥品失竊或被濫用，應制定「急救車藥品管理辦法」，急救車在未使用的情況下，應以塑膠鎖片或其他材料上鎖及貼上封條，避免急救時找鑰匙。

2. **機構領導者們決定須儲備的急救藥品和器材**：機構住民多為失能且複合多種慢性病者，如果發生病情變化須要急救時，急救藥品與器材取得的速度攸關生命存亡。以某機構為例，皆依據法令、評鑑標準和住民特性儲備急救藥品與器材，藥品至少包含：Albuterol（Aminophylline等支氣管擴張劑）1瓶、Atropine 5支、Epinephrine（或Bosmin等升壓劑）10支、Sodium bicarbonate 5支、Vena 5支、Solu-cortef 5支、50%G/W 3

支、NTG Tab數顆；基本急救器材至少包含：氧氣、鼻管、人工氣道、氧氣面罩、抽吸設備、喉頭鏡、氣管內管、甦醒袋等。

3. 使緊急用藥以最便捷的給藥形式取用：在生命危急時刻，可以最快速的方式取用緊急用藥以搶救生命。方法簡述如下：

(1) 定點與定位放置：急救車應被放置在固定地點，急救車內之藥品與器材設備按統一的放置規定存放、標示和造冊。

(2) 最便捷的給藥形式：可將各種不同的急救藥品置放在有區隔和方便取用的容器中，並須標示藥名、規格和數量，不可雜亂混放；其中的高警訊藥品參照IPSG.3的標示和儲存原則處理。以某機構為例，其各護理站急救車的急救藥品都以分格、無蓋的透明藥盒放置，在急救車外和藥盒內皆有藥名之位置示意圖，並以鮮明顏色標示，除了明顯易懂，打開急救車抽屜便可以一目了然。此外，急救車內藥品備藥品說明書，在急救車外明顯處張貼或懸掛急救藥品目錄，清晰登記每項藥品的名稱、規格、數量以及每批的有效日期。

(3) 執行專責管理和點班制度：透過每班專責護理人員的點班作業與紀錄，確保品項、規格、數量及有效期限。若在工作人員在點班時察覺效期低於六個月，以及品項、數量或品質（變色、潮解、破損、結晶、異常沉澱、混濁、最小包裝破損）之異常，則應立即更換或處理（例如低於六個月的品項由儲存單位於效期內使用完畢或繳回），以保持其功能及維持備用狀態。

(4) 教育訓練：可透過單位培訓課程和定期模擬演練（例如每半年一次），使醫務人員在急救時能及時準確取拿急救車、所須藥品（含使用劑量）及器材，並能熟練操作方法。

(5) 定期查核正確性：除了儲存單位護理人員每日進行點班作業以確認封條完整性和記載的有效期限之外，為確保急救藥品和器材的儲存

正確性，機構應建立定期稽核制度。以某機構為例，每季單位管理者偕同特約藥局藥師稽核急救車的正確性（含有效期限），稽核當日於急救車點班本稽核欄記載查核結果和簽章，若發現異常，則於現場立即糾正和改善。

4. 使用後應於限定時間內完成補充：建立工作規範，使用後應予以補充，完成補充即上鎖管理，上鎖時雙人核對並登記。以某機構為例，該機構規定急救車的藥品和器材在使用後的24小時內應由護理人員依據處方箋完成補充，並由雙人核對並登記在《急救車點班表》上，再貼黃色紙封條或以塑膠鎖片上鎖，於封條上由核對的兩位護理人員簽名與記錄日期；如長時間未開封使用，應每日由護理人員檢視封條的完整性並記錄於點班表，且至少每季開啟一次進行定期檢查（因為藥品有效期通常在半年以上），保證藥品和器材之功能在有效期內，並予以記錄。

參考文獻

臺中市政府（2017）。一般護理之家設置標準查核表。（2017/12/21）取自：http://www.health.taichung.gov.tw/ct.asp?xItem=1902726&ctNode=31545&mp=108010

衛生福利部（2017）。護理機構設置標準表。（2017/12/21）取自：https://www.ntshb.gov.tw/Files/Business/20170112161017_05%E8%AD%B7%E7%90%86%E6%A9%9F%E6%A7%8B%E5%88%86%E9%A1%9E%E8%A8%AD%E7%BD%AE%E6%A8%99%E6%BA%96%E7%AC%AC%E5%85%AB%E6%A2%9D%E9%99%84%E8%A1%A8.pdf

---

JCI標準　機構要有藥品召回機制。

解讀與實務應用

藥品其特性可能危害環境或造成不肖人士回收濫用，因此機構必須制定失效或過期藥品之作業辦法，將失效或過期藥品進行回收銷毀；廢棄藥品處理勿自行用土掩埋、勿倒入水槽、勿沖入馬桶，也不能隨意丟棄，尤其是管制藥品，若不當外流可能造成社會危害。

因此，各地主管機關對失效或過期藥品皆有制定相關規範，例如：衛生福利部（2016）以「藥品回收作業實施要點」管理失效或過期藥品。機構除應依規定制定管理政策或程序，亦應提供給住民和家屬資訊和教育的流程。在實務上，機構應至少完成下列事項：

1. 制定藥品回收管理制度：針對已知失效、過期或有危害使用者安全與健康之虞的藥品，機構應有回收管理制度。藥品回收管理內容包含辨識、收回、返回或銷毀之作業流程。以某機構為例，該機構依據衛生福利部（2016）之「藥品回收處理辦法」及「藥事法」第80條規定，制定「藥品回收作業辦法」，其作業內容簡述如下：

(1) 辨識作業：該機構依據衛生主管機關公告、供應商通知和機構內的定期查核作業，辨識機構內的已知失效、過期，或衛生主管機關或供應商通告須被召回之藥品。凡屬於這些情況的藥品皆不可用於住民，且須被回收。

(2) 回收作業：該機構指派專責人員回收失效或過期的藥品，各護理站人員予以配合。作業內容簡述如下：

A. 區分一般藥品及管制藥品兩種處理流程：

(a) 回收一般藥品：規定置放於專用藥櫃（須上鎖並標示），並記錄在藥品回收紀錄本，再銷毀紀錄存檔備查。

(b) 回收管制藥品：規定集中保管於管制藥品櫃（須上鎖並標示），並與調劑用之管制藥品分開存放。在回收登記簿登記

回收日期、住民姓名、身分證字號、藥品名稱、數量。

　B. 通知特約藥師回收：特約醫院或社區藥局藥師清點廢藥，並在藥品回收紀錄表上填寫回收日期、名稱、數量、原因和簽章，再代為退回供應藥商辦理銷毀。若屬於管制藥品，機構退回者應核對數量品名無誤後簽章、再由回收藥局／醫院之藥師核對簽章；藥師將管制藥品置於夾鏈袋中，倒入清水、泡過的茶葉、咖啡渣、擦手紙等加入於夾鏈袋中。之後，藥師應提出申請書向當地衛生主管機關申請銷毀。

　C. 定期查核以確認回收作業已被落實：機構護理單位主管每月在進行用藥安全查核，特約藥師每季急救藥品安全查核，稽核工作人員是否落實在有效期限到期前六個月填寫〈常備藥品更換單〉連同藥品實體向供應單位更換、已將過期或被通知回收的藥品回收並有紀錄可查。

(3) 銷毀作業：特約醫院或社區藥師將回收藥品帶回藥局做銷毀，若屬於管制藥品則向衛生主管機關申請代為銷毀。以管制藥品的銷毀為例，其流程包含：

　A. 至衛生福利部食品藥品管理署網站之「管制藥品管理資訊系統」登錄欲銷毀管制藥品之藥品代碼、數量、批號及銷毀原因後，列印出「管制藥品銷毀申請書」；

　B. 備齊欲申請銷毀之管制藥品之品項、數量及「管制藥品銷毀申請書」等相關資料；

　C. 聯絡衛生局稽查科約定銷毀時間，或由特約藥局協助申報銷毀。在銷毀後，由當地衛生主管機關出具銷毀證明，並副知食品藥品管理署。

2. **機構應有藥品召回作業流程**：為確保用藥安全，各地皆有制定藥品召回

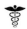

法令，用以召回已上市銷售但已有事實足以認爲會危害使用者安全、健康及其他權益的藥品。召回作業依藥品對人體健康之風險程度，分爲下列三級，分別爲一級召回（使用該藥品可能引起嚴重健康危害的）、二級召回（使用該藥品可能引起暫時的或者可逆的健康危害的）、三級召回（使用該藥品一般不會引起健康危害，但由於其他原因須要收回的）。以某機構爲例，其召回作業配合供應藥商或衛生主管機關通知，起於前述的回收作業，經特約醫院或社區藥局統一回收，再依據通知內容返回供應藥商或衛生主管機關處理。

3. 應對住民和家屬提供藥品回收管理之資訊和教育：爲了落實藥品回收管理，應辦理住民和家屬提供藥品回收衛教活動。以某機構爲例，住民新入住時針對住民和家屬說明用藥品回收機制，每年年底分別辦理住民及家屬座談會進行用藥與安全衛教。

參考文獻

衛生福利部（2016）。藥品回收作業實施要點。（2017/12/19）取自：
http://law.moj.gov.tw/LawClass/LawContentIf.aspx?PCODE=L0030079

三、開方和抄錄

JCI標準　藥品的處方、醫囑與抄錄須有政策與流程予以指引。

解讀與實務應用

　　機構應制定管理制度與作業流程，以指引藥品的處方、醫囑與抄錄作業；住民的紀錄應包含目前所有用藥的紀錄，以供藥師、護理師、醫師查閱。

　　在實務方面，機構應至少完成下列事項，以增進藥品處方、醫囑與抄

錄（例如護士轉記到給藥紀錄）的安全性：

1. 機構應由至少包含機構所屬或外界合作的醫師、藥師、機構內護理師等醫事人員合作制定藥品處方、醫囑與抄錄的作業管理辦法，明定相關的安全規範。例如：某機構由合作醫師、藥師和護理師設置工作小組，負責制定「藥品處方開立與執行作業辦法」，於其中明定藥品處方、醫囑與抄錄的安全作業規範（包含每月重新審視一次的用藥安全作業），其範圍內容摘要簡述如下：

   (1) 處方開立：醫師一律以電腦醫囑系統開立處方，並負責審視開立處方之正確性。藥師負責編製與適應症手冊以及審查醫師處方；若機構資源允許，則可建置網路連線的藥品資料庫，協助醫師開立處方時進行建議劑量預設、藥品交互作用、重複用藥、最大劑量以確保處方的安全性。

   (2) 經口頭醫囑開立處方：醫師於進行急救或手術時，才得以採口頭醫囑方式開立處方。護理人員依據「接受口頭醫囑作業標準書」執行給藥前的「確認機制」，包括寫下來、複誦、確認口頭醫囑內容無誤、執行醫囑、確認醫囑補開完成等5步驟，再將口頭醫囑所開立的處方交由藥師進行審方和調劑。

   (3) 抄錄：護理人員在記載給藥紀錄時，應遵照標準作業程序，核對處方箋，記載住民姓名、床號、紀錄號碼、藥品名稱、途徑、劑量、使用時間，以確保其紀錄和醫師處方的一致性；特約藥師在調劑前，若須將紙本的醫師處方轉錄到資訊系統時，也須依據標準作業程序以確保一致性。

2. 為避免手工繕寫導致難辨認的處方，建議處方開立一律電腦化。若遇無法用電腦下處方（例如電腦當機或手寫處方）的情況時，則在繕寫後由另一名照護人員與處方開立者共同核對醫囑及初始用藥記錄，以避免辨

識錯誤與即時修正。藥師或護理師對有疑問的處方、難辨認的處方或異常醫囑依「藥品處方開立與執行作業辦法」及「醫囑開立及執行管理作業辦法」處理，簡述如下：

(1) 有疑問、難認或識別不清的處方：藥師應在調劑前適時與開立處方的醫師討論。對於不完整與不清楚的處方，則將原處方退回給處方醫師重新修正，並登記以作爲改善用藥安全的基礎資料。

(2) 對於有疑慮或異常醫囑：護理人員及其他醫事人員應主動與開立醫囑的醫師討論。對異常醫囑應予通報（按照異常事件通報）。若有歧見，應通報單位主管處理。

3. **機構應針對提供醫療照護的相關醫事人員，提供關於正確的藥品處方、醫囑與抄錄作業的作業辦法和教育訓練。**例如：某機構要求新進護理人員在其職前教育訓練時須接受有關藥事作業的課程，另外每月至少一次不定時接受給藥過程的稽核；至於醫師和藥師，若是機構外合作者，則機構應提供「藥品處方開立與執行作業辦法」、「醫囑開立及執行管理作業辦法」、處方集與適應症手冊，並要求到機構內接受藥事作業教育訓練。

(1) 機構的住民紀錄應載明住民入住前正在使用的藥品明細（若能存於電腦資料庫內，則能便利資訊共享），以供醫師、藥師與負責照護住民的專業人員隨時查閱，以利處方開立、調劑審查和給藥作業。

(2) 醫師開立住民的初始用藥醫囑時，須依照機構制定的制度流程（例如「藥品處方開立與執行作業辦法」）以及參照住民入住前正在使用的藥品明細，進行比對，並詢問住民或其家屬（含其他合法代理人）確認的用藥史，再將藥品使用情形記載於住民紀錄，若不沿用或有所修改，則須記錄不沿用或修改的理由。此用藥紀錄資料（新開藥品處方和入住前處方）也應提供藥師在審方調劑時參考和比

對。若住民從醫院或其他機構轉入，則須參照出院紀錄摘要的用藥建議以作爲初始處方的參照依據。若住民由社區入住，則建議取得近一個月內的門診紀錄作爲初始處方參照依據。（前述作業若能資訊化，則更爲便利和更能增進用藥安全）

JCI標準　機構須規定一份完整的藥品處方所應具備的構成要素及類型。

解讀與實務應用

　　爲改善住民用藥安全和減少用藥疏失，機構應依照當地法令要求，建立管理辦法，規範完整的藥品處方至少應包含的基本要素：辨識住民身分所須的資料、醫囑單或處方的要素、可使用或必須使用學名或是商品名的情況、得以使用須要時的醫囑（PRN）或其他用藥醫囑的適應症、開立外觀相似或讀音相似的藥品醫囑的特別注意事項或流程、遇藥品處方的醫囑不完整、難以辨識或是不清楚時的處理行動、其他經許可的醫囑形式（例如緊急醫囑、長期醫囑、自動停止醫囑）和諸如此類醫囑的必須要素、使用及驗證口頭和電話醫囑的流程、須考慮體重的藥品處方。

　　在實務上，機構至少應完成下列事項：

1. 制定各醫囑的藥品處方應包含下列符合上述基本要素的內容和作業規範：以某機構爲例，該機構依據當地法令和評審標準，訂定機構的「醫囑開立與執行管理作業辦法」與「藥品處方開立與執行作業辦法」，規定各醫囑的藥品處方應包含下列基本要素的內容和作業規範：

   (1) 明確的住民身分辨識資料：例如姓名、出生年月日、性別、紀錄號。

   (2) 各醫囑的藥品處方的必須要素：藥品名稱（含編碼）、規格（劑量）、單位、使用頻率／用法、途徑、給藥速度、數量（保）、數量（自）、開方時間、囑咐欄位、診斷、醫師姓名與核對者姓名。

(3) 當開具PRN、ASO處方時須註明使用時機。唯有住民長期穩定狀態下的額外需要，才可使用須要時的醫囑（PRN），例如：軟便劑、浣腸劑。

(4) 緊急醫囑須開立於臨時醫囑內。

(5) 當處方的用藥屬於機構藥品清單的項目時，可以使用商品名。

(6) 針對發音相似或外形相似的藥品開立醫囑時，透過醫囑電腦系統設置內部控制提醒，例如：「此藥有發音相似或外形相似的種類，請注意開立是否正確」……等字樣。

(7) 當開立所有住民的藥品處方時，一律要求（通過醫囑系統）記載／輸入住民的身高與體重，以利評估用藥劑量。

(8) 當藥品處方不完整、難以辨識或是不清楚時，先與處方醫師溝通，必要時請處方醫師立即修正或重新開立。

(9) 口頭或是電話醫囑：依據「口頭與電話醫囑執行標準作業辦法」，僅能於醫師在急救或是執行無菌操作過程時方可使用，確認口頭醫囑過程，須由護理人員口頭複述醫囑一次，並同時書寫記錄下；確認口頭／電話醫囑過程，乃由兩名護理人員使用電話擴音功能，同時接聽電話內容，一名護理人員口頭複述醫囑一次，另一名同時書寫記錄下，始得完成醫囑，並規範醫師須於6小時內，完成醫囑補入的程序。

(10) 長期醫囑須至少每個月重新審視一次，亦可預先開立自動停止醫囑。慢性病連續處方箋應依據法令，連續分次調劑，每次調劑至多給予三十日以內之用藥量。有效期間爲自醫師處方之日起三個月內有效，期間之末日爲例假日得順延至特約醫療機構提供門診服務之日止。

(11) 電腦停機時之手寫處方規定：

A. 醫師字跡必須工整清晰。

  B. 不得使用簡寫或藥品代碼開立。

  C. 同一種藥品如有二種以上（含）規格、含量時應寫明。

2. 制定和執行監測處方完整性及準確性的作業程序：該機構規定凡是藥品處方不符合上述規範內容，須由醫師修正或重新開立完整與正確的內容，經核對者確認無誤後，始得執行醫囑。為監測藥品處方規範的確實被遵循，某機構藥事管理小組建立「不適當處方評估作業辦法」，特約藥師和機構護理主管依此作業辦法，合作監督處方的合法性、完整性與有效期限，並至少每季在機構的品質和住民管理委員會報告監督結果和改善成效。

JCI標準 機構要能確認具備資格的人員方可開具處方或用藥醫囑。

     已開具處方並使用的藥品應記載於住民紀錄中。

解讀與實務應用

  藥品之選用和給予為一專業且複雜的工作，機構應聘用具備藥學之專業知識和經驗者，且持有相對應執照、證書者為住民開具處方或用藥醫囑（考選部，2013）以確保用藥安全。機構須制定給藥作業辦法以規範開具處方或用藥醫囑，如對管制藥品、化療藥品、或放射性和研究性藥品；且應有開具處方至藥師調劑之流程，及在緊急情況下，可批准其他人員開具處方或用藥醫囑的規範。

  機構如接獲住民就醫後調劑之藥品時，當班護理人員應檢核醫囑之用藥指示，並依醫囑紀錄給藥之藥品、劑量、時間和途徑完成〈給藥紀錄單〉，以利每次給藥之記錄。給藥紀錄屬於住民紀錄之一部分，應存放於住民紀錄中依法保存。為達此成效，機構在實務上應完成下列事項：

1. 確認開具處方或用藥醫囑的執業資格：機構應遵循當地法令規定，確認

只有持有相應執照、經機構批准，以及依法完成執業登記的醫師，方可
爲機構內的住民開具處方或用藥醫囑。若機構沒有聘用專任醫師而是和
其他醫療院所簽立支援醫師的合約，則必須完成向當地衛生主管機關報
備支援，經核准後（須有證明文件）始得在機構執業。若機構運送住民
到特約醫療院所看診，則機構亦應協助住民確認開立處方者的資格。

2. **規範開具處方或用藥醫囑之權限並告知藥事人員**：爲了住民用藥安全，
機構應依據當地法令（例如「醫師法」、「藥師法」）和特約醫師的執
業資格，針對特約醫師或轉送住民前往看診的醫療院所醫師制定某些開
方權限，例如管制藥品、化療藥品或試驗藥品，並將之告知機構特約的
藥師。然而，在緊急情況下，機構也可批准其他不具權限的醫師開具某
些須要權限的藥品處方。藥師依法在受理處方時，除了審查處方上應有
年、月、日、住民姓名、性別、年齡、藥名、劑量、用法，也應注意醫
師署名或蓋章以及其開方權限；如有可疑之點，應詢明原處方醫師確認
後方得調劑。以某醫院附設機構爲例，該機構和醫院依據法令合作制定
「藥品處方開立與執行作業辦法」，針對醫師的處方權限進行規範，舉
例如下：

(1) 限領有管制藥品管理局核發使用執照之醫師方可開立第一級至第四
級管制藥品。

(2) 限依法領有特定專科執照的醫師，方可開立某些專科藥品處方。例
如：依法只限胸腔、感染、結核任一專科或曾接受衛生主管機關結
核病學訓練並獲結業證明的醫師，才能開具抗結核病藥品的處方。
又例如：唯有經衛生福利部健康保險署「全民健康保險加強慢性B
型及慢性C型肝炎治療試辦計畫」審核通過醫師，才能開具B、C肝
炎治療藥品處方。

(3) 試驗用藥只限由申請試用之醫師或指定科之醫師方可開具處方。

(4) 爲落實前述的權限規定，機構除了讓負責調劑的醫師知道之外，並藉由醫院藥局和社區藥局的資訊系統自動管控功能，協助醫師和藥師遵循依法設定的權限。此外，藥師和護理人員可隨時使用資訊系統查詢開方醫師的資格和權限。

3. **記錄每位住民的處方藥品**：開方醫師應負責在住民紀錄中記載所有的處方藥品；所有藥品處方都應包括處方的日期和時間，藥品的名稱、劑量、途徑、給藥頻率、住民的年齡和體重、已知的過敏記錄、處方的原因和處方者的姓名。

4. **每次給藥均予以記錄**：在每次給藥時，都應核對和依照醫囑執行給藥，並予以記載。當班護理人員接獲新開立之藥品處方，應確認醫囑及用藥指示無誤後，立即依醫囑建立〈給藥紀錄單〉，對存疑的醫囑或藥品則須立即向醫師或藥師提問，經確認無誤後依儲存藥品原則保存並上鎖。

(1) 給藥與記錄：

　A. 在機構內每次給藥前，護理人員應確認醫囑與〈給藥紀錄單〉的內容符合，再洗手依序備藥。〈給藥紀錄單〉的資料至少應包括住民床號、姓名、藥名、劑量、途徑、給藥時間及開始日期、停止日期、開立醫囑之醫師姓名和完成給藥者之簽名欄。護理人員每次給藥後，應給予住民／照顧者衛教，並於〈給藥紀錄單〉上簽全名和完成用藥衛教紀錄；未給藥時須註明原因。

　B. 當由藥師在醫院門診或社區藥局依據醫囑交付藥品給住民或機構代領護理人員時，除了依據法令（例如「藥師法」、「管制藥品管理條例」）保存處方箋之外，並應於容器或包裝上載明住民姓名、性別、藥名、劑量、數量、用法、作用或適應症、警語或副作用、醫療機構名稱與地點、調劑者姓名及調劑年、月、日。

(2) 若用藥後有異常反應時，須載明住民狀況、相關處理措施及追蹤評

值結果，適時應聯繫醫師，以確認進一步處理方式。

5. 用藥資訊的存放和提供：住民的用藥紀錄屬於住民紀錄之一部分，應被
依序存放於住民紀錄中依法保存，以供日後須要時查詢。在住民遷出或
轉診（可視同遷出）時，機構應於住民遷出／轉診的紀錄摘要中提供住
民用藥資訊，內容至少包括重要的藥品治療及處置、遷出／轉診時帶藥
的處方內容。

參考文獻

考選部（2013）。專門職業及技術人員考試法施行細則。（2017/12/5）取
自：http://law.moj.gov.tw/LawClass/LawAll.aspx?PCode=R0040002

衛生福利部（2018）。醫療法。（2018/03/01）取自：http://law.moj.gov.
tw/LawClass/LawAll.aspx?PCode=L0020021

衛生福利部（2014）。藥師法。（2018/03/01）取自：http://law.moj.gov.
tw/LawClass/LawAll.aspx?PCode=L0030066

四、給藥管理

JCI標準 機構要能確認具備資格的人員方可對住民給藥。

解讀與實務應用

在機構住民所得到的治療項目中，藥品治療是最常見的治療方法；而
給藥流程是多層面且複雜的，相關者有醫師、藥師、護理人員、照護者、
病人及藥品製造者。針對機構的住民而言，護理人員為給藥的最終執行
者，故也將是維護病人給藥安全的最後一道防線；一旦發生給藥錯誤，可
能導致病情加重，甚至死亡。因此，住民給藥屬於特定醫事人員的專業，
須要專門的知識和經驗，只有具備執照、證書，且經法律或法規許可的人

員方有給藥的資格，以確保給藥安全。

　　然而，除了大型長照機構或是醫院附設之機構自聘醫師和藥師，一般的機構並未聘任專職醫師和藥師，而是與醫院及社區藥局合作提供藥品治療服務；在這種情況下，機構應至少完成下列事項：

1. 依據法令確認住民給藥人員的資格：機構應依據當地法令和機構組織特性，確認住民給藥人員的資格。以某機構為例，該機構沒有專任藥師和醫師，而是授權由其護理人員與醫院和社區藥局合作提供住民藥品治療，並於其「住民用藥管理辦法」明定下列人員對住民給藥的資格：

(1) 依法可執行給藥者包含醫師、藥師和具執照的護理人員。

　　A. 醫師：依據「醫師法」第14條規定，醫師可交付藥品於住民進行治療。

　　B. 藥師：依據「藥事法」第102條和「優良藥品調劑作業規範」，藥師可依據處方箋交付藥品給住民進行治療。

　　C. 護理人員：依據「護理人員法」第24條第4款之醫療輔助行為，領有護理人員證書者得在醫師之指示下，可依據醫囑進行給藥（含加藥）的醫療輔助行為，這屬於一種技術性護理作業。例如：於機構內在醫師指示下，為住民備置藥品服用或加藥（例如靜脈藥品混合以及靜脈點滴加藥）。

(2) 完成執業登記與繼續教育學分：各國或地區對給藥之醫事人員資格皆制定醫事人員法加以規範，並規定其權利與義務、執業範圍、證照和適用的法律和法規等。以臺灣為例，護理人員、藥師和醫師須經相應專門學系之教育畢業，依畢業證書報考專門人員考試，考試及格後始得換發證書，獲得證書者應向執業所在地直轄市、縣（市）主管機關申請執業登記，領有執業執照，始得執業。執業中，應接受一定時數繼續教育，始得辦理執業執照更新。機構聘用

相關醫事人員專任者應向主管機關辦理執業登記，若爲兼任則應辦理報備支援。

2. 依據法令和機構作業辦法載明給藥的職責：機構應訂定各醫事人員職務說明書，於其中載明給藥作業職責，規範工作人員必須依據法令、資格限制和作業標準進行給藥。以某機構爲例，該機構制定「住民用藥作業辦法」、「口服給藥作業辦法」、「管制藥品管理辦法」、「化療藥品管理辦法」、「放射性藥品管理辦法」、「高警訊與危害藥品管理辦法」、「樣品藥及試驗藥管理辦法」、「緊急用藥情況作業辦法」等，依據不同照護需求和情況授權和指引護理人員執行給藥工作。工作職務說明書中載明給藥業務。依據長期機構照護服務對象，開立處方、藥品調劑、核對藥品處方、執行給藥等要項，應分別於工作職務中載明給藥之具體業務。依據長期機構照護服務對象，制定給藥之具體工作內容與流程：建立執行給藥流程與工作內容。以某機構爲例：就診後由當班護理師歸回健保卡、核對藥品處方與藥品、建立給藥紀錄單、藥品歸入藥櫃上鎖，以限制無給藥資格者無機會碰觸藥品。

3. 制定和落實限制給藥資格的規範：

(1) 建立被授權可執行住民給藥的人員資格資料：由人力資源管理單位和人員所屬科室共同建立給藥人員之專業資料，以備查詢，包括畢業證書、專業證書、執業執照及接受繼續教育之資料。若爲兼職醫事人員（例如特約醫院醫師或社區藥局藥師），另須檢附報備支援之資料與服務簽到單。

(2) 限制護理實習生、助理（見習）護理人員、新進人員未通過試用期者必須在具備執登的護理人員及實習老師指導下進行給藥操作。

(3) 依據「鎮靜照護標準書」，參與鎮靜處理過程之工作人員須取得呼吸道處理課程及鎮靜處理課程與疼痛評估與處理等課程，並接受測

驗取得資格認證。

(4) 依據「結核病防治工作手冊」及「衛生局公文」，有接受結核菌素測驗及卡介苗接種技術訓練合格人員，才可以進行接種工作。

(5) 依據「化學治療照護流程標準書」，參與化學治療照護的護理人員須完成教育訓練。

(6) 遇急救情況下（CPR）可以授權特定資格的護理人員（例如受過ACLS訓練並取得合格資證），依據醫師的口頭醫囑，經第三方人員複誦2遍並記錄之後，可不經過藥師調劑進行住民給藥。

(7) 培訓與執行給藥技術稽核：由護理主管舉辦給藥技術訓練，且須通過考試且有紀錄可查。護理主管依據〈給藥技術稽核表〉，每半年至少一次進行稽核。

參考文獻

衛生福利部（2015）。護理人員法。（2017/12/5）取自：http://law.moj.gov.tw/LawClass/LawAll.aspx?PCode=L0020166

衛生福利部（2014）。藥師法。（2017/12/5）取自：http://law.moj.gov.tw/LawClass/LawAll.aspx?PCode=L0030066

JCI標準　給藥須經核對流程，對照用藥醫囑確認給藥準確無誤。

　　　　　　由長期照護工作人員所開具的處方以及給藥必須被記載。

解讀與實務應用

　　給藥（medication administration）是護理專業重要的一環，然而，給藥錯誤（administration errors, MAEs）為臨床常見的醫療疏失。一份分析來自BCMA的188,249給藥件數資料的研究發現，在三個月的研究期間內，共有2,289件潛在的給藥錯誤（MAEs）被記錄發生在345名住民身

上：90%的住民（共有1,021名）發生至少一次的給藥錯誤；最常見的給藥錯誤（45%）是給藥時間錯誤，有52%的住民曾發生護理人員差點給錯他人的藥品（Szczepura, Wild, & Nelson, 2011）。

　　給藥錯誤最常發生的錯誤型態是給錯劑量及給錯藥品，最常給錯的藥品是抗生素，而造成住民嚴重傷害的則是高警訊藥品的給藥錯誤；導致護理人員的給藥錯誤原因有許多，可歸納為系統因素及個人因素，系統因素包含儀器設備、人力及給藥流程，個人因素包含個人藥品知識程度、計算能力及對作業方法的遵從性（Brady, Malone, & Fleming, 2009；藍、唐，2011；朱、陳、林，2008；藺、楊、陳，2005）。因此，機構應制定和落實住民給藥的作業辦法，才能指引給藥者進行安全給藥。在實務上，機構應至少完成下列事項：

1. 取藥時核對醫囑：由於機構通常沒有設置藥局，因此當機構護理師至藥局帶住民取藥、或由藥局藥師送藥或住民看完門診帶藥回到機構時，應由機構護理人員依據處方和藥師核對藥品是否正確和有無更改，如有更改應通知藥師評估，若對醫囑若有疑問，須找原開立醫囑之醫師確認清楚。藥品領取回機構後，依其特性儲存，最好將藥品置於住民專屬藥盒內，若沒有住民專屬藥盒也須以安全、不易混淆的方式儲放，高危險性、外型相像或發音相似的藥品，應分開放置並明確予以標示。以某機構為例，住民就診後帶回處方用藥為一星期的量，護理人員首先核對醫囑單及藥師配藥內容是否與住民姓名、出生日期（年齡）、住民編號（紀錄號碼）、床位、藥名、劑型、劑量、途徑、用法、給藥時間、開始日期、截止日期、每種藥品總量是否正確及開方醫師簽名或蓋章。

2. 填寫〈給藥紀錄單〉：若核對醫囑無誤，則由專責護士以手寫、輸入電腦方式填寫〈給藥紀錄單〉，記載藥品使用到期期限並簽名。若住民服用高警訊藥品，在〈給藥紀錄單〉藥品說明欄內藥名下方會註記警示符

號及注意事項。〈給藥紀錄單〉為紀錄之一，須依法規存放。部分機構的護理人員會將醫囑謄寫到護理計畫卡（kardex）、〈給藥紀錄單〉及小藥牌上，每次備藥時先以護理計畫卡或〈給藥紀錄單〉核對醫囑。

3. 正確準備藥品：

(1) 依據感控規範完成手部衛生。

(2) 備藥護理人員應確實了解藥品藥理、性狀、作用、副作用、禁忌及注意事項，並檢查藥品的品質，如：效期、有否有變質、潮化、破損裂痕、結晶、異常沉澱、混濁、變色等。

(3) 核對醫囑及〈給藥紀錄單〉內容正確性：備藥時須逐字核對藥品名稱，核對醫囑和〈給藥紀錄單〉，須有完整的醫囑才生效，核對好之後，再依給藥紀錄單核對藥袋來備藥。雖然機構內住民大部分皆開立長期慢性病處方，但是每次備藥時仍須先核對醫囑。若得知處方或醫囑已取消或更改，則須於〈給藥紀錄單〉註明。以某機構為例，醫師開立停藥醫囑時，護理人員會在當日〈給藥紀錄單〉停藥項目之時間欄位註明cancel，並劃一直線，直到最後一次給藥時間；當醫囑變更時，當日〈給藥紀錄單〉變更項目之時間欄位註明cancel，並劃一直線，直到最後一次給藥時間。

(4) 依標準程序備藥：一次只能準備一位住民之藥品。針對特定藥品須確認已完成住民必要的相關評估。例如：使用降血糖藥的住民，須注意其餐飲送達時間及其進食量；服用心臟、血管藥的住民，須再評估其心跳與血壓，如果生命徵象不穩定，應告知醫師再確認是否給藥。過程中遵守清潔或無菌原則，準備口服藥時應以藥匙取藥，不可用手拿取藥品。

　A. 執行「三讀」：若有住民個人專屬藥盒時，則「三讀」包含自藥盒取出藥袋時、自藥袋內取出藥品時、將藥袋置回藥盒或丟棄

時。若沒有個人藥盒時，則「三讀」包含從藥袋內取出藥品時、將藥品放入遞杯時、將藥品放回藥袋時。

B. 管制藥品的備藥：依「管制藥品作業辦法」執行，〈給藥紀錄單〉須由兩名合格護理人員雙重確認醫囑資料，對點使用剩下顆（片）數，正確無誤後雙方簽名。若為貼片（如Fentanyl）應依期限使用，在時間到須更換新貼片時，應將使用過的貼片要完好無缺保存收集，再將舊片交回調劑處所。

C. 備藥的其他應注意事項：備藥時應觀察藥品，如有變質、變色、變味、過期、標示不清者都不可使用。除非有醫囑，否則兩種不同液體之藥劑不可同置一個藥杯。備藥過程中宜專心避免與他人交談導致分心，備藥後剩餘的藥品應做清楚的標示及合適的保存。給藥時只能發放機構允許的且由藥局提供的藥品，不允許發放住民自帶藥品使用，除非醫師有醫囑且經過藥師審方和調劑，服用藥名及時間亦須於紀錄或給藥紀錄加以註明。

4. 執行給藥技術：

(1) 執行「五對」：包含住民對（住民身分無誤）、藥名對、劑量對、時間對、途徑對（與處方或醫囑相符）。關於住民辨識，應參照國際病人安全目標標準的解說原則，採用至少兩項辨識方法以確認住民身分，並設計適用於意識清醒且可口語應答者、意識清醒無法口語應答和無法應答者的辨識方法。例如：以某機構為例，針對意識清醒且可口語應答住民，給藥者詢問其姓名及出生日期；針對意識不清者，核對手圈、床頭卡照片，或詢問主要照顧者，並且於〈給藥紀錄單〉簽名以作為佐證資料。

(2) 告知與取得同意：給藥時向住民及／或照顧者說明藥品之作用、副作用、服用方法及注意事項，如有不適時須立即反應，並在取得同

意後，始可執行給藥。例如：告知使用散瞳劑的住民，視力模糊會持續1～2小時，活動時須注意安全，散瞳後須觀察住民有無不適反應，如：臉部潮紅、噁心、嘔吐等症狀，應立即反應給護理人員通報醫師處理；或告知住民不能咬碎或吞嚥口腔含服藥品。若住民服用高警訊藥品，給藥時應先評估住民目前狀況是否可使用。

(3) 依標準執行給藥（參見給藥技術稽核表）：藥車（工作車）檯面不可同時放置兩位（含）以上住民之藥品，須協助一位住民完成服藥後，再於車上的檯面擺放另一位住民的藥品。應依藥品種類特性給藥，具傳染性的住民給藥順序安排在最後。例如：A.水劑類倒藥之前須上下搖動使其均勻；B.服用油類藥品前可讓住民含冰塊，服藥後服果汁或餅乾以減除異味；C.酸類、鐵劑及碘劑以吸管服用，服用後喝開水以減少琺瑯質損傷。

(4) 親視或協助住民用藥：給藥過程中，護理人員必須先檢查住民的給藥紀錄單，並依據給藥紀錄單將那一次使用的各項藥品從住民專屬的儲藥盒（如果有）中取出，放到給住民的小藥杯或容器中，然後發給住民或照顧者，親視住民用藥或協助住民用藥。例如：須經鼻胃管灌食住民用藥時，若為顆粒藥品視需要予磨粉，並協助服用；口服藥如有外包裝，一律協助拆除；栓劑及注射藥品應由護理人員親自執行。除特定醫囑用藥（例如自用藥：硝酸甘油NTG）之外，藥品不得留置於住民單位。若遇住民因外出就診或禁食中，應先將藥品取回，於住民返室或可服藥時，由護理人員執行住民辨識後，再完成給藥；若仍有問題不能按時服用，護理人員可根據住民病情需要和住民個人需求，通報醫師處理是否可調整給藥時間。當在服用前發現住民有特殊狀況，例如：意識改變、持續嘔吐等，護理人員須立即通報醫師處理，並在護理紀錄中記載住民狀況、相關處理

措施及評值結果。

5. 完成給藥紀錄與異常處理：

(1) 完成紀錄：在住民服藥後，給藥護理人員須在住民〈給藥紀錄單〉上記載該次實際給藥時間、藥品投與方式（如磨粉、管灌），並在給藥時間的位置簽名。第一次給藥應記錄作用及副作用，即性醫囑給藥、服藥30分鐘後，均應評估住民使用後藥效反應及是否產生副作用，並於護理紀錄記載衛教內容及住民的服藥後反應。若住民沒有在當班完成服藥，當班護理人員須在〈給藥紀錄單〉和／或護理紀錄記載未服藥的原因。

(2) 異常處理：完成給藥後常見的異常狀況有不良反應、給藥錯誤、和餘藥產生。關於不良反應、給藥錯誤的處理請詳見下面條文解說，此處只針對餘藥的退藥作業進行實務解說。常見退藥原因舉例如下：禁食、住民不在外出、住民拒絕、產生不良藥品反應、處方或醫囑取消、用量或用法改變、PRN醫囑未使用、加入大量點滴用藥的餘量、醫囑重整、處方劑量計算錯誤、醫囑開錯住民、開錯藥、住民遷出。以某醫院附設機構為例，針對已開啓或稀釋未用完之餘藥，給藥護理人員須註明姓名、床號、稀釋日期、時間及開瓶後效期（必要時須註明稀釋量），並依藥局指引妥善存放。若因醫囑改變或住民未服用而產生餘藥，導致護理站必須退藥時，給藥者護理人員必須於〈給藥紀錄單〉上註記退藥數量與退藥原因代號，再辦理退藥。基於用藥安全，口服裸錠、未標示有效日期、已開封藥品裝不完整及非機構許可用藥等 ，不辦理退藥作業，而是統一彙集於護理站之後再交回藥局依當地法令處理。

參考文獻

Brady, A.M., Malone, A.M., & Fleming, S. (2009). A literature review of the individual and systems factors that contribute to medication errors in nursing practice. Journal of Nursing Management, 17(6), 679-697.

Szczepura, A., Wild, D., & Nelson, S. (2011). Medication administration errors for older people in long-term residential care. BMC Geriatrics, 11(1), 82.

朱麗鈴、陳麗芳、林明芳（2008）。藉由用藥疏失管理提升住民用藥安全。藥學雜誌，24(97)，3-10。

藍雅慧、唐福瑩（2011）。給藥錯誤——護理人員之角色與責任。長庚護理，22(3)，334-340。

藺寶珍、楊美賞、陳彰惠（2005）。提升長期照護機構的給藥安全。長期照護雜誌，9(2)，193-203。

五、監測管理

JCI標準　對住民用藥療效進行監測，包含藥品不良反應。

解讀與實務應用

　　機構住民大多為罹患多項慢性疾病及老年人，經常由不同專科醫師開立處方，因此機構應注意多重用藥可能引起的藥品不良反應（Adverse Drug Reaction, ADR）（陸，2006）。為確保用藥安全，在讓住民使用藥品後，機構照護團隊應監測住民的用藥療效，包含藥品不良反應的監測和通報。用藥療效是指藥品的作用結果，有利於改善住民的生理、生化功能或病理過程，使住民的機體恢復正常。用藥監測的目的是評估藥品對住民症狀或疾病的療效以及對血細胞計數、腎功能、肝功能等的監測，並評估

住民用藥後出現的不良反應。根據監測結果可對用藥的劑量或種類做出相對應的調整。臨床上須要被經常監測的藥品種類有心血管藥品、抗癲癇藥品、精神科藥品、抗生素藥品、Theophylline等。

對於劑量與療效不成正比，造成治療上的難以預期，臨床醫療人員因而針對特定藥品發展出藥品治療監測（Therapeutic Drug Monitoring, TDM）來應對。TDM的功能包含「藥品血中濃度的測定」及「臨床藥品動力學服務」，以提供擬定最佳的給藥方案，包括藥品劑量、給藥時間和途徑等。透過TDM，希望能藉由監測該藥品在血液中的濃度，維持血中藥品濃度於有效的治療範圍內，減少藥品動力學對於療效的影響，避免可能的藥品毒性，以促進用藥安全和達到最佳的藥品治療效果；然而並非所有藥品都適合進行血中濃度監測。

住民的藥品不良反應（ADR）不但會影響其安全和生活品質，也是造成老年症候群（例如跌倒、譫妄、便秘、憂鬱）的原因之一（陸，2006）。WHO對ADR的定義是：藥品在人體上所產生的一種不舒服，有害性或未預期的反應。通常在正常劑量下，藥品使用於預防性給藥、診斷、疾病治療、或改變生理功能時所發生的反應。美國FDA對藥品不良反應的定義包括以下幾種：(1)在專業執業中，使用藥品產品的過程所發生的一種不良反應；(2)藥品劑量服用過高所造成的一種不良反應，不管是意外或有意；(3)因藥品濫用所造成的一種不良反應；(4)因停藥所發生的一種不良反應；(5)任何一種藥理作用顯著的失敗。

藥品不良反應可發生在任何人，例如藥品過量或藥品副作用；也可能只發生在特定敏感人群如藥品耐受不良、藥品特定體質、藥品過敏反應。容易發生藥品不良反應的因素有：老年人族群、遺傳疾病如G6PD缺乏、藥品治療範圍狹窄如毛地黃等。藥品導致疾病：皮膚疾病是最常藥品不良反應，約占藥品不良反應31～41%、腸胃道疾病約占藥品不良反應11～

17%，導致血液疾病如凝血疾病、腎臟或肝臟疾病。爲促進住民用藥安全和藥品治療效果，在實務上，機構應至少完成下列事項：

1. 建立和施行多專業合作的用藥監測機制：理論上，護理師、醫師、臨床藥師、住民和家屬或其他照顧者均可以利用接觸住民時，監測住民用藥後之反應及療效，並適時通報和處理用藥後的不良反應；然而，一般長照機構很少聘用專任藥師和醫師，而是特約或合作方式，他們並沒有經常在機構內進行診療照護和藥事服務。以某機構爲例，住民用藥大部分是在醫院看門診後由醫院藥師調劑處方箋，然後帶回醫師處方用藥回到長照機構，由護理人員管理並依時間準備藥品讓住民使用；因此，每次用藥之後的監測任務通常由機構護理師在平常接觸住民和執行照護工作時進行之，照顧服務員允以協助觀察，再輔以住民和家屬或其他照顧者的通報／回饋訊息；其監測職責分工簡述如下：

   (1) 護理師：負責觀察用藥反應、交互作用、重複用藥並有追蹤紀錄，並應即時處理每位住民的臨床狀況及異常反應。在給藥紀錄單上記錄每班之給藥情形，觀察住民是否有出現藥品不良反應，例如噁心嘔吐、嗜睡、情緒低落、低血壓等，詳細記錄於護理紀錄。當服藥後出現異常反應時，須與特約藥師電話諮詢，或聯繫迴診醫師將評估用藥狀況提出討論。若有立即危及到生命安全時，須評估是否暫停使用藥品，並記錄住民反應後告知醫師，以利醫師評估是否更換處方。若住民服用適合監測血中濃度的藥品時，例如抗癲癇藥品、鋰鹽（碳酸鋰），護理師有責任主動提醒迴診醫師，或填寫就醫紀錄於到醫院回診就醫時帶至門診供門診醫師定期監測血中濃度，作爲調整劑量與追蹤療效之參考。

   (2) 照顧服務員：在護理師的指導下，於平常接觸或照顧住民時，協助觀察住民用藥後的情形與反應。

(3) 醫師：在每月固定的迴診時間評估處方藥品劑量、療效。

(4) 藥師：負責針對所有住民，至少每三個月執行一次常規的「藥品治療評估」服務；但須針對新住民可執行立即性評估。由此藥事作業探討藥品治療的適當性及安全性，確保藥品治療都符合適應症，追蹤藥品療效。

(5) 住民：協助提出用藥後的感受和反應。

(6) 家屬／照顧者：協助監測住民是否遵從醫囑以及了解使用藥品情形。

2. **建立藥品不良反應的通報和處理機制**：觀察和記錄任何不良反應屬於用藥療效監測的一部分，例如：皮疹、噁心、咽喉發緊、輕微頭暈，以及可能顯示藥品或劑量必須被評估和改變的其他症狀。為了保護住民用藥安全，機構應有藥品不良反應的通報機制，例如藥品紀錄單或線上系統進行通報。照護團隊成員有責任在規定的時間內通報和記錄任何使用藥品後所發生的不良反應，並由醫師、藥師等組成的小組進行審核，並持續追蹤住民狀況。

(1) 照護團隊應依據機構規範進行內部通報，並依據當地法令，例如衛生福利部（2018）「藥事法」第45-1條，針對「嚴重藥品不良反應」進行對外通報（開處方藥之醫機構或全國ADR通報中心網站）。食品衛生管理署（2015）對「嚴重藥品不良反應」的定義如下：係指使用藥品後所發生，基於證據、或是可能的因果關係，而判定在任何劑量下，對藥品所產生之有害的、非蓄意的個別反應，此項反應與藥品之間應具有合理之相關性，且其後果符合嚴重藥品不良反應通報辦法第四條各款情形者。

(2) 在機構內，護理人員應完整觀察並記錄每位住民是否出現藥品不良反應或過敏現象。護理人員一旦懷疑有藥品不良反應發生時，應記

錄於住民紀錄上並須於2日內照會藥師。護理人員發現住民有嚴重
藥品不良反應出現，宜立刻照會醫師或藥師。藥師接受機構照會藥
品不良反應通知時，須於1週內進行評估，並將評估結果記錄於住
民紀錄上。藥師經過初步評估，若懷疑藥品不良反應可能性極高
時，藥師應與機構或開處方醫師聯繫和討論處理方法，一旦確定是
嚴重藥品不良反應須通報至全國不良反應中心，並將通報紀錄存
檔。

參考文獻

陸鳳屏（2006）。長期照護中之藥品不良事件。長期照護雜誌，10(3)，
　　216-223。

衛生福利部（2018）。藥事法。（2018/04/15）取自：https://law.moj.gov.
　　tw/LawClass/LawAll.aspx?PCode=L0030001

衛生福利部食品藥品管理署（2015）。長期照護機構藥事服務之標準
　　作業流程。（2018/04/15）取自：http://hpcare.taiwan-pharma.org.tw/
　　Downloads/standard/standard_4.1.pdf

JCI標準　　用藥錯誤，包含跡近誤失（near miss），應按機構規定的流程
　　　　　　　及時間要求報告。

解讀與實務應用

　　用藥錯誤是醫療照護機構的錯誤事件中常見的錯誤類型，最主要原
因應是使用藥品治療的過程，由醫師處方到住民用藥之間，須經過許多步
驟，包含處方開立、醫囑謄寫／轉錄、藥師調劑、護理人員給藥、住民依
指示服用藥品等，每個步驟都有發生錯誤的機會，再加上機構住民因其健
康狀況常須服用多種藥品，因而更提升用藥錯誤的機會（蘭、楊、陳，

2005）。

　　爲了降低和預防用藥錯誤事件，機構在實務上應至少完成下列事項：

1. 定義用藥錯誤（medication error）和跡近誤失（near miss）：以某機構爲例，該機構藥事管理小組參考美國國家用藥錯誤通報及預防協調審議委員會（The National Coordinating Council for Medication Error Reporting and Prevention, NCC MERP（Cousins & Heath, 2008）和財團法人醫院評鑑暨醫療品質策進會（2013）的定義，制定機構的用藥錯誤和跡近誤失之定義：

   (1) 用藥錯誤：係指在藥品治療過程中，凡與專業醫療照護行爲、健康照護產品、程序與系統相關之因素，發生可預防的藥品使用不當或住民傷害的事件。可能發生在處方開立、醫囑轉錄、藥品的標示、包裝與命名、調劑、配送、給藥、住民教育、監管與住民使用過程。可依此定義將錯誤分爲四類：醫師開立醫令錯誤、藥師調劑或交付藥品錯誤、護理人員給藥錯誤、住民使用藥品錯誤。

   (2) 跡近誤失：由於不經意或是即時的介入行動，而使其原本可能導致意外、傷害或疾病的疏失事件或情況並未發生在住民或其他人身上。

2. 規範用藥錯誤和跡近誤失的再評估權限：機構應依據適用的法令，規定只有取得證照或認證的合格人員才能被允許針對個別專業負責的範圍，對藥品錯誤和跡近誤失進行再評估，適用法令摘要如下：

   (1) 醫師法第12、13、14條由醫師親自診治住民開立處方及交付藥劑。

   (2) 藥師法第15、16、17條藥品調劑爲藥師業務之一，藥師調劑應按照處方，不得錯誤。

   (3) 護理人員法第24條醫療輔助行爲護理人員業務之一，應在醫師之指

示下行之。

(4) 以下各專業人員可對用藥錯誤和跡近誤失進行再評估：

  A. 醫師：負責再評估和確認關於處方和住民身分的錯誤和跡近誤失，例如重複用藥、交互作用、同藥理作用、使用管制藥品總量及天數等。

  B. 藥師：負責再評估和確認關於處方、調劑和發藥等作業的錯誤。

  C. 護理人員：負責再評估和確認關於接受藥品、製作給藥紀錄、備藥和給藥等作業的錯誤和跡近誤失。

3. 提供關於事件通報的重要性和通報作業流程之教育：機構應安排教育訓練課程，培訓全體工作人員關於通報用藥錯誤和跡近誤失對於藥品治療作業和住民安全的重要性，以及訓練他們關於通報作業的方法。並要求照護人員應教育住民和家屬／照顧者。以某醫院附設機構為例，其品管部門在每年品質和住民安全的年度教育訓練課程中，邀請醫院藥師或社區藥局藥師講授關於用藥錯誤和跡近誤失的定義、事件通報重要性與通報流程、預防措施的課程內容，並測試全院工作人員是否都已知道定義和通報流程。

4. 及時通報用藥錯誤和跡近誤失：機構應在執行上述的教育訓練前，應先訂定「異常通報」機制，以利指引工作人員及時記錄、通報並分析異常狀況，並依事件原因進行改善。常見可能錯誤和跡近誤失原因包含醫囑錯誤、護理師備藥，因其他事項分心錯誤、未確實三讀五對、專業不足等。以某機構的給藥錯誤為例，其異常通報機制和原因分析簡述如下：

(1) 簡述事件經過及認為事件發生可能原因。

(2) 記錄與通報異常事件：

  A. 選出事件發生階段：可能發生在醫囑開立錯誤、藥局調劑錯誤、傳送過程錯誤、處方交付錯誤、給藥錯誤，或ADR等的任何一階

段。

B. 確認給藥錯誤內容：可能包含一項或多項錯誤，例如：藥名錯誤、途徑錯誤、劑量錯誤、頻率錯誤、住民辨識錯誤、劑型錯誤、遺漏給藥、未依時間給藥、無醫囑給藥、藥品保存問題等。

(3) 分析事件發生原因：是否與流程、工作狀態相關？與人員個人因素相關？與藥品相關或與環境或溝通相關？與機構政策相關等？

5. 運用通報訊息改善用藥流程：機構應根據通報事件訊息，確認原因，擬定對策，進行改善。為有效降低異常事件和預防再次發生或潛在風險，下列提供一些機構和其特約醫院或所屬醫院經歷用藥錯誤後所制定的實務作法以供參考：

(1) 醫師開立醫令錯誤：

A. 制定標準化的用藥醫囑：例如：(a)藥品處方須包括藥品名稱、劑量和劑型、(b)接處方的人進行複誦口頭處方、(c)避免使用縮寫。

B. 設計處方警訊系統：例如：(a)交互作用提示、(b)重複用藥提示、(c)沒有藥品適應症（相關診斷）時的警示、(d)過敏藥品警示、(e)自動提示常用劑量與頻率提示、(f)專科用藥限制提示。

(2) 藥師調劑和發藥錯誤：

A. 調劑作業：例如：(a)須分裝藥品於其外包裝標示名稱、含量及分裝日期及有效期限；(b)對於包裝相似之藥品，加貼顏色辨識標籤以提醒藥師；(c)高警訊藥品在醫令系統、存放位置及藥袋上都有標示[警]字提醒；(d)在調劑臺張貼藥品圖示說明，供藥師參考。

B. 發藥作業：例如：(a)調配完成後，每一筆均由另一位藥師覆核；(b)交付藥品時3次核對處方箋與藥品是否正確，唱名及要求出示住民IC卡；(c)發藥臺設置電腦雙螢幕，同時顯示住民基本資料

與處方藥品外觀，以利住民／代領護理人員再次確認所領取的藥品。

(3) 護理人員給藥錯誤：例如：A.將音似形似的藥品和高警訊藥品分開存放，以防止備藥和給藥出錯；B.藥品未用完前，不得撕去標籤或移除藥袋；C.備藥時擺放「請勿打擾」的告示牌；D.依就診醫囑給藥，不可自行調整藥品品項或劑量或沒給藥。

(4) 住民使用錯誤：例如：A.藥師或經藥師教育過的護理人員，對住民／照顧者進行用藥指導、提供用藥常識及用藥諮詢；B.提供特殊藥品的用藥指導與衛教單張。

參考文獻

Cousins, D.D. & Heath, W.M. (2008). The National Coordinating Council for Medication Error Reporting and Prevention: promoting patient safety and quality through innovation and leadership. Joint Commission Journal on Quality and Patient Safety, 34(12), 700-702.

財團法人醫院評鑑暨醫療品質策進會（2013）。住民安全名詞定義。（2018/04/16）取自：http://www.patientsafety.mohw.gov.tw/Content/Tablist/Download.ashx?SiteID=1&MmmID=621273400072357272&Msid=0

藺寶珍、楊美賞、陳彰惠（2005）。提升長期照護機構的給藥安全。長期照護雜誌，9(2)，193-203。

第六章 住民與家屬教育（RFE）

一、提供支持住民與家屬參與照護決策的教育

JCI標準 機構向住民及家屬提供相關教育，以有助於他們參與照護決策和照護流程。

解讀與實務應用

　　住民和家屬的衛生教育（以下簡稱衛教）是一項重要的照護功能；衛教可協助住民和家屬建立有利於診療照護的態度與行為，促使住民及家屬有意願得到更適切的協助及照護，增進自遵從性和自我照顧能力，以滿足其健康需求或達到健康目標；照護成效的改善程度也有賴於衛教的品質（Nancy, 2007; Timlin, Shores, & Reicks, 2002; Aruffo & Gardner, 2000；林、孫、謝，2007）。

　　因此，機構應提供住民及家屬教育，使其具備足夠的知識和技能，以利他們能夠參與照護流程和決策。在實務上，機構應至少完成下列事項：

1. 制定機構的住民衛教計畫：機構應根據其成立宗旨、照護服務類型以及住民群體特性，制定衛教計畫和目標，規劃執行策略和機制，使衛教服務成為住民照護計畫的一部分，以提供住民和家屬／照顧者個別化的衛教內容，並能依據住民和家屬／照顧者的理解程度和方式來做適當調整，採用多元教育方法和多種媒體資料以加強衛教的學習意願和吸收效果，並要求回覆示教和追蹤遵循情形。

2. 建立衛教服務的組織結構或機制：為確保每一位住民在照護過程中得到

須要的衛教內容以及達成衛教目的，機構應設立衛教服務的組織架構或機制，這可以是任命一位衛教協調專員、成立委員會、或發動所有員工協作的模式。以某醫院附設護理之家為例，該機構設立「健康教育委員會」，訂有組織章程，由機構院長擔任主任委員，護理部主任擔任總幹事，委員包含醫療、護理、藥劑、營養、復健、社工等專業人員。此委員會依據機構成立宗旨、照護範圍和住民群體特性，規劃衛教服務的任務和目標，並制定「衛教作業辦法」，以規範衛教的作業模式和監測機制。該委員會的任務包含：

(1) 使住民及家屬獲得所須的健康知識，以利其養成健康生活型態和提升自我照護能力；

(2) 協調各專業的衛教執行；

(3) 監督衛教成效並進行改善。

該機構採跨團隊且合作之作業方式，由各類專業人員依其專業照護範圍提供合宜之衛教並加以評估，分工內容簡述如下：

(1) 醫師：依據醫療評估，提供住民及家屬／照顧者診療解說及教育，以增進醫囑的遵從性。

(2) 護理師：依據護理評估和日常觀察的結果，提供住民及家屬／照顧者衛教與指導，以利安全地使用醫療設備，增進自我照護能力。

(3) 藥師：依據用藥評估和監測的結果，提供住民及家屬／照顧者藥品服用指導、解說副作用和配伍禁忌，以確保用藥安全。

(4) 營養師：依據營養評估和監測的結果，提供住民及家屬／照顧者營養諮詢、飲食製備指導，以利維護良好的營養狀況。

(5) 復健師：依據各類身體功能的評估和治療過程中的發現，提供住民及家屬／照顧者復健治療的衛教指導與諮詢，以利身體功能的康復或避免惡化。

(6) 社工師／人員：依據住民的社交、經濟和入住適應情況的評估結果，適時提供住民及家屬／照顧者合適的社會資源和有關資訊、諮詢及服務網絡，以利協助家庭和社交功能之再建構。

3. 有效整合衛教資源：由於多種專業的人員提供住民照護和衛教，機構應統合多專業的衛教資源，協調和整合與住民照護有關的多專業之間的分工合作，以免疏漏、重疊或矛盾。以前述的機構為例，該機構設立「健康管理和教育中心」，配置經過訓練的衛教服務督導人員，以住民為中心，在健康教育委員會的指導之下，統合跨專業團隊的衛教資源，合作規劃適合住民和家屬的衛教內容和提供方法，例如糖尿病、慢性腎病、失智症、氣喘、跌倒預防、壓瘡預防、排尿障礙、營養、用藥等衛教服務，並進行衛教流程之品質監測及改善。

參考文獻

Aruffo, S. & Gardner, C. (2000). The importance of patient education materials. Case Manager, 11(2), 58-62.

Nancy, C. (2007). Introduction to health care education: A course for new associate of science in nursing faculty. Teaching and Learning in Nursing, 2(4), 116-121.

Timlin, M.T., Shores, K.V. & Reicks, M. (2002). Behavior change outcomes in an outpatient cardiac rehabilitation program. Journal of American Dietetic Association, 102(5), 664-671.

林燕如、孫嘉玲、謝湘俐（2007）。血液透析病患需求之衛生教育。臺灣腎臟護理學會雜誌，6(1)，37-45。

二、評估住民與家屬的學習能力和意願

JCI標準 對每一位住民的教育需求進行評估並記入住民紀錄。

對住民及家屬的學習能力和學習意願進行評估。

解讀與實務應用

衛教需求評估是進行住民衛教最重要的第一步驟，其意義是了解學習者（住民和家屬／照顧者）在知識與技能的需求多寡，進而了解與實際狀況之間的差異，確認他們對於知識、技能、態度和價值的欠缺或不足。一個完整的衛教計畫必須有理論依據並事先評估住民衛教需求，再據以規劃適合的衛教主題和提供方法（例如課程），才能達到良好衛教成果。

由於每位住民的情況不一樣，須獲得的衛教內容也會隨之不同。因此，機構應在照護和服務的流程中評估住民和家屬的衛教需求，以利規劃個別化的衛教內容和提供方法，增進住民及家屬在做出照護決定、參與照護流程時所須要的具體知識和技能。尤其當住民或家屬直接參與照護的提供（例如：協助更換敷料、餵食、服藥和生活照顧），照護團隊成員應依據專業協作提供他們適合的衛教內容，以利增進住民的自我照護能力和安全。

因為提供衛教應被視為獲取住民知情同意的流程之一部分，當透過評估過程確認衛教需求之後，評估結果和衛教需求內容須被記載於住民紀錄之中。

為達以上成效，機構在實務上應至少完成下列事項：

1. 告知住民及家屬／照顧者下列接受衛教訊息的權利：機構應透過衛教服務的標準作業流程，讓住民和家屬／照顧者了解關於獲取照護有關訊息的權利，包含：

(1) 了解身體情況和已確認的診斷：機構應制定規範要求照護人員在完

成評估之後應告知住民和家屬／照顧者。

(2) 了解如何參與照護流程和照護計畫決定：機構應制定規範要求照護人員依據住民的情況和個別需求提供有關的衛教知識，並告知他們可以和其照護人員溝通和諮詢關於照護計畫的內容，並可以運用這些知識／資訊參與照護的決定。

(3) 了解必要時如何授予知情同意：機構應讓住民和家屬知道在何時應如何行使知情同意的權利。例如在施行約束、服用高風險的藥品或接受侵入性的照護處置之前，住民和家屬有被告知並行使同意的權利。

2. 評估住民和家屬的衛教需求：「衛教需求」會引發學習動機，是實施衛教活動的主要依據，因此必須經過評估才能進行衛教。然而，多數臨床醫護專業人員單憑個人的專業知識及評估能力，提供給住民和家屬大量的與照護、疾病及治療相關的知識與訊息，卻忽略了評估住民和家屬真正的衛教需求。因此，機構應制定住民和家屬的衛教需求之評估作業準則，要求提供衛教的工作人員必須先針對參與的住民、家屬／照顧者建構一個完整、個別化的評估，理解其衛教需求，以便依個別需求提供適切的衛教。關於衛生教育需求的內容，歸納研究結果，大致可包括健康照護需求（包括訊息、生理照護及社會心理等需求）、疾病有關知識的需求、對疾病之適應處置的需求、處理因疾病所帶來心理與情緒調適的需求、自我照護的需求（包括飲食、運動、用藥）、衛教時間及進行方式的需求、衛教方法和輔助工具運用的需求等。以糖尿病住民為例，其衛教需求可分為心理社會需求、知識技巧需求及自我照護需求等三大類（何、黃、郭，2005）。

3. 評估住民及家屬的學習能力和學習意願：有很多變數決定住民和家屬是否願意以及是否有能力學習。由於衛教對象的特質極具多樣性，其能

力、喜好、經驗、風格及文化等均有所不同，所呈現的學習意願和學習
能力亦有差異（李、高，2012）；機構照護團隊在制定衛教計畫前，必
須針對衛教對象的學習能力和學習意願至少評估以下內容：(1)信仰、
價值觀和文化習俗；(2)閱讀能力、教育程度及語言能力；(3)情緒障礙
和肢體障礙（聽力和視力）；(4)學習動機；(5)認知能力；(6)住民是否
願意接受資訊。

4. **依據評估結果制定教育計畫**：照護團隊應依據衛教需求、學習能力和學
習意願的評估結果，確認住民和家屬／照顧者在知識和技能方面的長處
與不足，在學習能力和學習意願方面的問題，以利制定適合住民的個
別化衛教計畫。以某照顧老年人的機構為例，機構訂有「衛教作業辦
法」，規範照護人員在照護過程中與住民／家屬溝通時，如果發現住民
有生理、心理健康及影響安全的因素或風險時，即須提供個別化的衛
教。其衛教內容、提供方法和衛教情境的設計是依據住民和家屬／照顧
者的年齡、教育程度、經驗、需求、能力及文化背景的評估資料，並評
估影響老年人（住民和／家屬）學習的因素，包含感官認知、學習動
機、記憶力、反應時間、體力／疲倦程度等因年老而發生的功能退化或
改變之因素。若照顧者是外籍人士時，則同時須額外考量其語言溝通和
理解的能力。制定衛教計畫應至少包含：(1)前述評估的結果；(2)衛教
對象與施教者；(3)衛教項目與可量測的學習目標；(4)衛教方法與輔助
工具；(5)衛教時間與地點。

5. **記載衛教過程的訊息**：完整的衛教過程包含評估、計畫、實施與評值。
為了有利於照護團隊成員規劃適合住民的個別性衛教計畫以及追蹤衛教
成效，照護人員應於住民紀錄記載衛教需求、學習能力和學習意願的
評估結果、衛教計畫內容、以及追蹤評值結果。以上述某機構為例，依
據以住民為中心的原則，機構在其「住民紀錄寫作指引和管理辦法」中

規範，所有照護人員對於住民的衛教都應記載於表格勾選式的「住民多專業衛教紀錄單」；其內容包含：日期和時間、衛教對象、學習動機、學習障礙、偏好的學習方式、使用語言、衛教主題、衛教方法、以及衛教評值和特別注意事項說明。另一家機構則採用SOAP（E）的記載方式，照護人員依據收集的S和O訊息，進行衛教需求評估、制定衛教計畫、進行追蹤評值，並將之記載於住民紀錄中；內容簡述如下：

(1) 「S」是「Subjective」：意指「衛教對象的主觀敘述」，這是衛教對象與照護人員會談時訴說的資料，例如健康狀況、過去病史、生活習慣。

(2) 「O」是「Objective」：意指「照護人員客觀所見」，這是客觀的或測量得到的資料，例如身體檢查結果、經照護人員系統性詢問所得到的可評量資料、從住民紀錄、轉介單得到住民的診斷、檢驗／檢查數據。

(3) 「A」是「Assessment」：意指「衛教需求評估」，這是照護人員依據主、客觀資料所做的對應評斷推估（亦可稱之為「問題」），例如糖尿病衛教的需求評估內容可涵蓋健康狀況的診斷、自我處置相關的態度、知識、技能、行為與障礙、以及學習準備度或改變的願意；排列評估結果（問題）的解決優先順序。

(4) 「P」是「Plan」：意指「計畫衛教方案」，亦即根據評估步驟「A」所制定的衛教內容與方法、行為目標、預期成果等計畫內容。

(5) 「E」是「Evaluation」：意指「評值衛教效果及檢討」，亦即針對衛教計畫的執行狀況或結果給予評值，可包含特定成效的評量（例如知識、技巧、態度、學習意願、學習能力、行為改變、臨床結果與健康狀態），以及達成目標的進度與障礙狀況的記載。其中關於

知識、技巧、學習意願和學習能力的評值通常於完成制定衛教計畫時就能加以評值，而關於行為改變、健康狀態與臨床結果則須執行後續的追蹤才能完成。記錄時得視實際狀況與評值內容，當次衛教完成記錄，或保留未完成「E」項目，於後續追蹤時，添加於原SOAP（E）記錄中，追蹤日期須加以註明。

參考文獻

何延鑫、黃久美、郭鐘隆（2005）。糖尿病患者心理社會調適、因應方式
　　與衛教需求之關係。實證護理，1(3)，165-175。
李怡眞、高毓秀（2012）。護理臨床教師教育訓練需求評估。護理暨健康
　　照護研究，8(2)，106-115。

三、提供符合住民持續健康需求的多專業整合教育和訓練

JCI標準　教育和訓練應能有助於滿足住民持續的健康需求。

解讀與實務應用

　　誠如前述，衛教訊息和指導訓練有助於住民獲得更適切的診療照護和效果，因此機構應依據衛教需求的評估結果，制定衛教計畫，規劃住民和家屬／照顧者的衛教和指導項目，以滿足住民持續的健康需求或達到他們的健康目標。

　　為達此成效，機構在實務上應至少完成下列事項：

1. **機構確保住民和家屬獲得所須的衛教和訓練資源**：在依據住民衛教需求的評估結果制定衛教計畫的過程中，機構照護團隊應確認其成員是否能夠提供住民和家屬／照顧者所須的全部衛教訊息和指導訓練；住民和家屬／照顧者所須要的通常是關於住民從醫院返回機構後何時能恢復日常

活動、針對住民的健康情況或目標應該採取哪些預防措施的衛教訊息和指導／訓練，以及關於如何面對處理疾病或失能的衛教訊息和訓練（如果這與住民的健康狀況有關的話）。此外，住民可能遷出機構或返家接受居家照護，機構為滿足他們持續的健康需求，應確認住民和家屬所須的教育與訓練，提供或協助轉接以獲得所須的衛教訊息和指導。若照護團隊發現無法提供全數的衛教訊息和指導訓練項目時，則應該協助住民從社區中獲得這方面的資源。

2. **資源整合及適當轉介**：假如機構發現本身無法符合住民狀況所須的教育和訓練時，應基於住民狀況需要，轉介住民到有此資源的其他社區機構或組織，以協助住民和家屬由社區獲得須要的衛教訊息和指導訓練。有鑑於此，機構應確認社區內其他能夠提供健康促進和疾病預防服務的機構／組織，了解其服務範圍和互補專長，並盡可能與之建立長期合作關係，以利在須要轉介住民時，能支持與配合提供住民和家屬所的教育和訓練資源。當辦理轉介之後，機構仍須追蹤評值住民和家屬在其他社區機構的衛教／訓練的學習狀況和目標達成情形，以確認此轉介的衛教資源是否有助於滿足住民持續的健康需求。

JCI標準　對住民及家屬的教育包括適合於住民照護的下列主題：安全用藥、安全使用醫療設備、潛在的藥品食物相互作用、營養指導、疼痛管理以及復健技術。

解讀與實務應用

　　機構要常規地針對一些對住民具有高風險的照護問題提供衛教。藉由提供給住民和家屬的衛教資訊，促進住民恢復從前的功能程度並維持最佳健康狀況。

　　在實務上，機構應依據所提供的照護內容和住民和家屬／照顧者的需

求，酌情提供下列衛教：

1. **用藥安全的衛教**：機構住民經常因疾病因素服用多種藥品，有時也會服用自帶藥品（成藥或中藥）或使用其他的替代性療法產品（例如精油），因此當住民使用藥品治療時，照護人員應在給藥時提供住民和家屬／照顧者關於如何安全有效地使用所有藥品、藥品潛在的副作用，以及處方藥品與成藥、飲食之間的潛在交互作用、藥品不良反應處理之衛教。以某機構為例，住民用藥是機構護理師到社區藥局或醫院藥局代領，因此用藥安全衛教乃由藥師指導代領藥品的護理師，護理師回機構再轉達給住民的責任護理師，最後才由各責任護理師在給藥時提供住民和家屬／照護者衛教，特約藥師則配合隨時提供用藥諮詢。該機構為了增進藥品治療的結果和降低藥品不良反應的發生，參考美國健康體系藥師學會（American Society of Health-System Pharmacists）之執業標準規定及優良藥事執業規範（Good Pharmacy Practice, GPP）所包含之優良藥品調劑作業規範（Good Dispensing Practice, GDP），制定下列的用藥安全衛教內容：

(1) 藥品名稱（商品名、學名、俗名等）、劑型、劑量、用藥途徑及服用的時間；

(2) 用藥方法之特別指示，包括解釋及示範劑量的量取及用藥的技巧、服用時應特別注意事項、對特殊之住民或藥品之其他較重要之資訊（例如癌症止痛藥使用方法）；

(3) 藥品的作用及藥品的預期作用，包括藥品可治療的疾病、可改善的症候群或可減緩的病程，或可預防的疾病或症候群、藥效的時間；

(4) 若藥品未發揮預期作用時的處理；

(5) 忘記服藥時之處理；

(6) 常見的副作用及其處理方法，包含哪些必須尋求機構照護人員的協

助或必須停止服用；

(7) 自我監測追蹤藥品治療效果之技術；

(8) 藥品－藥品、藥品－食物、藥品－疾病之間的相互作用或禁忌；

(9) 自帶藥品或保健品的通報提醒；

(10) 藥品不良反應及其處理方法；

(11) 藥品儲存及效期；

(12) 藥品受到汙染或停止服藥時的處置。

2. **醫療器材使用的衛教**：機構住民因照護和生活照顧的需要常使用一些醫療器材和輔具，例如輪椅、拐扙、便盆椅、氧氣機、抽痰機等，因此機構照護人員應提供住民和家屬／照顧者如何安全有效地使用這些醫療器材的操作方法、清潔消毒、檢測保養。以某機構爲例，爲增進住民的獨立生活能力，其物理治療師、職能治療師除了直接指導住民和家屬／照顧者如何選擇並教導輔具使用方法（包含每次使用前的安全檢查），也提供這方面的資訊給護理人員和照顧服務員，協力幫助住民擁有自行處理生活事物的較佳能力。至於其他可能會由住民和家屬／照護者自行使用到的醫療設備，例如抽痰機、便盆椅、電動床，則由護理人員接受廠商培訓後，再提供住民和家屬／照顧者相關的使用注意事項和訓練，並提供簡易圖文並茂的使用說明卡片或影片。

3. **膳食營養的衛教**：機構住民因身體功能退化、疾病與治療、個人偏好或營養知識不足等因素，導致營養不良或必須仰賴管道／靜脈營養治療，因此機構必須提供住民和家屬／照顧者關於膳食營養和營養治療的衛教。以某機構爲例，其專任營養師透過住民身體狀況及特殊需求的營養評估，提供下列衛教指導內容：

(1) 關於營養攝取（含營養素／輔助食品的補充）和水分補充的知識；

(2) 針對各類疾病（例如糖尿病、高血壓、痛風、腎臟病等慢性病）給

予飲食治療建議與衛教；

(3) 對於特殊的疾病需求給予飲食計畫與指導說明（例如管灌、流質配方）；

(4) 針對須要體重控制或減肥者給予營養調配計畫和衛教。

4. **疼痛管理的衛教**：機構住民常因各種疾病引起慢性疼痛和及急性疼痛，長期下來會影響心理、產生憂鬱、妨礙生活品質，如果急性疼痛未被緩解或治療，則會有較高風險產生併發症。因此，機構應有疼痛評估和處理的作業流程，並提供住民和家屬／照顧者關於疼痛管理的衛教。以某機構為例；護理師於住民入住時和入住期間住民知覺疼痛時進行初步疼痛評估，並視情況由護理師或醫師進行全面疼痛評估；根據疼痛評估結果，醫護人員與住民及家屬訂定疼痛控制目標、擬定疼痛治療計畫，提供適當處置和衛教，其重點舉例如下：

(1) 鼓勵知覺疼痛時即時向照護人員反應，不要隱瞞自己的疼痛，忍受疼痛的後果會造成生理、心理及社會功能上的挫折。

(2) 向照護人員正確表達疼痛的細節是治療疼痛的關鍵。

(3) 解說造成疼痛的原因與多元的舒緩與治療方法。

(4) 如果口服止痛劑效果不好，還可選擇的其他方法。

5. **復健治療的衛教**：機構住民因身體功能退化、疾病或手術而須物理、職能和語言的復健治療，有些復健技術或動作在經過復健治療師／醫師指導之後須自行練習，以減少併發症之發生並提升活動功能及自我照顧能力。以某機構為例，其特約復健治療師針對住民的需求，由治療師進行評估及排定療程，並同時提供住民和家屬／照顧者衛教與指導，例如關節炎、下背痛、腦中風、創傷性腦損傷、脊髓損傷、膝關節置換術後、頸部症候群、慢性阻塞性肺病、五十肩、被動關節活動、伸展運動、高齡運動守則、高齡預防跌倒、失語症、吞嚥困難、腰椎運動、肩關節運

動、脊椎側彎、下肢運動復健等衛教訊息。

JCI標準　住民和家屬教育包含基礎的安全和緊急應變計畫。

解讀與實務應用

　　為增進住民居住的安全，機構應提供住民和家屬／照顧者關於基礎的安全和災難緊急應變措施之教育。機構在實務上應至少提供下列的教育主題：

1. **消防安全教育**：多數機構住民行動不便，甚至臥床或失智，如發生火災易造成重大傷亡，因此機構除了消防安全設施之外，也應提供住民和家屬／照顧者消防安全的教育，避免火災發生和增加火災應變能力。以某機構為例，除了機構消防管理員例常巡視之外，也培訓照護人員關於消防安全的知識和注意事項並舉辦認證，再由住民的責任護理人員，於對新住民和家屬／照顧者的環境設施介紹的過程中，提供消防安全的教育，內容舉例簡述如下：(1)易燃品和助燃品的使用管制；(2)房間內嚴禁煙火；(3)火警通報方法；(4)滅火器材使用；(5)安全疏散路徑和消防標示；(6)逃生器材練習；(7)配合參與每半年一次的消防安全測試（例如演習、抽考、口試、術考或筆試）。

2. **用電安全教育**：無形的電流常因設備裝置、環境或人為等因素，造成觸電、電弧灼傷、電氣火災等危及生命健康及財產設備的損壞。若住民和家屬／照顧者不當使用電器，則易產生觸電或火災，因此機構應提供關於用電安全的教育。以某機構為例，除了總務部專責人員的例常巡視之外，由責任護理人員和照顧服務員依據機構的用電安全守則，教育住民和家屬／照顧者，內容舉例簡述如下：(1)嚴禁使用未經機構允許的電器（例如：電磁爐、吹風機、微波爐、電暖器、烤箱、電鍋、燉鍋、電熱水瓶、電湯匙、電茶壺、烤麵包機、延長線）；(2)房間內標示「醫

療照護專用插座」的紅色插座禁止使用任何非醫院醫療器材;(3)如須使用吹風機請洽詢護理人員借用;(4)手濕時,切勿接觸任何電器、插座或電掣;(5)燈泡或其他電熱裝置(例如電熱毯),切勿靠近易燃物品;(6)勿將手指或插頭以外的金屬物品插入插座中,以免造成觸電;(7)不可觸及沒有絕緣設施或絕緣損壞、漏電的裝置設備;(8)電線走火時,應立即切斷電源或通報照護人員處理,電源未切斷前,切勿用水潑覆其上,以防導電;(9)因未遵守機構用電規定,而危及醫療照護行為或發生意外時,則須負民、刑事責任。

3. **環境設施和行動安全教育**:機構基於住民的特性設計安全的環境設施之外,也應提供住民和家屬／照顧者關於環境設施和行動的安全注意事項,以免發生意外事件(例如跌倒、墜樓)。以某機構為例,機構責任護理人員和照顧服務員依據機構建築、設施和動線的特性,提供住民和家屬／照顧者環境設施與行動安全的教育,舉例如下:(1)緊急呼叫鈴的使用;(2)走道無障礙扶手的使用;(3)電梯的使用和故障時的呼救方法;(4)禁止使用貨梯和汙物梯;(5)場所之間或建物與戶外之間的高低落差以及坡道的使用;(6)空調或空氣異味通報;(7)穿著合腳並有防滑效果的鞋子與止滑襪;(8)避免穿容易被鉤住或附有帶子、繩索的衣服,褲子長度不超過腳踝,以免跌倒;(9)使用穩固的、有椅背和扶手的椅子或沙發,座面高度以上身與大腿能呈垂直角度為宜,座面若過深,可放座墊來改善;(10)家具邊緣要加裝防護墊,防止老年人碰撞到突出硬角或尖銳邊緣;(11)地板材質應不反光,要達到防滑效果,除了避免地板打蠟,也可在老年人的活動區塊貼防滑條,黏貼方向與老年人行進方向垂直,每條間距不超過4公分。

4. **浴室安全教育**:浴室是住民或協助住民洗澡的人員容易發生跌倒或觸電意外事件的生活空間。因此,機構除了浴室的防滑和無障礙設施之外,

應提供住民和家屬／照顧者關於浴室使用安全的教育。以某機構為例，責任護理人員和照顧服務員製作有關使用安全的圖文並茂圖卡和多媒體資料，用以提供如何安全使用機構浴室的教育，內容舉例簡述如下：(1)浴室（個人或公用）的地面潮濕時，可請清潔工作人員處理；(2)使用淋浴間、浴缸、馬桶、洗手臺時運用扶手支持，若發現扶手故障時，立即通知護理站處理；(3)若發現坐式馬桶太低或太高時，請通知護理站提供便盆椅；(4)請勿碰觸以熱水器避免燙傷；(5)用水時要先開冷水再開熱水，到適當水溫時才開始沖洗。水溫已自動控制在37℃至39℃，太冷或太燙均會造成身體不適；盡可能採用淋浴，減少盆浴；若使用盆浴，浸泡時間不要超過20分鐘，以免身體不適；(7)不可在手腳潮濕時使用浴室電源；(8)學習使用搬移椅／床送住民到公用浴室洗澡的安全操作方法。

5. **緊急應變計畫教育**：機構除了具備因應天災或其他緊急災害的應變方案（計畫）和措施之外，應提供住民和家屬／照顧者當災害發生時，如何避難和持續必要照護作業的教育，以降低災害帶給住民的損傷。以某機構為例，由機構災難防備委員會依據照護住民群體的特性以及機構可能面臨的災難，負責規劃在災難時保護住民的措施以及住民和家屬／照顧者的配合事項，並由護理人員和總務部專員提供有關的教育內容，舉例簡述如下：(1)各類機構可能面臨的災難之避難方法；(2)疏散方向及等待救援空間位置；(3)避難設備或器材的使用；(4)視住民身心情況，說明住民／照護者須配合參與桌上或實際模擬演練之內容和時間。

JCI標準　教育方法要考慮到住民及家屬的價值觀及偏好，並讓住民、家屬和醫療照護人員之間進行充分的交流。

解讀與實務應用

　　理解住民和家屬／照顧者的價值觀及偏好，並鼓勵其溝通和參與，將有助於機構選擇合適的教育者和教育方法（例如講述法、討論法、角色扮演法），進而增加其對衛教內容的接受意願、理解程度和遵從性，使教育產生效果。

　　住民和家屬／照顧者的價值觀和偏好對照護決策很重要，例如PRECEDE-PROCEED模式將價值觀視為行為的「前傾／性向因素」（predisposing factor），提供行為的理由與動機，可以增加個人執行新的健康行為或技巧或改變態度與信念的期望（Green & Krueter, 2005；Porter, 2015；陳、高，2017）。因此機構照護人員在規劃衛教方法時，應考量住民及家屬／照顧者（當住民無法表達時）的價值觀及偏好；例如：針對重視個人疾病隱私、聽障、視力模糊的住民，衛教人員應為其選擇適當的衛教方法。在實務上，機構應至少完成下列事項：

1. 教育方法應考量住民和家屬／照顧者的價值觀和偏好：照護人員應採用多元方法（參見下表）以利符合住民和家屬／照顧者的個別衛教需求，常用的衛教方法包含講述法（含個人或團體講座）、示範法、教材法（書面、多媒體）、討論法（座談會）、角色扮演法、遊戲法等（林等人，2015；孫、高、黃，2008）。過去衛教方法通常採用個人或團體講述法，或使用一份固定的文字衛教單張或衛教本，將所有注意事項逐一列出／描述，並未考量個案（住民）的個別價值觀和偏好，且衛教內容也大多是一般性敘述，未能將實證資料整合後融入衛教內容（Kelly, Dornan, and Yardley, 2014；莊、鄭、陳，2015）；因此機構應有制度指引衛教人員評估住民和家屬／照顧者的偏好和價值觀，例如樂趣、吸引人的外表、別人的讚賞、自尊、宗教（例如初一和十五吃素），並辨識家屬／照顧者的作用和合適的衛教方法。

衛教方法	定義
講述法	衛教人員常用的方法，以口頭傳達衛教的知識或作法，住民和家屬／照顧者經由聽和／或做筆記來學習，此法衛教者主控權較高，住民和家屬／照顧者的學習是被動的，因而其學習效果受到侷限。
示範法	由衛教者在簡單說明之後示範所教的技巧，再讓住民和家屬／照顧者實際演練，最後由住民和家屬／照顧者演練給衛教者看，並得到糾正或確認正確等回饋，此法是教導動作技能操作最有效的方法之一。
討論法（座談會）	衛教人員可用此法幫助住民和家屬／照顧者澄清觀念，匯整多方資料或／和其他人分享感受和經驗，因為住民和家屬／照顧者會有較高的參與感和主動學習的經驗，但衛教者因無法事先預知討論時提到的問題，須較充分的準備，且須具備良好的人際溝通技巧，適度引導討論，使參加者都能參與討論。
教材法	書面教材：衛教可以不受時空的限制，提供個別性的學習，也可發揮提醒及協助複習的功能，在設計編製書面教材時應考慮閱讀者的狀況，包括視力、閱讀能力、吸收能力，原則上應避免太過於艱深的專業用語，文字應簡明易懂，若輔以插圖，則較能吸引閱讀者的注意力。
	多媒體教材：運用影片、實物模型、或是電腦／智慧型手機互動程式功能執行衛教，以生動地呈現教學內容，引起住民和家屬／照顧者的興趣，對重點也可以不同形式的資訊加以重複，用來加深印象，並可經由操作電腦而有雙向溝通的功能，增進住民和家屬／照顧者的知識和解決問題的能力。
角色扮演法	住民和家屬／照顧者可以由參與角色的扮演及事後討論中完成趣味化的學習。
遊戲法	運用「寓教於樂」的原理，將衛教活動設計成遊戲，可提高學習的興致，並加深學習印象。
案例分析法	可以協助住民和家屬／照顧者藉著對案例的討論，在避免直接暴露個人隱私的情況下，探究關於身體狀況和照護需求的種種問題和解決方法。

2. 鼓勵住民及家屬照顧者在衛教過程中積極提問和表達想法：機構照護人員應鼓勵住民和家屬／照顧者參與衛教流程，讓他們表達想法和詢問衛

教人員，以確保他們正確地理解衛教內容並達到預期的參與效果。以某機構爲例，機構規範照護人員依循「衛教作業辦法」，於衛教開始前須鼓勵住民和家屬／照顧者積極表達想法和提問，並說明此互動溝通對於住民照護的重要性。該機構衛教人員透過與住民和家屬／照顧者之間的互動溝通，有機會獲得回饋資訊，了解與澄清住民和家屬／照顧者對治療照護、預防保健的想法，支持與關懷住民和家屬因照護需求或疾病治療所帶來的精神、心理、經濟或家庭衝擊，以確保衛教的知識和資訊被住民和家屬／照顧者理解、對住民有用並且可爲住民所用，必要時還可以轉介到支持團體（例如病友會），以得到更多的關懷與資源。在衛教過程中，衛教人員徵詢住民和家屬／照顧者對衛教方式與內容的意見，邀請他們參與衛教教材與方法之修正，藉以增進其對健康及照護之認知，並提升自我照護能力。

3. 以適合住民需要和學習喜好的書面材料補強口頭資訊：當照護人員以口頭方法闡述衛教內容時，爲促進住民和家屬／照顧者的學習和吸收，應同時提供他們書面或電子化的衛教資料。以某機構爲例，其護理部負責查證實證文獻並和相關專業人員（例如醫師、藥師、營養師）討論確認，據此設計圖文並茂且包含不同常用語言的衛教單張、衛教影片（例如胰島素生理影片）、衛教手冊、模型教具（購買或自製）……等，再以網站、掃描QR code、列印等方式提供照護人員在執行衛教時使用，以符合住民和家屬／照顧者的學習偏好，增進學習意願和吸收效果，幫助住民和家屬／照顧者進行照護決策。

4. 有流程可以證實住民及家屬／照顧者已接受和理解所提供的教育：爲確保住民及家屬理解所提供的資訊，並且這些資訊對其是適宜的、有益的和可用的，因此衛教過程應包含可證實住民及家屬／照顧者已接受和理解所提供的衛教內容之作業程序。以某機構爲例，「衛教流程作業程序

書」規範，住民和家屬／照顧者及家屬接受完衛教，須以回覆示教和／
或測驗題（Q&A口頭回覆、或書面／網上答題）的方式評估其了解和
熟練程度；經評值若發現住民和家屬／照顧者對於衛教內容尚不了解和
／或不熟練時，則必須進一步採取加強措施，例如再次練習、提供圖卡
或示範影片。例如：當須長期使用鼻胃管灌食之住民從醫院回機構時，
機構護理師會於提供衛教內容前，先評估住民和家屬／照顧者的知識和
理解能力，在執行衛教之後以操作演練的方式評估其理解和熟練程度，
並記錄於護理紀錄之衛教回覆示教紀錄欄。

參考文獻

Green, L.W. & Kreuter, M.W. (2005). Health Program Planning: An Educational and Ecological Approach. New York: McGraw-Hill.

Kelly, M., Dornan, T., & Yardley, S. (2014). New opportunities in health care education evidence synthesis. Medical Education, 48(10), 1029.

Porter, C.M. (2015). Revisiting Precede-Proceed: A leading model for ecological and ethical health promotion. Health Education Journal, 75(6), 753-764.

林佩芬、高千惠、蘇秀娟、林文絹、邱淑芬、林惠如（2014）。教學原理：在護理實務上之應用。臺北：華杏。

孫肇玢、高毓秀、黃奕清（2008）。教學原理與方法：護理上之應用（二版）。臺北：華杏。

陳可欣、高靖秋（2017）。醫病共享決策中的「病人偏好及價值觀」。醫療品質雜誌，11(4)，31-37。

蔣立琦、鄭淑允、陳玉如（2015）。以病人為中心的實證照護——實證衛教。醫療品質雜誌，9(5)，10-15。

JCI標準　使用一種易於理解的形式和語言對住民及家屬進行教育。

解讀與實務應用

　　因為機構住民和家屬的學習模式、語言（文）各自不同，因此為了增進住民和家屬／照顧者的學習意願、溝通回饋和理解程度，照護人員在提供住民和家屬／照顧者衛教時，必須評估和採用適合的衛教形式和語言（文）。

　　有時候，家屬成員、照顧者或翻譯人員可能須要幫助進行住民的衛教工作或翻譯文件／材料。在實務上，機構應至少完成下列事項：

1. 採取住民及家屬能理解的方式進行溝通和教育：由於住民和家屬／照顧者對於口頭說明、印刷材料、影片／錄音帶、操作示範、模型道具等衛教形式有不同的反應，因此機構衛教人員應事先評估其偏好和需求。以中部某機構為例，除了視住民和家屬／照顧者的偏好採用前述所提的衛教形式之外，也針對感官障礙者採用視障者點字、手語翻譯、脣語或筆談、寫字板、溝通板等輔助工具，以利採用適合的形式和增加學習意願和理解程度。

2. 使用住民及家屬能夠理解的語言（文）進行溝通和教育：機構應採用住民和家屬／照顧者慣用語言或提供外語翻譯協助，以利進行溝通和教育。以中部某機構為例，該機構依據其住民及外籍照顧者的慣用語言（文），提供不同語文版本的衛教單張以及外語翻譯，如胰島素注射衛教單張有英文、越南文、印尼文及泰文版本，並透過其他社會公益組織（例如當地教會、外籍配偶協會）的協助提供英文、越南語、印尼語及泰語等外語翻譯服務。

3. 應視使用翻譯者為迫不得已的手段：在進行重要的臨床和其他資訊的溝通及教育時，應充分認知使用翻譯者可能存在的問題，例如對於醫療照

護術語的理解和表達能力；因此，當採用翻譯者進行翻譯時，衛教人員要確認住民有無任何溝通和理解的障礙，特別是由兒童擔任翻譯者時。以中部某機構爲例，衛教人員透過翻譯者、住民和家屬／照顧者的回覆示教表現，評估翻譯是否適切。

JCI標準　照護住民的醫療照護專業人員應互相配合以提供住民教育。

解讀與實務應用

　　機構住民普遍有多種慢性疾病或症狀（例如「三高」），如果機構的多專業照護團隊成員的衛教工作各自爲政、各行其是，例如特約醫院醫師、機構護理人員、特約營養師和復健治療師各自提供衛教，各專業執行衛教時若未經相互連結和整合，在過程中將造成住民和家屬的困惑和反感，衛教功效可能因而下降，病情的追蹤狀況也可能不彰。

　　住民的照護團隊成員如果了解各自在住民和家屬衛教過程中的作用，就能更有效地相互配合。此種協作模式的功能有助於確保住民及家屬獲得全面的、一致的及有效的資訊和知識。這種協作必須根據住民的診療照護需求，而非總是必要的或合適的。有效的住民和家屬教育有賴於團隊成員熟悉教育內容、有足夠的時間以及有較強的溝通能力。爲達成以上成效，機構在實務上應至少完成下列事項：

1. 提供多專業整合的住民及家屬教育：爲了能依據住民需求酌情提供多專業整合的衛教，機構應整合各專業的衛教資源以及制定作業模式和規範，於其中應載明多專業整合衛教的提供時機以及各專業應負的職責，以指引照護團隊成員各司其職，相互配合，避免衛教內容的重複、矛盾或遺漏。以某醫院附設機構爲例，該機構成立「健康管理和教育中心」，整合各專業的衛教資源（衛教內容、人力、設備和作業），以外

派受訓合格的護理師爲主軸，在特約醫院醫師的指導和其他照護專業人員的協助下，規劃多專業衛教協作模式，制定「衛教作業辦法」，並彙整和增修衛教文件內容與器材設備，設計「多專業衛教紀錄單」，以利針對每位住民及其家屬的需求，酌情提供協調而整合的健康教育。

2. **安排適任的教育提供人員**：有效地傳遞衛教訊息給有需要的住民和家屬是醫療照護專業人員必須面對的挑戰（McCray, 2005）。如果住民不能夠理解衛教的內容，就難以讓其遵從醫囑與護囑，進而改變其與健康有關之行爲。因此，爲發展適合住民特性的衛教策略和提升衛教效果，機構應安排衛教方面的訓練，挑選適合的專業人員進行培訓，並配置適當的適任專責人力；使照護團隊的不同專業人員能夠：(1)熟悉衛教內容；(2)有足夠的溝通能力；(3)有足夠的時間與住民溝通。

以上述的某醫院附屬機構爲例，機構的「健康管理和教育中心」配置2名取得衛教師資格的護理師，除了從事臨床護理作業之外，在醫師和護理主管的指導下，擔任住民的個案管理師，負責整合所有住民須要的衛教資源，以照會的方式，協調和監督各專業經過訓練合格的人員依照作業辦法的指引和修訂過的教材，執行多專業協作的衛教和諮詢工作。另外，除了溝通能力的訓練課程之外，機構及其所屬醫院共同合作，要求各類衛教諮詢的核心人員皆具備特定的專業背景與專長（職類、證照），並依照各類需求安排參與相關的專業教育訓練。其相關資格與專業教育訓練舉例如下表所示：

服務項目	專業與專長		專業教育訓練項目與時數
	職類	證照	
糖尿病衛教	糖尿病衛教師	護理師＋糖尿病衛教師	糖尿病照護繼續教育訓練150小時 護理人員繼續教育訓練150小時
營養衛教	營養師	營養師	營養專業繼續教育訓練180小時
用藥指導與衛教	藥師	藥師	藥事人員繼續教育16小時／2年
社工服務諮詢	社工師	社工師	繼續教育訓練20小時／年

參考文獻

McCray, A. T. (2005). Promoting health literacy. Journal of the American Medical Informatics Association, 12(2), 152-163.

第七章　感染預防與管制（IPC）

一、組織領導與規劃

JCI標準　一名或多名人員監督感染預防和管制工作，這些人員須通過教育、訓練、經驗和認證並獲得感染管制的資格。

解讀與實務應用

　　機構照護的住民屬於群聚團體，有多種生理機能的退化／障礙，免疫系統能力亦跟著下降，多數罹患各種的慢性病和服用多種藥品，且普遍有氣管造口、鼻胃管和導尿管等侵入性裝置等特性，使疾病嚴重度相對的增加，因而屬於高風險族群，再加上機構內的團體活動和空間侷限以及頻繁地往返於機構和急性醫療院所之間，導致各種傳染性的疾病很容易在機構內傳播和爆發。

　　依據文獻顯示，住民感染在世界各地的機構是普遍存在的風險，例如：美國護理之家住民的感染發生率為4.4%（Magaziner et al., 1991），挪威護理之家住民的機構內感染的發生率為6.6%至7.3%（Eriksen, Iversen, & Aavitsland, 2004），瑞典護理之家之感染發生率為29.61%（Pettersson, Vernby, Mölstad, & Lundborg, 2008），臺灣機構的住民感染率為5～10%，不亞於急性的醫療機構（疾病管制署，2016）。

　　因此，機構的感染預防和管制措施顯得非常重要；在實務方面，機構應至少完成下列事項：

1. 設置感染預防和管制的職位：機構應視其規模和實務需求設置感染預防

和管制職位（例如感染管制護理師）或科室，聘任經過教育、訓練和認證而取得感染預防與管制專業資格的一名或多名工作人員。

2. **明定感控專業人員的資格**：依當地法令要求和機構內部規範，至少通過以下幾個方面的專業資格要求和教育訓練：

(1) 職前準備：例如某機構要求其合格人員須具有護理師或護士證書並有二年以上（含）之臨床護理經驗、或專科以上護理科系畢業、具有護理師證書及臨床工作經驗四年以上。

(2) 在職教育：世界各地的感染學會皆有在職訓練；以臺灣為例，加入「臺灣醫院感染管制學會」成為學會的活動會員，二年內修畢該學會或該學會認可之繼續教育課程四十學分以上，且須含該學會規定之必修教育學分二十一學分，則可取得合格證照（或核發證書）。

3. **確立感控專業人員或單位的具體工作項目及內容**：

(1) 推動與執行：推動整體感染預防和管制方案（計畫），擬定和要求機構各單位配合執行相關制對規範（例如手部衛生作業辦法、防護措施使用作業辦法、餐飲衛生查核標準與作業辦法、感染性廢棄物處理作業辦法、感染群突發因應辦法），並將這些作業辦法彙編成「感染管制手冊」，再定期或視實際需要修訂手冊內容。

(2) 符合相關法規：機構所制定的感染預防和管制方案（計畫）和配套的制度與作業流程必須能符合當地的政府政策和法令要求。

(3) 教育訓練：針對不同專業人員的工作需求，制定相應的培訓課程，教育工作人員能夠理解如何適當地配合執行和推動方案（計畫）；例如舉辦無菌技術和隔離技術演練。

(4) 監測、分析與追蹤感染管制的資料與其趨勢：建立機構完整的感染監測系統（例如管路感染和微生物培養的監測），調查及發現院內感染個案，並實際觀察個案，進行持續性監測感染個案的資料收

集。再針對感染個案之症狀做初步鑑定，並將個案對治療的反應須於住民紀錄中詳盡記載，以作爲監測、分析計畫執行情形與成效的基礎。

(5) 職業暴露評估和追蹤：依據執行職務需要，制定個人防護設備使用規範和預防接種制度（例如流行性感冒或肺炎疫苗的施打），並評估工作人員的職業暴露情形並進行改善。機構應依其特性、規模及照護對象等因素評估感染風險與相關措施之成本效益，規劃工作人員的預防接種政策（例如新進人員之職前B型肝炎抗原及抗體檢查）。若有職業暴露者，就應立案加以追蹤和管理。

(6) 協調與整合：爲了促進各單位對於感染預防和管制措施的協調和溝通，機構可成立跨專業的感染預防與管制工作小組或委員會，合作制定機構整體的感染預防和管制方案（計畫），並制定／審查相關的制度規範。此外，感染預防和管制方案（計畫）應配合機構的品質和住民安全方案（計畫），成爲其中的一部分，並由該專業人員或單位代表定期到此委員會報告與討論整體計畫的執行進度和成效。

參考文獻

Eriksen, H.M., Iversen, B.G., & Aavitsland, P. (2004). Prevalence of nosocomial infections and use of antibiotics in long-term care facilities in Norway, 2002 and 2003. Journal of Hospital Infection, 57(4), 316-320.

Magaziner, J., Tenney, J.H., DeForge, B., Hebel, J.R., Muncie, H.J., & Warren, J.W. (1991). Prevalence and characteristics of nursing home-acquired infections in the aged. Journal of American Geriatrics Society, 39(11), 1071-1078.

Pettersson, E., Vernby, A., Mölstad, S., & Lundborg, C.S. (2008). Infections and antibiotic prescribing in Swedish nursing homes: a cross-sectional study. Scandinavian Journal of Infectious Diseases, 40(5), 393-398.

衛生福利部疾病管制署（2017）。長期照護機構感染管制手冊1051007版本（1060525更新）。（2017/11/08）取自：https://www.syndriver.com/portal/#/sharing/56a43c8105764eb88b12e5634b5e3b51

JCI標準　機構為周全性的方案（計畫）設計、執行和指定一種協調機制，以降低住民和工作人員的感染風險。

解讀與實務應用

機構採用許多簡單和／或複雜的作業流程來評估住民情況，以提供適合的照護和服務；對住民和工作人員而言，每項評估、照護和服務作業以及相關的器具、用品、廢棄物和環境設施都存在不同程度的感染風險。因此，機構應規劃和執行一個周全性的、全機構的、包含住民和工作人員的感染預防和管控方案（計畫），定期評估感染風險和設立降低風險的目標，制定作業規範，監測和檢視所有的作業流程、提供教育訓練和進行基於實證的改善活動，以降低住民和工作人員的感染風險。

為達成機構的感染預防和管控的有效性，應制定和落實一項感染預防和管控方案（計畫），並設置協調機制。因此在實務方面，機構應至少完成下列事項：

1. 設計周全性的感染預防和管控方案（計畫）：機構可依據自身的規模和地理位置、照護服務項目、住民類型和數量、工作人員的專業類別和數量，以及攸關於機構具有流行病學意義的感染問題／感染風險，組織跨專業會議，投入人力和設備資源，以制定適合自身所須的方案（計

畫），其內容簡述如下：

(1) 範圍：包含住民的照護服務和工作人員的健康，例如手部衛生、辨
識感染和調查傳染病突發的系統、實施員工和住民疫苗接種計畫的
實施、以及監測抗菌藥品安全使用的改進情況等要項。

(2) 目的：降低住民因入住或接受照護和服務而因此感染的風險、降低
工作人員（含志工、合作廠商）因照護和服務住民而因此感染的風
險、降低訪客因進入機構而因此感染的風險。

(3) 內容：主要包含編列必須的人力和設備資源、制定符合其特性之感
染預防和管控、彙編感染管制手冊（指引）、進行年度感染風險評
估、依據風險評估制定和執行年度工作計畫（含改善專案和風險防
備措施）、辦理教育訓練、提供工作人員個人防護器具和防護、收
集資料以監測感染情形（包含疫情）和持續進行改善、依法通報法
定傳染病。

(4) 監督機制：設置跨專業監督小組或委員會負責監督方案（計畫）的
整體運作和成效，並至少每季在機構的品質和住民安全管理會議報
告方案（計畫）的執行進度和改善成效。

2. 為感染預防和管控方案（計畫）建立一種協調機制：這種協調機制可以
設置一個工作小組、一個委員會或其他機制，此協調機制運作乃以機構
組織架構中的感控專責單位或人員為運行核心，進行含括全機構和方案
（計畫）所有部分的溝通和協調。以某機構成立感染預防和管控小組為
其方案（計畫）的協調機制為例，其職責包含（但不限於此）：

(1) 定義與機構照護相關的感染：例如呼吸道感染、泌尿道感染、腸胃
道感染、外科部位感染、血流感染、疥瘡感染等。

(2) 建立資料收集（監測）的方法並執行之：每月定期收集感染資料，
指派專人監測，分析及報表統計，感控專員對於監測結果應適時與

相關單位人員討論最佳執行方式，適時召開感控臨時會議，以利評估方案（計畫）執行成效和提供改善方案。

(3) 制定降低感染風險的策略和防護措施：例如獎懲手部衛生落實情形、推動儀器用品清潔、消毒和滅菌管理辦法、完備個人防護器具。

(4) 協調各科室人員：例如醫師、藥師、護理師、照顧服務員、清潔人員、志工等。

(5) 重視流行傳染病的感染問題，且配合訂定疑似感染之預防、監測、調查、控制及因應異常狀況標準作業程序（例如呼吸道，腸胃道，皮膚系統等等防疫預防措施），以避免造成感染流行。例如：在急性醫療院所住院期間，住民可能已成為致病菌移生的對象，當返回長照機構時其抗藥性菌種可能傳播給其他住民。

(6) 感染通報與處理流程：除了建立機構內部的通報流程，也連結外部特約醫療照護機構和衛生主管機關，共同致力於感染之預防與控制。例如：某機構護理人員於照護住民當中，發現同個病房有二位住民突然發燒>39℃，立即通報機構的感染控制小組的聯絡人（感染控制專員），並將二位送至特約醫院的急診就醫。經感控專員進行實地訪視，通報機構負責人並聯繫醫院確認為流行性感冒。感控專員召開機構的感染控制小組分析和討論因應措施，決議立即採取隔離及環境消毒措施，並完成疾病管制局通報，聯繫衛生局疾病管制課協助。事後將調查、處理之改善報告及追蹤建檔，以供感染控制小組成員共同討論修正政策與作業規範，並回覆衛生局改善結果。

(7) 召開協調和監督會議：每季召開感染預防和管控小組會議，讓跨專業團隊成員針對平時之溝通、協調模式進行檢討、進行傳染病與感

染管制政策、作業辦法或作業流程之討論與修訂、討論年度工作的
執行進度和目標達成情形。

(8) 教育訓練：為落實感染管制成效並讓工作人員自己在整體方案（計
畫）中應擔負的責任，感控專員依機構之特性，計畫性安排同仁參
加院內（外）在傳染病、微生物學、流行病學、公共衛生、感染預
防與控制之技能與新知，使所有人確保自己可以勝任在感染管制之
角色與任務。

參考文獻

衛生福利部疾病管制署（2017）。長期照護機構感染管制手冊1051007版
本（1060525更新）。（2017/11/08）取自：https://www.syndriver.com/
portal/#/sharing/56a43c8105764eb88b12e5634b5e3b51

JCI標準　基於當今科學知識、公認的執業指引以及適用法律和法規，制
定感染預防和管制方案（計畫）。

解讀與實務應用

　　因為機構住民本身的衰弱和／或疾病狀態，使其處於被感染的高危險
性，加上團體活動密切，使得他們更易被感染（疾病管制署，2016）。其
實，機構類似醫院，若沒有執行完善的感染預防和管制措施，將成為感染
風險因子的溫床，這些因子可能來自住民、家屬／照顧者、工作人員、物
品和環境；例如：有些住民在醫院接受治療期間可能已是帶菌者，當他／
她回到機構時，將會成為傳播給其他易受感染住民的來源，後續可能又傳
染給其他醫療照護機構（例如物理治療、牙醫）的人群；機構內的專業照
護人員及其他工作人員也可能成為傳播者，當他們照護帶菌者、接觸帶菌
者使用過而遭汙染的物品與環境、未遵循感控措施和穿戴適當防護器具之

時（疾病管制署，2016）。

因此，醫療照護相關感染的預防和管制須要跨專業、跨機構、民間和政府之間的合作和交流訊息；為杜絕傳染病之發生、傳染及蔓延，政府主管機關也都會規定應通報之疾病標準與防疫措施（疾病管制署，2015）。在實務上，為有效地降低感染風險，機構必須收集和善用資訊，基於下列的方法制定感染預防和管制方案（計畫）和推行防制措施：

1. **基於當今科學實證的知識**：由於醫療照護相關感染的因子涉及人員、作業、用品和環境的綜合交互作用，機構必須基於多專業的感控實證知識和技能，以制定周全性的、有效的感染預防和管制方案（計畫）和措施。例如：某機構感控小組查證文獻，包含學術論文以及衛生福利部疾病管制署、臺灣感染症醫學會、社團法人臺灣感染管制學會、美國疾病管制中心（Centers for Disease Control and Prevention, CDC）、美國醫療照護改善研究所（the Institute for Healthcare Improvement, IHI）、世界衛生組織（WHO）等專業所公布的資訊和知識，制定方案（計畫）和定期每年檢視，並且視實際情況修定之。其方案（計畫）的組成內容簡述如下：

   (1) 風險辨識與評估及設定優先順序：每年由感控小組成員進行感染相關之年度風險評估，依評估結果之分數設定感染風險的因應優先順序，並提供參考，以討論和設立年度工作目標；例如：來自照護作業的感染風險係數高於其他的來源。

   (2) 設定感染管制計畫目標：每年機構領導者們依據風險評估結果和感控小組的因應優先順序建議，設定機構感染預防與管制計畫之年度工作目標，例如手部衛生遵從率≧75%。

   (3) 醫療照護相關感染的早期偵測與回饋：由環境監測、各項感染監測指標統計（例如侵入性裝置的感染發生密度、感染部位和菌種、抗

藥性細菌），以及感控措施順從性之結果，提供各單位，了解機構
內感染風險與防制措施的成效，擬定和推行改善方案。

(4) 緊急事件應變系統：機構應針對住民群聚感染、社區疫情、大量傳
染性住民湧入，有適當的緊急處理預備方案，以避免傳染病疫情在
機構、社區或國家爆發。

(5) 感染管制規範和作業辦法：確保機構中所有之照護和服務行為及作
業都符合當今公認的感染管制原則／標準，推行多面向、跨專業的
臨床照護介入或協定，以降低住民及工作人員的感染風險。例如：
制定各種醫療照護作業之感染管制規定、各種用品（例如被服和餐
具）、裝置（例如分隔簾）、設備（例如抽吸器）和環境之清潔、
消毒及滅菌規定、食物供應之感染預防措施、隔離措施及各種防護
裝備之使用規範、各不同專業科室／工作場所的感染管制設施、抗
生素給予之相關感染預防措施、各種傳染性疾病、免疫缺損病人及
抗藥性菌種之感染管制措施、環境監測作業、機構改建／裝修之感
染預防措施、工作人員與住民之健康管理、群聚感染偵測與處理、
法定傳染病通報、生醫廢棄物處理。

2. 採用公認的專業指引和準則：上述的感控管制措施／作業應採用公認
的感染預防和管制指引和專業標準。以某機構為例，該機構的環境、
醫材和器械的清潔、消毒與滅菌作業採用疾病管制署（2017）的「機
構感染管制手冊1051007版本」中建議的作業指引；針對住民的留置導
尿管照護作業，採用美國Healthcare Infection Control Practices Advisory
Committee（HICPAC）的「導尿管導致泌尿道感染照護指引（Guideline
for prevention of catheter associated urinary tract infections 2009）」
以及其建議的組合式照護（care bundle）（Carolyn, Craig, Rajender,
Gretchen, & David, 2009），並制定矽質導尿管30天更換之規範，而且

輔以資訊系統協助管理更換與未更換之實際數據。

3. 遵循政府的法令要求：機構應符合當地主管機關之相關法律、法規和／或評鑑標準，再依據各自之規模與特性，制定機構感染預防與管制計畫之基本要素、感染性疾病爆發的因應措施、向主管機關通報法定傳染病的作業流程，且適時更新。疾病管制署（2015）頒布「傳染病防治法」，規範機構應配合執行各項傳染病防治工作，包括預防接種、傳染病預防、流行疫情監視、通報、調查、檢驗、處理、演習、分級動員、訓練、防疫藥品、器材、防護裝備之儲備及居家隔離民眾之服務等事項。以某醫院附設機構爲例，該機構感控小組查證文獻發現已有若干群突發事件調查報告指出，醫療照護機構室內換氣情形不佳是引發感染的原因之一，因而依據行政院環境保護署（2011）的「室內空氣品質管制法」第6條與第7條之規定，於其感染預防與管制計畫的環境監測章節，增加關於機構內空氣品質監測的作業規範和責任單位；基於疾病管制署（2014）的「人口密集機構傳染病防治及監視作業注意事項」，指定感控人員每日上網登載機構內有無體溫過高，或其他腹瀉或咳嗽等傳染症狀之個案；若遇有機構爆發疫情，則依據「人口密集機構感染控制措施指引」（疾病管制署，2017），立即通報當地衛生主管機關進行相關法令及啓動防疫措施。

參考文獻

Carolyn, V.G., Craig, A.U., Rajender, K.A., Gretchen, K., & David, A.P. (2009). Guideline for prevention of catheter associated urinary tract infections 2009. Healthcare Infection Control Practices Advisory Committee (HICPAC). St Louis, MO: CDC.

行政院環境保護署（2011）。室內空氣品質管制法。（2018/01/05）取

自：https://oaout.epa.gov.tw/law/inc/GetFile.ashx?FileId=802

衛生福利部疾病管制署（2014）。人口密集機構傳染病防治及監視作業注意事項。（2018/01/05）取自：http://www.cdc.gov.tw/professional/info.aspx?treeid=4c19a0252bbef869&nowtreeid=9e411e75899935ba&tid=81250469A6A1EE69

衛生福利部疾病管制署（2015）。傳染病防治法。（2017/12/17）取自：http://law.moj.gov.tw/LawClass/LawContent.aspx?PCODE=L0050001

衛生福利部疾病管制署（2016）。長期照護機構感染管制手冊1051007版本」。（2018/12/17）取自：http://www.cdc.gov.tw/professional/info.aspx?treeid=beac9c103df952c4&nowtreeid=4ADC7D6F58C19050&tid=D6A3D6F50D8FFF944

衛生福利部疾病管制署（2016）。臺灣長期照護機構感染管制問題分析與政策。（2018/01/05）取自：https://www.cdc.gov.tw/downloadfile.aspx?fid=12D93EA9AA28049B

衛生福利部疾病管制署（2017）。人口密集機構感染控制措施指引。（2018/01/05）取自：http://www.cdc.gov.tw/professional/info.aspx?treeid=beac9c103df952c4&nowtreeid=4ADC7D6F58C19050&tid=EFEF0B584C36CE0B

二、管理計畫的焦點

JCI標準　機構採用基於風險的方法，設定醫療照護相關感染的預防和管制方案（計畫）之重點。

解讀與實務應用

雖然每個機構應針對機構相關感染（organization-acquired infection）制定一個全面性的感染預防和管制方案（計畫），然而機構感染預防和管制的範圍很廣泛且複雜，因此機構可依據感染風險評估的分析結果，辨識那些具有重要流行病學意義的感染、感染部位，以及與這些感染有關的器械、處置及治療，爲機構的感染預防和管制方案（計畫）設定工作重點，以利有效地降低住民、工作人員和其他人員遭受感染的風險和事件。

因此，在實務上，機構應至少完成下列事項：

1. 建立感染風險評估的作業辦法：爲了降低感染風險，機構應至少每年一次採用風險分析工具，辨識機構所面臨的感染風險。運用基於風險的方法能協助機構確認全面性方案（計畫）應予以關注的領域、作業和風險。常用的風險分析工具有醫療照護失效模式和效應分析（Healthcare Failure Mode and Effect Analysis, HFMEA）和危害脆弱性分析（Hazard Vulnerability Analysis, HVA）。HFMEA可用於分析機構感染預防和管制運作系統，團隊透過分析檢討各作業流程或子系統的失效發生率和嚴重度，評估其風險程度，在針對作業細項步驟分析其潛在的失效模式及可能的不良效應；進而設計屏障，讓失效情形和危害不要發生或減少風險因子，即使有風險存在，也是可容許的最低風險。HVA可協助機構針對可能發生的潛在危害（例如機構相關感染事件）的發生率和嚴重度（影響度和緩解度），評估其風險程度，以利規劃和執行脆弱度的補強措施和制定應變計畫。以某醫院附設護理之家爲例，該機構感染管制小組依據品管部門所制定的「醫療照護失效模式與效應分析作業辦法」，每年定期於11月份組織跨專業的感染風險評估團隊，辨識和分析機構住民、工作人員和其他人員所面臨的感染風險，據以協助辨識下年度的感染預防與管制的重點領域和工作事項。該機構在2017年底採用HFMEA

的風險分析工具，首先評估機構感染預防和管制方案（計畫）所規劃的
業務領域，包含篩檢措施、預防措施、隔離措施、暴露後之處理、機構
相關感染之治療、社區之感染控制輔導、環境設備清潔與消毒、監測與
通報、群聚感染（含食物中毒）事件之緊急應變；經分析後發現預防措
施和隔離措施的風險係數較高；接著進一步評估這兩類業務的各自細項
作業／措施，包含屬於預防措施的手部衛生、呼吸道衛生及咳嗽禮節、
員工和住民適當疫苗注射、員工教育訓練、住民及照顧者衛教、預防尖
銳物品扎傷的措施，以及屬於隔離措施的全面防護措施、各類傳染疾病
隔離措施、各類抗藥性菌株隔離、隔離病房管理。最後，評估結果顯示
手部衛生和各類抗藥性菌株隔離的風險係數的前兩名；因此，將評估結
果與建議提給感染管制小組參酌，並列爲隔年的兩項工作重點。

2. **分析來自感染監測系統的資訊**：俗語說「星火燎原」，機構應建立感染
   監測系統，監測住民和工作人員的健康狀況、感染情形和事件，即早因
   應處理，避免交叉感染和群突發。以某機構的感染監測作業爲例，工
   作內容包括：(1)巡視各照護單位；(2)查閱住民紀錄（包括體溫表、檢
   驗報告、微生物培養結果、放射線檢查報告等）；(3)查閱個案的護理
   卡、檢驗室之檢驗報告和醫師紀錄；(4)分析獲得之相關資料，並確認
   單位所通報的感染個案，是否採取相對應的隔離及工作人員自我防護措
   施。機構應根據所處的地理區域、住民群體的組成、提供的照護和服務
   等特性，並透過感染監測活動收集和分析下列與前述機構特性有關的常
   見感染事件、感染部位、照護處置、環境設備之資料，以指引機構在進
   行感染風險評估時應予以關注的要點。這些資料包含但不限於：泌尿道
   感染（例如因留置導尿管、尿液引流系統等相關的侵入性處置和設備所
   造成的感染）、呼吸道感染（例如吸入性肺炎、流行性感冒、肺結核、
   以及因插管、呼吸器、氣管切開等相關的處置與設備所造成的感染）、

皮膚或軟組織感染（主要爲褥瘡和壓瘡感染）、血流感染（因使用中心靜脈導管、周邊靜脈管路等的穿刺和照護所造成）、其他風險因子導致的感染（例如手術的無菌作業和術後照護、出現多重抗藥性微生物、地區出現新興或反覆出現的感染（林麗嬋、吳肖琪，2011；張筱玲、曾淑貞、郭易冰、曾淑慧，2106；衛生福利部疾病管制署，2017）。再由感控專員分析住民好發感染之部位、原因和微生物種類：如呼吸道、尿路、皮膚完整性、血管內侵入性裝置、手術部位等之感染和趨勢，以利修訂或新增相應的感控作業標準或措施。以某機構爲例，該機構位於臺灣曾多次爆發登革熱和流行性感冒疫情的地區，其照護的住民多數臥床且經常須使用管路，因此機構的感控專員依據衛生福利部疾病管制署所訂定之醫療照護相關感染監測定義和指引，每日監視、統計和分析下列資料，並追蹤其趨勢：皮膚或軟組織感染事件與密度、呼吸道感染事件與密度、泌尿道感染事件與密度、血流感染事件與密度、抗藥性菌株、當地登革熱和流行性感冒的疫情報導資訊。

3. 依據評估／分析結果採取因應行動：機構經由前兩項的評估／分析資料，可確認具有流行病學意義的感染、感染部位，以及與這些感染有關的器械、照護作業及治療處置，接著必須對此擬定對策以及執行預防和／或改善措施，並調整方案（計畫）的年度關注重點、修正原先制定之作業標準。因應對策和措施的擬定可根據感染管制的科學知識和實證文獻之建議（例如避免使用不必要的侵入性醫療照護器械）、應用專業指引（例如疾病管制署的中心靜脈組合式照護工作手冊、臺灣內科醫學會的預防導尿管相關泌尿道感染組合式照護），如此才能有效地降低感染風險和事件。以前述的護理之家爲例，該機構針對的第1項提及的處於高度感染風險的手部衛生，採取下表中的因應行動：

失效模式	決策樹分析			行動與成效量測		
	唯一關鍵弱點	化學物質或輻射接觸	有效預防措施	行動類型（E、C、A）	具體行動的內容描述	成效衡量（指標與閾值）
釀成機構內的接觸性感染	Y	N	Y	C控制	1. 每年辦理手部衛生相關教育訓練。 2. 全院張貼手部衛生海報、紅布條、人型立牌、全院電腦螢幕保護程式與固定廣播持續宣導手部衛生政策。 3. 持續監測抗藥性菌株發生比率。	抗藥性菌株件數、發生率
工作人員手部帶有汙染細菌	Y	N	Y	C控制	1. 每年辦理全機構人員（含志工和進駐機構的外包商）手部衛生相關教育訓練和洗手認證活動。 2. 建立多元宣導管道：全機構張貼WHO的手部衛生方法和時機的海報、電腦螢幕保護程式與固定廣播提醒執行手部衛生。 3. 執行稽核與獎懲：組織機構「感控稽查員」負責每月不定期的不預警稽核，並予以獎懲。	人員洗手順從率(≧70%)和正確率(≧95%)
未洗手	Y	N	Y	E消除	依據當地疾病管制局標準，增設濕式洗手設備和乾式洗手液，每月抽查設備功能和洗手液完備情形	洗手設備功能正常率（≧95%）、乾式洗手液完備率（100%）

另一方面，感控專員除了每天監測住民及工作人員的體溫、身體健康狀況和病情變化的資料之外，還依據每月監測和統計的各照護單位之感染密度、感染件數，分析趨勢和應用專業判定標準，如發現單位異常情形發生，則進行現場調查，判斷若為群突發事件，則立即依「機構感染群突發處理流程」進行緊急處理。若照護單位當月感染密度超出閾值，則感控專員會發出「感染控制檢討紀錄單」給該單位人員，共同評估相關之感染管制政策、程序及臨床執行情形，找到可預防之風險因子，並擬定降低該感染風險之執行計畫，再依PDCA方式改善其感染風險和事件。以其中某個照護單位為例，該單位某月的呼吸道感染率為17%，經過真因驗證，發現感染源為抽痰不確實、飯後上床休息時間不足以及管灌食床頭抬高不足，因此採用PDCA方法進行改善，簡述如下：

P：(1)實施員工在職教育訓練；(2)肺炎照護、翻身、拍背、抽痰、洗手；樓層確實每2個小時翻身、拍背後協助抽痰；(3)每日水分補充達2000ml；(4)ADL 10分以下個案每天至少下床1小時，其他住民除睡覺外一律下床；(5)發燒者不得探訪住民。預期改善目標為肺炎發生率降至10%以下。

D：依序完成左列事項，工作人員稽核考試。

C：工作人員稽核考試達成率100%；肺炎發生率17%降至8%。

A：完成修正肺炎照護作業標準。

另外，機構可基於風險評估和監測資料分析，修訂其感染預防和管制方案（計畫）的焦點。以某中部某機構為例，該機構基於同業群突發事件的資訊，統計2016年度一到十月機構內泌尿道感染發生率為0.6%，發現其中有導尿管之住民就占了88%，雖有導尿管置放的技術規範，但是對於導尿管留置與拔除之照護的作業標準，醫護人員依個人主觀經驗、認知，而未留意水分攝取量、導尿管留置的天數，可能造成尿管留置時

間過長或重複置放，因而使留置導尿管的照護存在高度的感染風險。因而，將留置導尿管感染風險列爲機構方案（計畫）的關注重點，並組成專案小組，經分析發現5項失效效應，因而針對其原因擬定下列相關防範措施：(1)建立導尿管留置的天數管理與警示，由護理人員於住民紀錄上註明UTI Bundle-compliance check list，提醒主護有導尿管更換時間；(2)留置導尿管更換當天凌晨2點，由大夜班護理師事先移除導尿管，隔天重置入前依評估自解情形，確認是否可拔除；(3)由感染管制護理師在2016年11月25日～30日舉辦三場導尿管照護及預防院內感染注意事項的教育訓練；(4)進行移除導尿管後照護稽核，直至所有項目爲合格。措施實施後，導尿管留置致泌尿道感染率由改善前0.42‰，改善後於2107年1、2月份發生率均爲0‰，3月份雖發生2例個案，但出院前均成功地移除導尿管。移除導尿管成功率爲14.2%。

JCI標準　長期照護機構執行和支持基於實證的免疫方案（計畫）。

解讀與實務應用

　　傳染病的流行過程有三個環節，包含傳染源、傳播途徑和易感者（宿主）；從流行病學的觀點論之，預防和控制傳染性疾病有基本措施有三項，分別是辨識和管控傳染源、阻斷傳播途徑、以及保護易感者（Brachman, 1998），其中以保護易感者這項預防措施對於機構住民特別重要，因爲他們多數爲老年人，具有多重身體功能退化、生活功能障礙、免疫功能較差、罹患慢性病、多重用藥、接受侵入性醫療處置、過著群居生活與參加機構舉辦的團體活動等特性，屬於典型易感族群，容易發生各類傳染性疾病（張、曾、郭、曾，2016；林、彭、陳，2011；張、盧、柯，2005）。此外，機構工作人員的免疫狀態也攸關機構內可透過疫苗接種而得以預防的傳染病的防治，這是因爲工作人員常暴露於傳染的風險之

中，有時還抱病照護住民，因此成爲可能的傳染源和傳染途徑。面臨住民的易感特性和照護人員的傳染可能性，機構應採取預防措施以降低住民和工作人員的傳染病感染風險，機構在實務上應至少完成下列事項：

1. **基於科學實證基礎制定和執行免疫方案（計畫）**：執行預防接種以產生抗體是當今世界公認最直接、最有效和最具經濟效益的傳染病防治措施之一。根據疾病預防之「三段五級」理論，預防接種是屬於第一階段的重要預防措施，其原理是利用免疫原則，藉由抗原或抗體給予刺激人體來產生較長久的免疫力，以防止疾病的發生或使病情減輕。機構應基於科學實證基礎，依據衛生主管機關的政策／標準以及專業指引，制定和執行住民與工作人員的免疫狀況篩查和預防接種，以提升機構內群體免疫。以機構實例簡述如下：

(1) 住民免疫方案（計畫）：住民因感染機構相關傳染病而存在損傷或死亡的重大風險。接受預防接種可避免感染傳染性疾病，對於長期照護機構的住民而言，定期接種疫苗是有效預防傳染病的方法之一，也是住民健康管理方案（計畫）的重要功能。以某機構爲例，其感染管制小組經參考傳染病防治文獻（例如Hayward et al,2006; Smith et al, 2008）、衛生福利部疾病管制署的防疫政策和指引（例如衛生福利部疾病管制署的「長期照護機構季節性流感感染管制措施指引」）、世界衛生組織公布的資訊（WHO, 2017）之後，建立住民免疫狀況篩查和預防接種的措施。在入住評估時，護理人員評估住民傳染病的過去病史和現在病況以及查核依規定應繳交的健康檢查紀錄，以確認其免疫狀態，再視實際情況，建議其須要的預防接種項目，例如每年一次流感疫苗、每5年一次肺炎鏈球菌疫苗、每10年一次破傷風疫苗、A型肝炎和B型肝炎疫苗（衛生福利部疾病管制署，2103；新北市政府衛生局，2015；林、彭、陳，2011；

楊、黃，2009）。無過敏史同意施打，且施打日無發燒情形者，則依據機構的「預防接種作業辦法」辦理。

(2) 工作人員免疫方案（計畫）：因為要接觸住民和住民的傳染物，許多工作人員有暴露於疫苗可預防的傳染性疾病的感染風險，此外，醫療照護人員經常帶病工作，無症狀感染是常見的，個人在有任何症狀之前可能已被感染，因此可能再傳染給住民和其他人員。未接種疫苗的工作人員對易受感染的住民（如免疫抑制住民）提供照護和服務時，會使已經有感染高風險的住民其風險更為增加。促使醫療照護人員完成相關預防接種的目的是確保其免疫力，以避免醫療照護人員在照護住民的過程中，因暴露傳染病病原而受到感染，或降低將自身感染的病原傳染給住民的風險（Centers for Disease Control and Preventio, 2015; Shefer et al, 2011；衛生福利部疾病管制署，2013）。因此機構感控專責人員／單位應辨識在流行病學上重要的傳染病，並對工作人員施行篩查和預防計畫（例如免疫強化、接種疫苗和預防性治療），以降低經由工作人員傳播傳染病的機率。為了保護自己、同事和住民／照顧者，接受預防接種應被視為醫療照護人員的責任，同時機構在為工作人員分配工作時，也必須考慮其免疫狀態。以某機構為例，機構感染管控小組依據疾病管制署研究實證文獻後制定之「預防接種作業辦法」，對所有工作人員進行免疫狀況評估，並建議工作人員依其免疫狀況和工作的暴露風險，施打相關疫苗，例如 B 型肝炎（Hepatitis B）、流感（Influenza）、麻疹、腮腺炎、德國麻疹（Measles、Mumps、Rubella；MMR）、水痘（Varicella）、白喉、破傷風、百日咳疫苗（Diphtheria, Tetanus, Pertussis）等。要求和鼓勵所有工作人員應接受年度流感疫苗注射，以達群體免疫效用。規定新進工作人員任職

前須提供健康檢查報告，對於缺乏B型肝炎抗體之工作人員，須給予注射疫苗；供膳人員每年依規定接受健康檢查一次，其中包含可施予預防注射的A型肝炎。

2. 監測和改善方案（計畫）執行成效：機構應配合防疫政策和實務需求編制住民和員工相關疫苗的預防接種名冊，監測接種率，未施打疫苗者之原因，留有紀錄；並每日監測住民、工作人員及訪客之體溫與健康狀態，有異常者應啓動防疫措施，由感控人員執行資料收集、分析必要時隔離、就醫或即時通報。機構依主管機關要求每週一下午點前須至「人口密機構傳染病監視系統」進行傳染病通報，利於衛生單位及時掌握疫情，並由此獲知最新疫情資訊，以遏止疫情在機構內發生或擴散。當機構內發生感染突發時，應同時追蹤那些沒有預防接種的工作人員，尤其是流感爆發時。此外，雖然有實證文獻和主管機關政策指引，住民和工作人員的預防接種意願會受到健康認知、疫苗安全性、疫苗效力和個別不良反應事件訊息的影響（陳、黃、陳、黃，2017；蔡、賴、郭、江，2011；郭等人，2009）；因此機構應在安全性的考量下，制定鼓 住民與工作人員接種疫苗之策略。以某機構爲例，感染管制小組爲了有效提升預防接種率，參考臺灣、日本及美國機構的經驗，訂定住民及工作人員之「鼓勵疫苗接種之獎勵辦法」，吸引住民及工作人員每年接種疫苗，並同時實施下列措施：A.舉辦住民和工作人員的教育訓練，增加對預防接種的認知與接受注射的正向態度；B.落實疫苗注射前的評估，排除不適合施打者，增進安全性；C.除非有醫學上的正當理由，要求不能或不願意配合施打流感疫苗的工作人員員工拒絕接種的員工上呈理由說明書；D.公告周知各單位的接種率，形成同儕壓力；E.對低意願之住民和工作人員，藉由推動各類媒體／活動之關懷方案，例如疫苗月防疫知識的有獎徵答，進行加強施打意向與行爲；F.要求未接種疫苗的住民和

工作人員使用個人防護措施，例如在流感季節佩戴口罩；G.制定探訪規範，避免孕婦、幼兒及罹患傳染性疾病（如發燒、咳嗽、上呼吸道感染症狀）者進入探訪；要求探訪陪同人員進入探視住民前、後均應洗手，避免探視者將細菌帶入機構；應有訪客紀錄並保存紀錄，以做日後若發生群聚感染事件時，可為疫情調查之依據。

參考文獻

Brachman, P.S. (1998). Epidemiology of nosocomial infections. In J.V. Bennett & P.S. Brachman (Ed.). Hospital infections (4th ed.) (pp. 9-16). PA: Lippincott-Raven.

Centers for Disease Control and Prevention. Recommended vaccines for healthcare workers. Available at: http://www.cdc.gov/vaccines/adults/rec-vac/hcw.html (accessed Jan. 15, 2018).

Hayward, A. C., Harling, R., Wetten, S., Johnson, A. M., Munro, S., Smedley, J., & Watson, J. M. (2006). Effectiveness of an influenza vaccine programme for care home staff to prevent death, morbidity, and health service use among residents: cluster randomised controlled trial. BMJ, 333(7581), 1241.

Shefer, A., Atkinson, W., Friedman, C., Kuhar, D.T., Mootrey, G., & Bialek, S.R. (2011). Immunization of health-care personnel: Recommendations of the Advisory Committee on immunization practices (ACIP). MMWR Recommend and Reports, 60(RR-7), 1–45.

Smith, P.W., Bennett, G., Bradley, S., Drinka, P., Lautenbach, E., Marx, J., Mody, L., Nicolle, L., & Stevenson, K. (2008). SHEA/APIC Guideline: Infection prevention and control in the long-term care facility. American Journal of Infection Control, 36(7), 504-535.

WHO (2017). Global Influenza Surveillance and Response System (GISRS). Available at: http://www.who.int/influenza/gisrs_laboratory/en/ (accessed Dec. 16, 2017).

林永捷、彭莉甯、陳亮恭（2011）。長期照護機構住民的感染症。臺灣老年醫學暨老年學雜誌，6(2)，73-85。

張家銘、盧豐華、柯文謙（2005）。老年人的感染症概論。臺灣老年醫學雜誌，1(2)，51-59。

張筱玲、曾淑貞、郭易冰、曾淑慧 (2016)。臺灣長期照護機構感染管制問題分析與政策。疫情報導，32(1)，10-17。

郭秀娥、林惠賢、周心寧、康慧怡、張肇松、沈孟娟（2009）。醫療機構工作人員對流感與流感疫苗的認知、態度及接種流感疫苗行 之探討。感染控制雜誌，19(2)，69-80。

陳孟妤、黃薇伊、陳逸瑄、黃婉婷（2017）。2015年臺灣醫療人員對季節性流感疫苗接種後不良事件之知識、態度與行為調查。疫情報導，33(17)，315-323。

新北市政府衛生局（2015）。一般護理之家照護指引。（2018/01/18）取自：https://www.health.ntpc.gov.tw/archive/health_ntpc/6/file/%E4%B8%80%E8%88%AC%E8%AD%B7%E7%90%86%E4%B9%8B%E5%AE%B6%E7%85%A7%E8%AD%B7%E6%8C%87%E5%BC%95.pdf

楊玉鳳、黃玉成（2009）。肺炎鏈球菌與疫苗。感染控制雜誌，19(4)，240-246。

蔡宗益、賴寧生、郭淑慧、江瑞坤（2011）。南臺灣中老年健檢民眾接種H1N1疫苗的意願和其相關因素調查。志為護理，10(3)，73-82。

衛生福利部疾病管制署（2013）。醫療照護人員建議接種之疫苗種類與建議事項附表。（2018/01/18）取自：http://www.cdc.gov.tw/professional/

info.aspx?treeid=beac9c103df952c4&nowtreeid=29e258298351d73e&tid=D
FDE7E03C01F1213

衛生福利部疾病管制署（2013）。醫療照護人員預防接種建議。
（2018/01/18）取自：http://www.cdc.gov.tw/professional/info.aspx?treei
d=beac9c103df952c4&nowtreeid=29e258298351d73e&tid=DFDE7E03C0
1F1213

衛生福利部疾病管制署（2017）。人口密集機構感染控制措施指引。
（2017/11/08）取自：https://www.syndriver.com/portal/#/sharing/56a43c8
105764eb88b12e5634b5e3b51

衛生福利部疾病管制署（2017）。長期照護機構季節性流感感染管制措施
指引。（2018/01/18）取自：http://www.cdc.gov.tw/professional/info.aspx
?treeid=beac9c103df952c4&nowtreeid=4adc7d6f58c19050&tid=BB10905B
82DC04BC

JCI標準　機構應辨識與感染風險有關的處置和流程，並且執行策略以降
低感染風險。

解讀與實務應用

　　機構感染管制重要的預防策略，為即早發現住民和工作人員的感染風
險，有效提供安全感染管制照護。在機構常見感染源包括照護和服務的作
業流程、環境設施與設備。

　　為了降低感染風險，機構可採用風險分析工具，例如醫療照護失效模
式與效應分析（Healthcare Failure Mode and Effect Analysis, HFMEA）或
危害脆弱性分析（Hazard Vulnerability Analysis, HVA），以識別感染源與
其風險係數，並必須制定對應的感染管制政策、標準作業流程和執行必要

的防備措施、教育訓練和其他相關活動（例如監測和稽查）。機構在實務上至少應完成下列事項：

1. 識別和降低來自照護和服務作業流程有關的感染風險：機構為有效管制與機構照護和服務有關的感染，首先必須先識別存在照護和服務作業流程中的感染源，並實施降低感染風險的措施。每個機構的照護和服務作業流程同中有異，大致可分為直接照護類、間接照護類、住民服務類、後勤服務類，機構負責感染管制的單位、工作小組或委員會應運用風險分析工具至少每年一次辨識和評估源自照護和服務作業流程的感染風險，制定因應措施並加以監測。機構的感染管制單位可組織跨專業團隊辨識存在感染風險的照護和服務作業流程，例如經常存在感染源的直接照護作業（例如手部衛生作業、導管置放和照護措施）、生醫廢棄物（例如血液和體液）的處理作業、設備和器材的消毒滅菌作業，再進行感染風險係數評估和制定因應措施。例如某機構評估其尿管放置和照護作業存在高度的感染風險，因而採用實證的組合式照護（bundle care）的原理和措施（衛生福利部疾病管制署，2017），制定尿管組合式照護的標準作業程序（置放、每日照護措施和和監測紀錄），並進行相關人員的教育訓練，再由單位主管和感染管制負責單位共同督導工作人員確實執行，且持續進行感染監測與評值感染控制之成效。

2. 識別和降低來自設備、器材的清洗和消毒滅菌作業有關的感染風險：與照護和服務有關設備和器材的清潔和消毒滅菌作業也是機構的主要感染源之一，無效的清潔和消毒滅菌作業將導致感染，例如消毒方法不適合、使用失效的消毒液或高壓滅菌容器、操作方法或步驟錯誤、消毒後未善加儲存而受到病媒或環境的汙染。這類作業的風險辨識和降低方法與第1項類似。例如：某機構參考實證文獻（疾病管制署，2017）制定醫療照護設備清潔和消毒滅菌感染管制指引、環境監測之消毒與清

潔作業流程（請見「環境監測之消毒滅菌與環境清潔管理辦法」）、病媒防治作業流程，並由單位主管和感染管制單位督導工作人員依據物品材質、須達到的消毒層次和消毒效果，選擇適當且正確的消毒方法。例如：某機構規範下列換藥車清潔和消毒滅菌的作業：

(1) 換藥車上每天定期清理保持整潔。

(2) 無菌敷料、器械等物品須外觀清潔完整，維持在滅菌之有效期限；如敷料罐至少每7天更換1次、泡鑷罐至少每天更換1次，應經消毒且在效期內。

(3) 聽診器每次使用前、後以75%酒精擦拭。

(4) 遭血液或體液、引流液或大量嘔吐物汙染物品或環境，應立即以500 ppm含氯消毒水消毒。

3. 識別和降低來自感染性事業廢棄物處理作業的感染風險：機構常見的生物醫療廢棄物類別為尖銳器具和針具類（不可燃）和血液及體液汙染類（可燃），若衛生適當處理也會造成感染，因此機構應制定包括感染廢棄物的分類、標示、儲存及清運處理等作業的管理辦法，避免廢棄物於機構內、外散播病原之可能，才可控制潛在感染風險。某機構參考主管機關的法規和指引制定〈生物醫療及感染性廢棄物處理管制措施〉，其處理原則與作業規範如下簡述：

(1) 分類：區分為一般事業廢棄物（如員工生活垃圾）及有害事業廢棄物兩大類，其中有害事業廢棄物中以生物醫療廢棄物（廢尖銳器具、感染性廢棄物、基因毒性廢棄物）居多，當然也可能產生其他種類的有害事業廢棄物（如廢酸鹼、有機廢液）。其中感染性廢棄物又可細分為受血液及體液汙染類、血液製品類、病理組織類、微生物類、手術類、透析廢棄物類、隔離廢棄物類、實驗室類動物屍體類。

(2) 收集：A.可燃的感染廢棄物，皆使用紅色且貼有感染性標籤之垃圾袋，置放腳踏式垃圾桶；B.不可燃的感染廢棄物，皆使用黃色且貼有感染性標籤之容器，而放置針頭之容器須以堅固耐用、不透水、投入口較小不易取出為原則。

(3) 儲存：A.貯存條件：常溫下：一日為限、5℃以下冷藏：七日為限、0℃以下冷凍者：以三十日為限；B.貯存設施：專用之冷凍櫃或冷藏櫃；C.應貯存於獨立密閉場所，遠離診療區、餐廳及廚房……等處；D.於設施入口或設施外明顯處標示「生物醫療廢棄物」標誌；E.貯存設施須堅固並有良好之排水及沖洗設備；F.設有防止地面水、雨水及地下水流入、滲透之設備或措施；G.人員進出應嚴格管制，定期清洗及消毒。

(4) 清運處理：最好有專有之運送電梯，若無，則不可與住民、工作人員或訪客使用同一部電梯運送；若只有一部電梯可使用時，則必須遵守下列作業規範：A.請於單位離峰時間運送廢棄物；B.規定固定時段運送廢棄物；C.以高規格密閉防漏工具運送；D.運送時要用密閉式的運送車或箱，不可暴露出廢棄物；E.運送完廢棄物後請以500ppm含氯消毒水消毒電梯。若委託感染廢棄物公司清運並代為處理，須設有冷藏設施的箱型車載運，送到專業處理廠以熱處理或滅菌法處理，並留有三年內清運紀錄。

參考文獻

衛生福利部疾病管制署（2017）。降低導尿管相關泌尿道感染組合式每日照護措施。（2017/12/04）取自：http://www.cdc.gov.tw/professional/info.aspx?preview=true&treeid=BEAC9C103DF952C4&nowtreeid=B1A202BF3BB22E4E&tid=AD067EA18B8FA275

衛生福利部疾病管制署（2017）。「預防導尿管相關泌尿道感染」置放查

　檢表及每日照護評估表。（2017/12/04）取自：http://www.cdc.gov.tw/

　professional/info.aspx?treeid=beac9c103df952c4&nowtreeid=bd76ea36f7c5

　5932&tid=BD2A83121D0A4F01

衛生福利部疾病管制署（2017）。長期照護機構感染管制手冊。

　（2017/11/08）取自：https://www.syndriver.com/portal/#/sharing/56a43c8

　105764eb88b12e5634b5e3b51

JCI標準　　機構要確保儀器設備的充分清洗和消毒以及洗衣房和被服類的

　　　　　　　妥善管理，以降低感染風險。

解讀與實務應用

　　機構為了降低感染風險，必須執行正確有效的儀器設備（例如侵襲性

和非侵襲性的照護儀器設備）和被服之清潔、消毒、滅菌原則和方法，視

用於全機構各單位。

　　機構應設置消毒滅菌作業的獨立操作場所；此消毒滅菌操作場所可以

是中央消毒室／供應室，或是位於機構內其他區域中且經適當監督的獨立

場所。在動線規劃方面上應確保區分汙染區和清潔區，氣流由清潔區流向

汙染區。而且須要安排專人，進行專用設備定點、定時的嚴格監督，以確

認操作方法的一致性和有效性。洗衣房和被服的妥善管理對於降低染風險

也很重要，這包含乾淨被服與衣物之儲藏，及髒汙被服與衣物之收集、運

送與清潔亦必須嚴謹管理，以避免汙染清潔衣物或受到環境汙染而造成人

員感染。機構在實務上應完成下列事項：

1. 應依據各項儀器設備和用品之特性，制定在中央消毒室／供應室之內和

　之外的清潔、消毒和滅菌方法。例如：某機構參照衛生福利部疾病管制

署的2017年版的「機構感染管制手冊」和2013版的「滅菌監測之感染控制措施指引」，制定機構感染管制手冊中的「儀器用品清潔、消毒和滅菌管理辦法」，規範清潔、消毒和滅菌的作業原則與方法，舉例說明如下：

(1) 制定在中央消毒室／供應室內執行清潔、消毒和滅菌的作業原則和方法，例如：

　A. 定期評估並確保消毒鍋的性能。

　B. 訂定消毒之原則：如器械清洗後須以500ppm之含氯消毒水消毒器械處理槽；用過之儀器或傳導線應以75%酒精或500ppm含氯消毒水消毒後，方可供其他服務對象使用。設備若遭血液、體液、引流液或大量嘔吐物汙染時，應立即以500ppm含氯消毒水消毒擦拭。

　C. 消毒室環境須每日以500ppm含氯消毒水消毒清洗一次，再以濕拖把清潔乾淨，並且隨時維持地面之清潔、乾燥。

(2) 制定在中央消毒室／供應室之外執行清潔、消毒和滅菌的作業原則和方法：假若因應實務工作情況須在消毒室以外進行儀器和物品的清洗、消毒與滅菌作業，則機構應參考供應商和實證文獻，規範相關消毒溶液使用時機、原則與濃度，制定對照表，並張貼於清洗泡製處。清洗人員在處理這些物品之前，都須要先穿戴合宜之防護的裝備，避免汙染源之擴散。以某機構換藥車的清潔、消毒和滅菌的原則和方法為例，簡述如下：

　A. 換藥車須每日整理並檢視車上無菌敷料及器械之有效期限，若有過期應丟棄或重新滅菌處理。

　B. 無菌敷料罐、泡鑷罐應定期更換、滅菌。泡鑷罐內不放任何消毒液。

C. 取用換藥車上敷料罐內之無菌敷料須以無菌鑷子夾取。

D. 換藥車上無菌物品若有汙染，應丟棄或經滅菌處理後方可使用。

E. 取出而未用完之敷料，不可再放回無菌敷料罐內。已倒出而未用完之無菌溶液，不可再倒回原溶液瓶中。

F. 換藥車上應備有蓋之感染性垃圾桶並至少每班定期清理一次。

(3) 制定住民使用過、可重複使用的儀器物品的消毒和使用方法，舉例如下：

A. 重複使用的醫療物品：使用後都要先徹底清潔後再消毒或滅菌，以免髒汙阻止化學消毒劑或滅菌劑與微生物細胞接觸，影響消毒或滅菌效果。重複使用的醫療物品或材料，應依參考供應商建議和實證文獻，制定重複消毒使用的次數。

B. 儀器或物品經含氯消毒水、酒精、硼砂等溶液先消毒後，須再使用清潔劑或清水清潔乾淨。

C. 對於精密儀器或電子產品應使用合適的清潔劑，而金屬器材則可使用酒精擦拭，切忌使用強酸或強鹼之清潔消毒劑（例如：含氯消毒水容易腐蝕）。

D. 抽吸器：使用後或受到污染時，以2%的高效能消毒劑glutaraldehyde（如cidex和zidexin）消毒後才能再使用。

E. 尿壺及便盆：以個人使用為原則。在解除隔離後應予丟棄，或以0.05%含氯消毒水浸泡30分鐘，消毒後才可重複使用。

F. 體溫計：應限個別住民使用，若是電子式體溫計則須更換保護套（耳溫套），否則必須消毒後方可再用於其他住民。

G. 血壓計、聽診器：必須和其他住民分開使用，同病原菌住民方可共用。

H. 餐具：具腸胃道傳染性住民使用的餐具，應採用免洗餐具或必須

經高壓滅菌處理後才能再使用。

(4) 制定受汙染有傳染疑慮之區域的清潔消毒順序：清潔消毒時遵守下列原則。由淨到汙，例如：床旁桌椅→臥床→廁所。由上而下，例如：出風口→牆面→地板。由內而外，例如：寢室→廁所。為防交互感染，須將機構清潔用具做區隔，不同區域及時機使用。

2. 採用專業認可的措施管理洗衣房和被服清洗作業：洗衣房是髒汙衣物及乾淨衣物的集中地，故應進行處置與流程之管理，降低感染源擴散，以將感染風險降到最低。以某機構的〈汙衣布單處理感染管制辦法〉為例：

(1) 汙染衣物及布單的處理原則：

A. 有髒汙應隨時更換並統一置於有覆蓋的污衣車內。

B. 制定感染衣物之處理規範，依其規範將遭傳染病物質汙染之衣物及布單應另行裝袋、封口，並標示「感染物品」送洗衣房或外包廠商後，原則上應先消毒後再清洗，以免造成交互感染。

C. 勿用更換的衣物、被單、包布代替拖把抹布，擦拭地面或桌面。

D. 不可以抖動或其他可能造成環境汙染或會讓病毒再飛沫化的動作，處理髒汙的被服及布單織品，以避免污染空氣、環境表面和人。

E. 髒汙衣物之運送：應設置汙衣儲藏室，汙衣袋應完整密封，且運送途中防止打開，若使用滑運通道，應確保有正確的設計、維護，並設法使髒汙衣物所散播的飛沫降至最低。若以電梯做運送，須每日分二次運送，若必須和送餐共用一臺電梯，則須與送餐時間間隔1小時，運後立刻以500ppm含氯消毒水消毒。

F. 乾淨衣物之保存與運送：設置乾淨衣物儲藏室，廠商歸置時動線符合感管原則，須覆蓋密封完整，快速運送到達並分送至住房。

(2) 汙衣布單委外處理：若機構的汙衣布單採取外包廠商處理時，以某

機構爲例，則機構感控員須至少每三個月巡查稽核一次，稽核項目包含：A.感染衣物均先以90℃以上蒸汽機高溫消毒，再以感染專用洗衣機清洗；B.處理衣物之員工必須穿戴保護性衣物，如圍裙、面罩、手套；C.所有汙衣經收集後須以洗衣袋盛載，不可再打開，以保持機構環境衛生；D.汙衣必須與已清洗的衣物分開運送及儲存。

3. 建立能確保全機構採用一致的清洗、消毒和滅菌方法的監督機制：以某機構爲例，爲確保所有的清洗、消毒和滅菌作業之全機構一致性，機構除了制定上述提到的作業管理辦法和紀錄單之外，建立下列的監督管理機制：

(1) 設置具有合格證照的感染管制專責人員，組成跨專業的感染管制工作小組。

(2) 制定獎懲規則。

(3) 舉辦全機構教育訓練，宣導監督機制的必要性與獎懲規則。

(4) 製作和張貼提醒文宣。

(5) 建立感控專責人員和各單位主管的兩層稽核督導作業。

(6) 至少每季定期於機構的感控會議報告執行成效與改善措施。

參考文獻

衛生福利部疾病管制署（2013）。滅菌監測之感染控制措施指引。（2017/11/18）取自：http://www.cdc.gov.tw/professional/info.aspx?treeid=beac9c103df952c4&nowtreeid=52e2faab2576d7b1&tid=FC2D18631F460778

衛生福利部疾病管制署（2017）。長期照護機構感染管制手冊1051007版本（1060525更新）。（2017/11/08）取自：https://www.syndriver.com/portal/#/sharing/56a43c8105764eb88b12e5634b5e3b51

JCI標準　備有政策和程序用以管理過期醫療器材的流程以及定義當法律和法規允許時一次性器材的重複使用條件。

醫用器械和材料（以下簡稱醫療器材）若過期，恐造成變質影響效能，且易被汙染，增加感染風險。因此機構感染預防與管制方案（計畫）應包括醫療器材之有效期限管理，若經稽查或檢驗出有超過有效期間或保存期限者，皆為不良品；雖有些醫療器材公司陳述只要包裝是完封無損的，其內容物仍是無菌的，但仍無法保證其產品滅菌的安全和穩定性，若使用將增加感染風險。長期照護機構常使用的一次性（single use）醫用器械和材料（以下簡稱醫療器材），例如注射空針、靜脈留滯針、氣切套管、導尿管、引流管、氧氣面罩，有些一次性器材在某些情況下可被重複使用，但重複使用一次性器材具有兩種風險，一為感染風險、二為經過處理後功能不適當或不被接受的風險（Rutala & Weber, 2016; Food and Drug Administration, 2015; SGNA Practice Committee, 2015）。故機構應依據法律和法規以及專業標準／指引，訂定醫療器材有效期限管制和一次性器材可重複使用的規範。機構在實務上應至少完成下列事項：

1. 制定醫療器材的有效期管理制度：機構應參照主管衛生機關的管理規範，例如衛生福利部食品藥物管理署的醫療器材查核作業相關法規及作業程序規範、藥事法、衛生福利部疾病管制署（2017）「長期照護機構感染管制手冊」、以及原廠商的產品說明書，制定效期的管理規範。以某機構的「醫療器材管理辦法」為例，簡述如下：

   (1) 採購遵循藥事法第75條規定，明確標示製造日期及有效期間或保存期限之醫療器材。

   (2) 運用資訊化功能：

      A. 於驗收作業明定檢視有效期限的要求並記錄於資訊系統上；日後可藉由資訊系統的提醒功能或器材庫存登記表，確認不同批次器

材的有效期限；

　　B. 依資料庫數據和公式自動調整設定量和提示每次請領量。

(3) 透過下舉例的實務作法，落實分類儲存和先進先出原則：

　　A. 感控專員舉辦在職教育訓練課程：給予工作人員正確認知，並以實物示範醫療器材取出、補充執行方法等。

　　B. 執行收納箱、區隔板擺放及定位：採用收納箱，依醫療器材種類擺放，並在收納箱內放進壓克力材質之區隔板，將醫療器材由前至後或由左至右置放。

　　C. 無菌物品應存放於清潔乾燥處，並依有效日期排定使用順序。若是放置於料架上，則須遮蓋料架以防塵。

　　D. 使用修繕後角鋼架：進行修繕後角鋼架使用，收納箱擺放及取用無產生木屑情形，修繕後深度合適無醫療器材囤積。

　　E. 執行醫療器材標示定位：製作各項醫療器材的清楚標示，逐一黏貼於庫房收納箱上，以利辨識。

(4) 每日機構護理人員須整理及清點換藥車上無菌敷料、器械、無菌敷料罐、泡鑷罐等，它們的有效期限（含拋棄式物品）、滅菌標籤，並留有紀錄可查，若有過期應丟棄或重新滅菌處理。

(5) 可重複使用的醫療器材使用後應先清洗再消毒處理。若依據法規允許重複使用一次性的器材時，應遵循下面第2項的管理辦法。

2. 制定一次性器材可重複使用的管理制度：機構應遵循法規和專業標準指引，例如衛生福利部疾病管制署（2013）的「滅菌監測之感染控制措施指引」、美國疾病管制和預防中心（2017）的「Guideline for Disinfection and Sterilization in Healthcare Facilities (2008)」、醫療器材的感染風險分級與消毒滅菌建議（Spaulding, 1972; Food and Drug Administration Center for Devices and Radiological Health, 2003；疾病管

制局，2007），並參考原廠說明書，制定一次性器材的重複使用準則，明確規範可重複使用的品項與其使用次數，定義不能重複使用的判定準則、遵循專業的清洗、消毒和滅菌原則與作業方法，以及建立可重複使用器材的感染預防和管制資料之採集、分析和使用流程，該制度必須遵循政府。以某醫療社團法人所屬護理之家爲例，該機構感控小組參考法規、專業指引和文獻，制定「醫療器材重複使用作業辦法」，其重點規範簡述如下：

(1) 可重複使用的品項和使用次數：醫療器材本身能以不易去除痕跡之墨水筆作記號註明使用次數的品項，方可重複使用。若醫療器材本身構造複雜，關節處無法拆開以導致不容易清洗，則禁止重複使用。以下物品嚴禁重複使用：

醫療物品
縫線、縫針、紗布、棉球、棉棒
單導尿管
O_2 Mask（接氧氣雙導管）
鼻導管
氧氣雙導管
蛇型管
O_2 Mask（接蛇形管）
IV延長線
手扶呼吸器
Nasal airway
Oral airway
灌食空針（限單人使用）
Suction 軟管（抽痰或壁式抽吸器用）

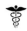

參考實證文獻和供應商建議，制定可重複消毒使用的次數，其中的實例請參閱下表。醫療器材如有以下情形須經過清潔消毒滅菌方可重複使用：

A. 已拆封使用過；

B. 已拆封未使用；

C. 已過無菌有效期限。

項目	重複使用次數
70c.c.空針	2次（原包裝算1次、E.O.包裝算1次）
T型管	重複使用5次
痰液吸球	重複使用10次

(2) 未達使用上限但已不安全或不適合再使用的判定準則：例如包含

　　A. 有破損或磨損；

　　B. 已生鏽或有無法去除的汙漬、油漬、血漬；

　　C. 形狀、顏色已與原廠包裝不同；

　　D. 已彈性疲乏；

　　E. 零件遺失。

(3) 依循專業標準的清潔、消毒和滅菌作業方法：

　　A. 依據醫療器材危險等級分類建議之消毒滅菌方式，規劃下表的標準化清潔、消毒和滅菌方法（Spaulding, 1972; Food and Drug Administration Center for Devices and Radiological Health, 2003; Centers for Disease Control and Prevention, 2017；衛生署疾病管制局，2007）；如果沒有經過清潔消毒滅菌禁止重複使用。每次使用後進行消毒、滅菌品質監測作業，以確認效果；由於有些細

菌或病毒已出現抗藥性或抵抗力（McDonnell & Burke, 2011），當檢驗發現消毒或滅菌的效果不佳時，應即時進行原因分析與改善，例如改用不同層次的消毒法或不同類型的滅菌法。

感染風險等級	定義與舉例	建議消毒與滅菌方法
高度危險級器材（critical items）	接觸無菌組織或血管組織，例如靜脈注射器、導尿管、關節鏡、外科用器械等。	須經滅菌處理（不能採用滅菌法的器材則使用高層次消毒處理）。
中度危險器材（semi critical items）	接觸非完整皮膚或黏膜組織，但不進入血管系統或人體無菌組織者，例如呼吸治療器材、水銀式溫度計、氣管插管等。	須經過高層次消毒處理。
低度危險器材（noncritical items）	接觸完整皮膚而不接觸人體受損的皮膚或黏膜者，例如便盆、血壓計的壓脈帶、床單、枕頭、餐具、床旁桌、居室家俱等。	須經過低／中層次消毒處理。

B. 在消毒或滅菌之前，都應先徹底清潔後再使用，以免髒汙阻止化學消毒劑或滅菌劑與微生物細胞接觸，影響消毒或滅菌效果。

C. 經含氯消毒水、酒精、硼砂等溶液消毒後，須再使用清潔劑或清水清潔乾淨。

D. 經消毒滅菌後，在重複使用前，若發現包外或包內指示劑變色不完全或未變色，則不可使用此器材，須重新滅菌或丟棄。

E. 對於精密儀器或電子產品應使用合適的清潔劑，而金屬器材則可使用酒精擦拭，切忌使用強酸或強鹼之清潔消毒劑（例如：含氯消毒水容易腐蝕）；實務作法舉例如下：

(a) 抽吸器：使用後或受到汙染時，以2%的高效能消毒劑（如 cidex 和zidexin）消毒後才能再使用。

(b) 壺及便盆：以個人使用為原則。在解除隔離後應予丟棄或以 0.05%含氯消毒水浸泡30分鐘，消毒後才可重複使用。

(c) 體溫計：應限個別住民使用，若是電子式體溫計則須更換保護套（耳溫套），否則必須消毒後方可再用於其他住民。

(d) 血壓計、聽診器：必須和其他住民分開使用，同病原菌住民方可共用。

(e) 餐具：具腸胃道傳染性住民使用的餐具應採用免洗餐具或必須經高壓滅菌處理後才能再使用。

(4) 降低使用風險的管理機制：運用HFMEA辨識風險，至少每年評估一次性醫療器材重複使用的風險程度，並採取降低風險的措施，例如對使用過重複用器材的住民進行身份辨識和登記、下列第3項的監督機制。

3. **監督醫療器材有效期限管理和一次性器材使用準則的執行情形**：完美的政策，若無法落實執行，仍無法杜絕過期醫療器材造成的感染事件。所以從如何落實作業規範，到稽核執行概況，至達成實施成效，乃是機構感染管理計畫的一大要務。有鑑於此，某機構監督機制，其實務做法簡述如下：

(1) 設置具有合格證照的感染管制專責人員，組成跨專業的感染管制工作小組。

(2) 制定獎懲規則。

(3) 舉辦全機構教育訓練，宣導監督機制的必要性與獎懲規則。

(4) 製作和張貼提醒文宣。

(5) 測驗工作人員取用醫療器材認知，以改善工作人員取用醫療器材認

知測驗卷，進行工作人員取用醫療器材認知程度的評值。

(6) 建立感控專員和各單位主管的兩層稽核督導作業；以〈醫療器材執行情形查檢表〉，對工作人員進行查核，了解此辦法實施後工作人員醫療器材執行正確率。

(7) 當重複使用一次性器材導致不良事件發生時，追蹤使用過這些器材的住民並進行分析，並根據分析結果採取改善行動。

(8) 每月感控專員定期於感控小組會議報告稽核結果和不良事件（如果有）、討論改進措施、以及追蹤上期改善成效。

(9) 每季於機構品質和住民安全管理委員會報告執行成效與改善措施。

參考文獻

Centers for Disease Control and Prevention (2017). Guideline for Disinfection and Sterilization in Healthcare Facilities (2008). Available at: https://www.cdc.gov/infectioncontrol/guidelines/disinfection/index.html (accessed Jan. 31, 2018).

Food and Drug Administration (2015). FDA-cleared sterilant and high-level disinfectants with general claims for processing reusable medical and dental devices. Available at: http://www.fda.gov/MedicalDevices/DeviceRegulationandGuidance/ReprocessingofReusableMedicalDevices/ucm437347.htm (accessed Dec. 28, 2015).

Food and Drug Administration Center for Devices and Radiological Health (2003). Medical Devices; Reprocessed Single-Use Devices; Termination of Exemptions from Premarket Notification; Requirement for Submission of Validation Data. Available at: https://www.fda.gov/OHRMS/DOCKETS/98fr/03-10413.html (accessed Jan. 5, 2018).

McDonnell, G. & Burke, P. (2011). Disinfection: is it time to reconsider Spaulding? Journal of Hospital Infection, 78(3), 163-170.

Rutala, W.A. & Weber, D.J. (2016). Disinfection, sterilization and antisepsis. An overview. American Journal of Infection Control, 44(5 Suppl.), e1-e6.

SGNA Practice Committee 2011-12 (2015). Reuse of single-use critical medical devices. Gastroenterol Nursing,38(2),135–136.

Spaulding, E.H. (1972). Chemical disinfection and antisepsis in the hospital. Journal of Hospital Research, 9(1), 5-31.

衛生署疾病管制局（2007）。侵入性醫療感染管制作業基準。（2017/12/15）取自：http://www.cdc.gov.tw/uploads/files/ad4490ad-b5bd-40bd-8491-e465f2e144e1.pdf

衛生福利部疾病管制署（2013）。滅菌監測之感染控制措施指引。（2017/12/31）取自：http://www.cdc.gov.tw/professional/info.aspx?treeid=beac9c103df952c4&nowtreeid=52e2faab2576d7b1&tid=FC2D18631F460778

衛生福利部疾病管制署（2017）。長期照護機構感染管制手冊1051007版本。（2017/11/08）取自：https://www.syndriver.com/portal/#/sharing/56a43c8105764eb88b12e5634b5e3b51

JCI標準　膳食的準備、處理、儲存和運送必須安全，並且符合法律、法規以及當今可被接受的操作常規。

解讀與實務應用

　　所謂「病由口入」，膳食的準備、處理、儲存和運送不當都可能會引發疾病，例如食物中毒或食物感染，尤其對於機構內多數合併多種慢性病

的失能住民而言，其身體免疫力較弱，甚至會造成生命威脅。

　　當機構提供膳食服務，不論是機構自備或委外服務都應監測膳食的準備、處理、儲存和運送，制定供膳場所環境設施標準、分區作業標準及品管措施，例如空間區隔和動線規劃、食材品質、儲放條件（例如溫度、濕度、先進先出）、工作人員衛生安全守則、供膳器具與餐具的清洗和消毒、環境衛生等，確保符合法律、法規以及當今可被接受的操作常規，以減少汙染、腐壞和感染風險。在實務上，機構應至少完成下列事項：

1. **建立膳食衛生與安全管理制度**：機構應依據法規和當今可被接受的作業標準，例如臺灣的「食品安全衛生管理辦法」（食品藥品管理署，2016）、「食品良好衛生規範準則（Good Hygienic Practice, GHP）」（食品藥品管理署，2014）、美國的「衛生標準操作程序（Sanitation Standard Operation Procedure, SSOP）」和食品安全管理制度標準（中文版）（危害分析與管制點，Harzard Analysis Critical Control Point, HACCP）（食品藥品管理署，2013），制定供膳作業方法和其環境設備的管理制度，以維持膳食的準備、處理、儲存和運送之衛生和安全。

2. **制定和執行的供膳作業辦法**：在機構膳食衛生與安全管理制度中，不論是內部或委外的供膳場所都應明定工作人員的配置與衛生安全要求，以及整體供膳過程的作業辦法，以指引合乎資格的工作人員關於食材採購與驗收、食材儲存與處理、膳食準備、膳食配送的守則和工作方法。以某機構為例，該機構依據上述臺灣當地法規和HACCP標準制定其供膳作業方法，分項簡述如下：

(1) 人員配置與衛生安全要求：機構應依當地法令和實務的要求，配置營養師和供膳人員；不論是機構內部或委外供膳場所的人員都須依法令領取相關證照，例如：營養師執照、餐飲技術士執照，每年定期接受健康檢查，並且接受供膳、感染預防和管制、消防安全、住

民安全與隱私等教育訓練。所有工作人員皆須遵守基本衛生和安全
要求，例如：

A. 在進入供膳作業區前，須更換工作衣帽、雨鞋並徹底清潔手部；

B. 進入配膳區須完成手部衛生（例如：以75%酒精噴灑手部）、穿
   戴白色網帽、頭髮及耳朵完整包覆，佩戴白色外科口罩（口鼻不
   可露出），穿著乾淨白色制服及規定的白色圍裙，並依不同作業
   區的工作規範，戴上拋棄式手套、乳膠手套或黃色長型手套；

C. 遵守人員及原料的動向管制，一旦開始烹調，即不得隨意來回於
   清潔區、準清潔區、一般作業區（汙染區）各區，若走出作業區
   再進入時，須依標準程序洗手、泡鞋，更換不同之作業圍裙。

(2) 食材採購與驗收作業：

A. 營養師制定不同食材的採購和驗收標準文件。

B. 評選供應商，採購其檢驗合格的食材，查證食材的產地來源證明
   及檢驗文件，例如：豬肉和雞肉須有無微生物及動物用藥殘留的
   檢驗證明或CAS標章，蔬菜和水果應有無農藥及殺蟲劑殘留之證
   明文件。

C. 依菜單、供膳數量、庫存空間、時節，訂立採購週期、數量、規
   格和到貨日期，例如：新鮮食材每隔2天、冷凍類每週、乾料每2
   週採購一次。

D. 應設置送貨驗收區，送貨者不可進入供膳作業場所的前處理區、
   烹調區和配餐區。

E. 依驗收標準程序和訂貨單，核對供應商所送達食材的數量、規
   格、品質、溫度等是否正確。

F. 若有經驗收不合格之貨品，則須退回供應商換貨或補貨，並予以
   記錄，以用於考核供應商表現。

(3) 食材儲存與處理作業：

A. 庫房應保持整潔並監測溫度和濕度，在進庫前，食材外包裝（紙箱）應於驗貨區拆除，方可存放於庫房中。

B. 依據食材特性，制定不同的儲存方案，原材料、半成品及成品應分別設置或予以適當區隔標示；當有造成汙染的食材或包裝材料時，應有防止交叉汙染之措施，並有足夠之空間，以利搬運。

C. 在最小外包裝未封前，應標示到期日和有效日期；在拆封後，應標示拆封日期及到期日期（例如從進貨日期開始算1個月）。此外，應將各種未使用完畢之管灌原料確實蓋緊蓋子，以防止管灌原料受潮、變質；管灌品若當餐未灌食完畢，應加蓋密封冷藏保存，若超過24小未使用，則應丟棄。

D. 庫房內物品應分類貯放於棧板、貨架上，離天花板45cm、離地15cm、離牆5cm放置，或採取其他有效措施，不得直接放置地面，同時須保持整潔及良好通風，並監測溫度和濕度。

E. 儲放於冷藏庫或冷凍庫的食材，其放置須依汙染度高低順序排列，由上而下依序為水果、蔬菜、豆類、肉類和海鮮，同時須予以包覆或覆蓋保護，標示品名和有效日期，並應監測溫度（最好有警報器）。

F. 遵行先進先出之原則，並確實記錄。

G. 在儲存過程中，應定期檢查，並確實記錄；如有異狀應立即處理。

(4) 膳食準備作業：

A. 由專任或特約營養師制定依住民的疾病類別、生理狀況與個人需求（生活習慣或宗教因素），設計並提供個別化飲食計畫，並提供質地符合住民的生理需求之膳食，例如：一般飲食、細碎、軟

質、流質、管灌等。

B. 供膳場所主管（例如營養師）應負責檢查廚師或廚助領用食材的時間，領出來的食材須以計時器計時3小時，鈴響之後由營養師檢查是否有逾時而未使用完畢的食材，若有，則須強制拋棄，並予以記錄和檢討。

C. 在進行食材的前處理時，水果、蔬菜、肉類、海鮮應使用不同的清洗槽處理，而且肉類及海鮮應使用固定、專用的水槽，使用完畢須清洗乾淨。

D. 經烹調後而尚未進入配膳區／室的菜餚，應置放在有覆蓋的容器內，以防止汙染。

E. 為確保膳食能夠從烹調完成至住民用餐完畢後不超過4小時，廚師應記錄第一盤菜餚的完成時間。

F. 進行配膳時，工作人員應更換另一條白色塑膠圍裙，避免交叉汙染。

G. 營養師應從葷食、素食、治療食、剁碎食、全流食等各取樣1份，標示日期，存放於7℃以下之冰箱48小時，以作為檢體。

H. 經配膳後的膳食菜餚應予以保溫60℃以上。

(5) 膳食運送作業：

A. 配送工作人員（例如廚助）不論是送餐給住民或到餐廳，都須在運送過程中應穿戴白色網帽，頭髮及耳朵須被完整包覆，佩戴白色外科口罩，口鼻不可露出。

B. 在餐廳中盛放菜餚的餐檯應有保溫和防汙染的遮蔽設施。

C. 若配送給不方便到餐廳用餐的住民時，應將餐盒／餐盤放置於有遮蓋的餐車中，並應保溫達60℃以上（水果、冷食除外）；若須搭乘電梯送餐，最好能設置專用電梯，當須與其他作業共用電梯

時，則須於使用前予以消毒，以防汙染。

　　D. 在運送過程中，工作人員以步行速度推送，避免不慎撞擊，以防止食品遭受汙染、品質劣化或潑灑出來。

　　E. 按樓層／區域配送餐點，配送人員依〈訂餐明細總表〉和機構的住民辨識方法，核對住民身分，確認無誤後再將餐點交給住民或照顧者。

3. **制定廚房環境設施標準與管理辦法**：範圍包含廚房建築空間與動線規劃、以及環境設施、器具、清潔及消毒化學物質的安全與衛生規範。例如：某機構因內設供膳場所，因此參照衛生福利部食品藥品管理署（2014）「中央廚房式餐飲製造業建立HACCP系統參考手冊」，制定「廚房環境衛生管理辦法」，其管理重點舉例簡述如下：

(1) 建築空間與動線規劃重點：

　　A. 場所區隔管理：依清潔度要求區隔爲四大：(a)清潔作業區：配膳區。(b)準清潔作業區：烹調區。(c)汙染區：原物料（食材）驗收區、前處理區、乾料庫房、洗滌區。(d)非食品作業區：更衣室、辦公室、用餐區（餐廳）、截油槽、機房。

　　B. 人流動線規劃：依據清潔程度，規劃人員動線：清潔區→準清潔區→汙染區。不得來回走動。

　　C. 物流動線規劃：依據清潔程度，規劃物流動線：汙染區→準清潔區→清潔區。未經拆箱處理原物料及包材不得進入準清潔區、清潔區，應於汙染區。

(2) 環境設施安全與衛生管理重點：

　　A. 地面隨時保持清潔，排水系統保持暢通，無異味和殘留雜物，設置水封式水溝，或裝金屬網，以防病媒侵入。

　　B. 食品入口、門窗、通風口保持清潔，設置紗網或其他隔離措施以

防止病媒侵入。

C. 依清潔度要求而有所不同，應加以有效區隔及管理，且避免動線交叉感染，例如區分為驗貨區、倉儲區、前處理區、烹調區、配餐區、用餐區。

D. 蓄水池（塔、槽）應保持清潔，每年至少清理一次並做成紀錄。

E. 凡與食品直接接觸、清洗食品設備與用具之用水及冰塊，皆符合飲用水水質標準。

F. 飲用水與非飲用水之管路系統應完全分離，出水口並應明顯區分。

G. 設置足夠的洗手及乾洗手設備以及消毒液。

H. 洗滌、消毒供膳器具和餐具的設備應有功能監測和保養紀錄。

I. 應每日清潔抽油煙機和遮罩，不可殘留油垢。

J. 每日檢查截油槽，清理殘留物，每月檢查其機房，檢視功能，保持機臺與周遭環境清潔。

(3) 廚具和餐具的安全與衛生管理重點：

A. 酸性食物和飲料應放陶製容器內，不可使用鉛、鋅、錫、銅製容器，以免金屬中毒。

B. 破損或龜裂的餐具不宜盛裝食物，以防細菌藏匿在裂痕或破損的粗糙面上。

C. 餐具以不鏽鋼製品為主，供餐時儘量採用分食方式，公筷母匙。

D. 選用合成塑膠砧板，分類並標識用途，使用後立即清洗及消毒。

E. 生食與熟食砧板、刀具不得交叉使用，熟食專用砧板、刀具使用前，以75%酒精噴灑消毒。依據廚具和餐具性質選用適合的清洗和消毒方法。

(4) 清潔及消毒物品管理重點：清潔劑、消毒劑及病媒防治使用之藥

劑，應符合相關規定方得用，並予明確標示，存放於固定場所，且應指定專人負責保管。

4. 採用工程技術控制設施：機構供膳場所應透過採用工程技術控制設施，可以降低膳食的儲存、準備和運送之感染風險，常見的有：

A. 用於保存食材或膳食的冷凍、冷藏和熱藏設備上的恆溫控制器，以使冷凍設備能保持在-18℃以下，冷藏設備能保持在7℃以下凍結點以上，熱藏設備（例如保溫餐車）能保持在60℃以上；

B. 消毒廚房餐具和器具的熱水設備上的恆溫控制器；

C. 用於避免外氣和落塵汙染供膳場所的器具、食材、工作檯、烹調區、配膳區和／或整體環境之通風系統。

參考文獻

社團法人中華食品安全管制系統發展協會（2017）。簡介。（2017/12/20）取自：http://www.chinese-haccp.org.tw/content/index.asp?Parser=1,3,12

衛生福利部食品藥品管理署（2014）。中央廚房式餐飲製造業建立HACCP系統參考手冊。（2017/12/19）取自：https://www.fda.gov.tw/upload/133/2014022513521545870.pdf

衛生福利部食品藥品管理署（2014）。食品良好衛生規範準則。2017/12/19）取自：https://www.fda.gov.tw/TC/siteContent.aspx?sid=3077

衛生福利部食品藥品管理署（2016）。食品安全衛生管理辦法。（2017/12/20）取自：https://consumer.fda.gov.tw/Law/Detail.aspx?nodeID=518&lawid=292

JCI標準 機構藉由廢棄物、銳器和針具的適當處理以降低感染風險。

解讀與實務應用

　　機構每天都會產生的廢棄物，其中有一部分被稱為生物醫療廢棄物，包含傳染性廢物和體液（含被體液汙染的物料）、血液和血液成分、銳器和針具、太平間和屍體檢查區的廢棄物（當存在時），這些都是有傳染性的有害事業廢棄物（衛生福利部，2015）。

　　為降低機構內感染風險，機構應遵循法規，制定相關作業規範，進行有效的處理和棄置，並由感管師定期教育、監測所有流程步驟，以確保落實。因此，機構在實務上應至少完成下列事項：

1. 管理傳染性廢物和體液的處理和棄置：為管理涵蓋感染控制、汙染預防及物流控管等面向，並降低機構內傳染風險，機構應依據當地關於生物醫療廢棄物的法規和文獻（疾病管制署，2017；環境保護署，2015），制定處理和棄置的作業規範，以降低傳染風險。以某機構「感染管制手冊」中的「醫療廢棄物管理辦法」為例，簡述說明如下：

   (1) 進行分類：

       A. 接觸到人體血液或血液製品之廢棄物：例如抽血檢體試管、抽血空針、灌食空針等。

       B. 隔離廢棄物：隔離房所產出之所有廢棄物，例如N95口罩、外科口罩、手套、拋棄式隔離衣、面罩……等。

       C. 受血液及體液（痰液、尿液、糞便、嘔吐物）汙染之廢棄物：例如住民衣物、換藥後紗布、尿袋、尿布、看護墊、手套、床單……等。

       D. 醫療照護行為與住民血液、體液、引流液或排泄物接觸之廢棄物：例如各類廢棄之蛇型管、氧氣鼻導管、抽痰管、導尿管、引流管……等。

   (2) 標誌與顏色：依據當地法令要求和指引，實務做法舉例如下所述：

A. 以白底黑字爲原則。

B. 製作垃圾袋時,可直接以黑色油墨套印於紅色或黃色底之垃圾袋。

C. 套印於紅色或黃色標籤紙,再貼於紅色或黃色容器上。

D. 套印於垃圾袋時,宜雙面印製,避免因擺放角度而使標誌不明顯。

E. 15×15cm白底,貼於一般容器。

F. 60×60cm白底,貼於大型容器或車輛。

G. 15×15cm白底,貼於一般容器。

H. 袋外必貼廢棄物名稱、產生廢棄物之機構名稱、貯存日期、重量、清除處理公司名稱及貯存溫度。

I. 貯存袋(容器)只限單次使用。

(3) 儲放原則:依據當地法令要求和指引,實務做法舉例如下所述。

A. 以標有生物醫療廢棄物標誌之容器或塑膠袋密封貯存,紅色容器(袋)爲須焚化的廢棄物,黃色容器(袋)爲須滅菌處理的廢棄物。

B. 廢棄物僅能放八分滿(設計提示記號),即須更換新容器或塑膠垃圾袋,防止溢出造成員工處理時不安全。

C. 廢棄物容器之設置應採用腳踏式或掀蓋式垃圾桶。

D. 儲放區須與治療區、廚房及餐廳隔離,儲存廢棄物的不同容器須分開,儲放區須有警告標示、緊急淋浴、照明設備、排水設備及防止外人或動物擅自闖入之門禁設施等,並有專人定時清洗及以500ppm含氯消毒水消毒。

E. 若機構爲樓層式建築,應有運輸廢棄物的專屬電梯,若無法有專用電梯,則應區隔運送時段,分隔期間須進行清潔及消毒,以避

免交叉感染。

F. 感染性廢棄物暫存區須設於廢棄物清運車可直接到達之處，且有門禁管制。

G. 貯存條件：在常溫下以一日爲限；5℃以下冷藏時以七日爲限；0℃以下冷凍時以三十日爲限。

(4) 清運和棄置：基於法令規範要求，機構必須將其醫療廢棄物委託領有合格證照的廠商進行清運與棄置，其實務作法簡述如下：

A. 有經環保單位核可之廢棄物清理計畫書，及事業廢棄物清除紀錄表，並保存三年。

B. 清運人員須受相關訓練並穿著防護用具，例如口罩、橡膠手套、防水隔離衣、長筒膠鞋……等。

C. 以設有冷藏設施的箱型車載運，依法送到專業處理廠以熱處理或滅菌法處理。

D. 須依法上網申報列管。

E. 須有追蹤稽核機制與記錄：廢棄物委託清理與紀錄申報檔管理評估單。

F. 高壓滅菌設備與操作人員須具備合法證照，例如第一種壓力操作證書。

2. 管理血液和血液成分的處理和棄置：廢棄血液和血液成分，應以感染性廢棄物處理之（疾病管制署，2017；環境保護署，2015）。爲有效降低此類感染性醫療廢棄物（如抽血檢體試管、抽血空針、灌食空針等）的感染風險，應阻斷其傳染途徑，至少採行下列措施：

(1) 須以標有生物醫療廢棄物標誌之容器或塑膠袋密封貯存：(A)紅色容器（袋）爲可焚化，棄置沾染血液的紗布、床單、手套等；(B)黃色容器（袋）爲須滅菌，棄置採血針筒、抽血檢體試管、灌食空針

等；(C)黃色針頭收集盒，棄置針頭和注射器。

(2) 爲抑制致病原繁殖與避免廢棄物腐敗發臭，於常溫下貯存應以1日爲限，貯存於0～5℃以7日爲限，0℃以下冷凍最長可貯存30日。

(3) 接觸到住民血液的物品（如：床單、枕頭套等）清洗原則：以500ppm含氯消毒水浸泡30分鐘後，清水沖洗。

3. 制定銳器和針具的棄置作業辦法：針扎的其中一種危害是傳播血源性疾病。錯誤處理和不當棄置銳器和針頭將易導致工作人員扎傷。機構應遵循法令要求和採用實證的方法，以將此類傷害的風險降到最低。以某機構爲例，該機構依據法規和參考文獻（疾病管制署，2017），在其「醫療廢棄物管理辦法」，明定銳器和針具的處理和棄置作業方法，舉例簡述如下：

(1) 提供培訓和宣導文宣：機構應有專責單位／專員提供培訓和文宣資料，充分解說銳器和針具的處理和棄置之流程步驟，包括確定銳器收集容器的正確類型、正確使用方法、容器的清運和棄置的作業、以及棄置流程的監管。

(2) 準備妥善的收集容器：銳器和針具須收集於防穿透、且不被重複使用的容器內。機構的工作車、急救車、換藥車皆應置放銳器收集盒，收集針頭等廢棄的尖銳器具，此容器必須堅固耐用（防刺穿和破裂）、不滲漏、投入口較小、不易取出、且有明顯的存放警界線（避免裝得過滿而造成扎傷）。

(3) 委託合格廠商處理：訂定符合法規之廢棄物清理計畫書，並委託合格之廢棄物處理業者簽立委託處理合約，以符合法規的方式進行妥善清運與棄置（焚化）。要求廠商定時清理、定點存放且有專人處理與稽核執行概況。依規定處理事業廢棄物處理與申報，並留存紀錄清運。

(4) 制定尖銳物扎傷通報和處理流程：由機構感控小組將流程製作成海報，張貼於各單位，針對每件扎傷事件進行原因分析並回饋給扎傷者和其所屬單位主管。接著，由單位主管連續三個月每月追蹤該員行為是否改善；針對尖銳物扎傷感染源陽性事件，均由感控專員追蹤扎傷者是否陽轉。

4. 制定太平間和屍體檢查區的感染預防與管制措施：若機構內設置太平間和屍體檢查區，則應依據法規和感染預防與管制的原則，制定空間動線和作業的規範，以降低感染風險。以某機構為例，該機構感控小組參考文獻（Food and Environmental Hygiene Department, 2014；Health and Safety Executive, 2003；葉、李，2012），於其「感染管制手冊」中明定「太平間的感染管制原則」，內容舉例簡述如下：

(1) 環境空間：

A. 硬體規劃須採用易清洗、消毒的材質和空間動線設計，以避免成為病原微生物的溫床。

B. 應區分汙染區（例如遺體處理區、冷藏室）、緩衝區及清潔區（例如家屬休息室）。

C. 應具有獨立空調且空氣流通、涼爽，每小時之空調換氣至少維持6-12次。保持汙染區為相對低壓，循環氣流由此排出。

D. 每日應至少清潔1次，並視需要增加。

E. 設置門禁，避免未經授權者及動物進入遺體處理區及遺體冷藏室。

(2) 工作守則與防護措施：

A. 所有人員均須接受感染預防與管制的培訓，且有紀錄可查。

B. 不可將食物存放在遺體冷藏室及在工作場所內進食。

C. 若有通報為法定傳染病之遺體，則須依照「傳染病防治法」第4

章第39條辦理，即應於24小時內入殮，並交由家屬／合格專業廠商依法進行後續處理（例如焚化或深埋）。

D. 工作人員應穿著整潔的工作服，注意個人衛生，上、下班前後須洗手，且上班時間內不可穿拖鞋或未完整包覆腳部的涼鞋。

E. 運送遺體時應戴拋棄式的手套，若運送有通報傳染病之遺體時，應戴雙層手套、口罩及穿隔離衣。

F. 將處理遺體之感染風險分類為IC1、IC2、IC3三級，並依風險分類採取不同的感染管制和防護措施。以處理IC1級風險的遺體（所有的遺體皆屬之）為例，處理時應避免與遺體的血液或體液直接接觸，處理遺體時須穿著防護衣、裙、手套及靴，並將自己的傷口以防水膠布或敷料包妥。

G. 工作人員身體上之任何部位，特別是當眼睛沾到血液或體液時，應立刻用大量清水沖洗，必要時至急診室處理。

H. 在發生與遺體血液或體液接觸之意外事故時，不論是扎傷或皮膚黏膜接觸，都須向感控專員通報，立即安排接受醫療評估，並接受傷口護理及接觸後的診療。

I. 工作人員每年定期接受體檢。

(3) 設備及用物之消毒和棄置：

A. 使用過的裝屍盤應以至少500ppm濃度之含氯消毒水清洗。

B. 存放遺體之冷藏櫃遭染汙時，應隨時清洗和擦拭；其外層應至少每週用至少500ppm濃度之含氯消毒水清洗。

C. 運送用的推車遭血液或體液等染汙時，應以至少5,000ppm濃度之含氯消毒水擦拭後，方可再度使用。

D. 使用過的隔離衣、布單應放入感染性隔離汙衣袋。

E. 使用過的屍袋、拋棄式的手套、防護圍裙及其他沾有血液或體液

之醫療廢棄物，必須放入紅色感染性垃圾袋內並加以焚毀處理。

參考文獻

Food and Environmental Hygiene Department (2014). Precautions for Handling and Disposal of Dead Bodie. Available at: https://www.chp.gov.hk/files/pdf/grp-guideline-hp-ic-precautions_for_handling_and_disposal_of_dead_bodies_en.pdf (accessed Jan. 15, 2018).

Health and Safety Executive (2003). Safe working and the prevention of infection in the mortuary and post-mortem room. Available at: https://www.hse.gov.uk/pUbns/priced/mortuary-infection.pdf.Available (accessed Jan. 15, 2018).

行政院環境保護署（2015）。醫療機構廢棄物管理作業參考手冊。（2017/12/20）取自：https://medwaste.epa.gov.tw/Documents/Guide01.pdf

葉淑眞、李聰明（2012）。太平間感染管制措施之新觀念。感染控制雜誌，14(2)，40-44。

衛生福利部（2015）。生物醫療廢棄物判定手冊。（2017/12/20）取自：https://medwaste.epa.gov.tw/Documents/10412_MOHA_Identify.pdf

衛生福利部疾病管制署（2015）。醫療機構環境清潔感染管制措施指引。（2018/01/05）取自：http://www.cdc.gov.tw/professional/info.aspx?treeid=beac9c103df952c4&nowtreeid=52e2faab2576d7b1&tid=135C4035E7D9F6F7

衛生福利部疾病管制署（2017）。扎傷及血液體液暴觸之感染控制措施指引。（2017/12/20）取自：

衛生福利部疾病管制署（2017）。長期照護機構感染管制手冊，章15，生物醫療廢棄物分類、處理與減量指引。（2017/12/20）取自：https://

www.syndriver.com/portal/#/sharing/56a43c8105764eb88b12e5634b5e3b51

JCI標準　機構應降低拆除、建設、翻新場所的感染風險。

解讀與實務應用

　　在機構內任何場地的拆除、建設、翻新工程（例如拆除絕緣／防火材質、移動天花板鋪設管線、結構整修）都會增加住民、工作人員、施工人員或訪客的感染風險或危害，例如：施工所產生的粉塵、氣霧或水霧可能含有些致病的微生物（例如曲黴菌Aspergillus sp）、因換新水管導致土壤中的退伍軍人症桿菌（Legionella sp）進入水管系統、以及施工所引起的空氣汙染、噪音或震動（Kanamori, Rutala, Sickberet-Bonnett, & Weber, 2015; Centers for Infection Control and Prevention, 2003; 劉、李、黃，2015）。因此，機構應進行施工前風險評估（Pre-construction Risk Assessment, PCRA），包括感染預防和管制、空氣品質、公用設施、噪音、震動、緊急應變程序、其他影響照護、治療和服務的危害。

　　基於本文的主旨，於此聚焦在因施工而導致的感染管制議題。首先，機構的工程專案團隊應有感控人員參與計畫，由團隊於施工前共同進行的感染管制風險評估（Infection Control Risk Assessment, ICRA），以辨識工程對於住民、工作人員、施工人員或訪客的感染風險程度和影響，並據此籌劃和施行因應的防護措施，再於施工中及啓用前進行現場查核、採樣，以監督及預防施工可能造成的感染風險。在實務上，機構應至少完成下列事項：

1. 制定拆除、建設或整修工程的感染管制辦法：爲降低因施工造成的感染風險與事件，機構應由高階主管成立跨領域專業團隊的工程規畫小組，並應將感染管制單位列爲當然成員，再由感染管制單位負責制定關

於施工感染管制風險評估、感控防護措施規劃、施工中和啓用前的感控查核和採樣之作業規範，避免施工造成空氣汙染（粉塵、碎屑及於其中挾帶的病菌）、透過空調系統或水管系統傳播有害微生物，以阻斷相關感染的傳播途徑。以某醫院附設機構爲例，感控小組和總務部參考文獻（Kanamori, Rutala, Sickberet-Bonnett, & Weber, 2015; Centers for Infection Control and Prevention, 2003; American Society of Heating, Refrigerating, and Air Conditioning Engineers, 2003；Bartley, 2000; 劉、李、黃，2015），制定「拆除、建設或整修之感染管制辦法」，要項說明如下：

(1) 設立工程風險評估與防備小組：由機構的感控單位召集工程感染風險評估與防備小組，成員包含感控人員、總務部的工程負責人、當次施工影響單位的代表人員（們）。感控人員應監督事項，包括施工合約、施工計畫書、工程施作期間執行適當感染管制措施等，並負責制定感染管制措施。

(2) 施工感染管制風險評估：由小組成員共同評估照護環境中的細菌微生物是否因施工而傳播並產生感染風險。採用美國疾病管制與預防中心（2003）的「醫療照護機構環境感染管制指引」建議的風險評估方法，以施工類型和施工地點兩項參數評定感染風險係數，其評估方法和步驟詳見第2項的說明。風險評估內容的範圍至少包含下列可能使住民、工作人員、施工人員和訪客遭受施工感染的層面：

A. 施工的準備和拆除工作。

B. 施工期間機構設施的運行和維護工作。

C. 施工過程中以及施工結束時的監控工作。

D. 施工結束的清理工作。

E. 施工過程中的交通動線。

F. 建築垃圾的運輸和棄置工作。

G. 緊急事件因應方案。風險評估所須的當次工程計畫資料至少包含：施工範圍、工作時段及時數、動線規劃、周邊環境影響預估、施工垃圾清運計畫、設備和水電使用需求、消防計畫。

(3) 感控防護措施規劃：感控人員依據風險評估的結果，規劃不同的感控防護措施（詳見第2項說明），例如動線須無交叉感染之虞、洗手設備充足、溫濕度調節、正負壓設定等。

(4) 於工程合約中要求承攬商配合感染管制措施及制定違約罰責；工程承攬商的施工計畫書必須包含感染管制的措施，例如施工區域之劃分、垃圾清運路線、於施工前接受感染管制措施教育訓練及評值、相關的感染防護預算編列。

(5) 施工中和啓用前的現場查核和採樣：小組成員根據工程不同階段的進展情況和施工特點，分工稽查現場情形，持續提供更新的感染控制風險評估的結果和進行因應，以使涉及風險的範圍被控制在當次工程所影響到的場地／區域。

2. 評估與管理工程的感染管制風險：機構應根據風險評估結果，規劃與執行風險防護措施。以某機構爲例，簡述如下：

(1) 風險評估工具和操作步驟：依據第1項要求的評估作業內容，分爲兩階段評估感染風險程度，簡述如下：

A. 第一階段：採用工程類型評估表來確認工程類型，依施工內容及規模分爲四類，簡述如下：

(a) 第一類：表面檢查（例如：掀開天花板檢查）或油漆牆壁等無破壞結構之工程。

(b) 第二類：產生少量粉塵且短期（≧72小時）的小型工程，例如：更換天花板或切割牆壁但能有效移除灰塵之工程。

(c) 第三類：破壞固定建築結構或附屬物（例如砌牆）、產生中量以上粉塵且無法有效去除、工期大於72小時之工程。

(d) 第四類：破壞建築主結構工程（例如大規模更換管道系統）或整層樓面重新規劃建設。

B. 第二階段：制定感染風險區域劃分評估表，依機構單位功能性質、住民特性及病情嚴重度劃分施工區域的風險程度；若工程影響範圍不止一個風險區域時，則應以較高風險等級作為判斷依據，風險程度分區如下：

(a) 低度風險區：非住民出入場所，例如：行政辦公區及機房等。

(b) 中度風險區：人潮雖多但病情嚴重度較低的區域或非進行侵入性治療的照護區，例如：配膳室、交誼廳、餐廳、廚房、電梯等候區等。

(c) 高度風險區：病情嚴重度較高的住民區域以及進行侵入性治療的照護區，例如：有三種管路（鼻胃管、導尿管、氣切管）住民的居住區域或長照、養護類別等。

(d) 極高度風險區：暫時安置有潛在傳染性或傳染性疾病個案的隔離房。例如：具疑似傳染性疾病（肺結核、疥瘡、流感、諾羅病毒性腸胃炎等）住民。

(2) 規劃和執行防護措施：依據工程類型及施工區域進行矩陣配對，評估感染管制措施的需求等級，分為四個等級（I、II、III、IV）。

工程類型施工區域	第一類	第二類	第三類	第四類
低度風險區	I	I	II	IV
中度風險區	I	II	III	IV
高度風險區	II	III/IV	III/IV	IV

等級愈高代表感染管制措施愈嚴謹，舉例簡述如下：

A. 第I級的工程感染管制措施：使用避免粉塵產生之方式施作（例如在機構之外處理好再帶進工地使用）；在完工後，應立即復原，並以濕拖把或其他適當工具清潔施工區，避免使用掃把。

B. 第II級的工程感染管制措施：

(a) 應防止粉塵透過空調系統傳播。

(b) 以集塵器或灑水設備控制裁切所產生的粉塵。

(c) 施工區應有人員管制，並設置施工人員專用進出路線，在其出入口設置隔離塑膠幕簾和除塵墊；在完工後，須以濕拖把或其他適當工具清潔施工區，避免使用掃把。

C. 第III級的工程感染管制措施（第II級感染管制加上以下要點）：

(a) 設置區隔施工區之實體屏障（例如木板隔間），屏障須貼合地面及天花板不可有縫隙。

(b) 施工區使用HEPA Filters維持相對負壓之獨立空調，過濾效率須達95%以上／0.3μm粒徑粒子。

(c) 運送垃圾須加蓋或以膠布覆蓋，避開住民活動路線或時間。

D. 第IV級的工程感染管制措施（第III級感染管制加上以下要點）：

(a) 在設置實體屏障時，應於出入口預留空間以利設置除塵區域，擺放除塵墊及HEPA吸塵器等設備，供人員移除身上粉塵

後再離開施工區。

(b) 當人員進入施工區時，須在前室穿著防護衣和鞋套，鞋套採單次使用。

(3) 感控稽核及監督：感控人員負責於施工中及啓用前，督導感染管制措施；針對III～IV級工程制定稽核表，至施工現場進行稽核和採樣。若有缺失可立即討論改善方案；如無法立即改善，則須先予以停工並召集相關人員開會檢討，共商解決方案，待改善後才可復工。

參考文獻

American Society of Heating, Refrigerating, and Air Conditioning Engineers (2003). ASHRAE-HVAC Design Manual for Hospitals and Clinics. Atlanta, GA: ASHARE.

Bartley, J. (2000). APIC State-of-the-Art Report: The role of infection control during construction in health care facilities. American Journal of Infection Control, 28, 156-169.

Centers for Disease Control and Prevention (2003). Guidelines for environmental infection control in health-care facilities: recommendations of CDC and the Healthcare Infection Control Practices Advisory Committee (HICPAC). MMWR Recommendations and Reports, 52(10), 1-48.

Kanamori, H., Rutala, W.A., Sickberet-Bonnett, E., & Weber, D.J. (2015). Review of Fungal Outbreaks and Infection Prevention in Healthcare Settings During Construction and Renovation. Clinical Infection Disease, 61(1), 433-444.

劉伊容、李桂珠、黃高彬（2015）。醫院改建或整修工程之感染管制。感

染控制雜誌，25(2)，77-85。

衛生福利部疾病管制署（2017）。人口密集機構感染管制措施指引。
（2017/12/28）取自：http://www.cdc.gov.tw /疫情訊息／應變準備／院
內感染／人口密集機構感染控制措施指引。

三、隔離程序和防護措施

JCI標準　機構提供隔離防護措施，以使住民、訪客和工作人員免於感染
傳染性疾病，並防護免疫抑制的易感染住民免於遭受傳染。

解讀與實務應用

　　因為機構的住民為群居，日常生活常有密集接觸機會，且偏向年
長、多樣慢性病、免疫力差、管路置放率高、認知功能較差或活動功能障
礙較嚴重、以及照護疏忽等原因，使得住民容易暴露於病原菌中而遭受到
傳染。為防止傳染病的擴散，可藉由控制感染源、傳播途徑、易感宿主這
些傳染因素，以截斷其傳染鏈。

　　前面章節已介紹過感染源的一些控制方法（例如醫用器械之清潔、
消毒和滅菌），本文主要闡述隔離防護措施，以對針對傳播途徑和易感宿
主的進行有效控制，以預防微生物在住民、照顧者、工作人員、訪客之間
散播。當有確切的證據指出在機構的照護或非照護單位內有經由飛沫、接
觸或空氣途徑造成的人對人傳染，以及／或住民因素（例如腹瀉、傷口引
流）會增加傳播風險時，則機構應依據不同的傳播途徑，制定不同的隔離
政策和防護措施。在實務上，機構應至少完成下列事項：

1. 制定隔離防護措施和作業辦法：機構應依據當地衛生主管機關規定和專
　業指引，依據傳染病的不同傳播途徑，包含空氣傳播、飛沫傳播、接觸

傳播、血液及體液傳播、飲食傳播、病媒傳播等五類，制定對應的隔離防護措施及作業辦法，以指引工作人員遵循。以某機構為例，該機構參照衛生福利部疾病管制署（2013）的「醫療機構隔離措施建議」、疾病管制署（2015）的「個人防護裝備使用建議」以及美國Centers for Disease Control and Prevention（2007）的隔離防護指引，制定「隔離防護措施作業辦法」，隔離防護措施可分兩大類，第一類是傳播途徑的隔離防護，係指隔離已知或疑似有傳染性疾病的住民，第二類是易感宿主保護，係指保護因免疫抑制或其他原因而有高感染風險的住民以免遭受傳染。該機構的感控小組依主要傳播途徑施行適合的附加隔離防護措施，這些措施適用於僅以標準防護措施不足以阻斷其傳播途徑的情況下，必要時可同時使用多種傳播途徑防護措施；但不論是單獨一項或一項以上的傳播途徑防護措施執行時，都應搭配標準防護措施指引共同執行。簡述如下：

(1) 隔離防護作業流程規劃：

　　A. 評估篩選須入住隔離場地的住民，訂立「住民進出隔離場地評估流程圖」。

　　B. 制定「住民轉送隔離房之流程圖」、「住民轉送就醫之流程圖」、「隔離場地出入動線圖」，以提供隔離住民轉送至隔離房或就醫時，有良好動線可遵循，避免更多工作人員遭受感染。

　　C. 制定「隔離場地進出登錄單」以利接觸者管理。

　　D. 制定「隔離標誌及防護需知單」、「執行各項防護措施流程表」，以利提醒工作人員及訪客，在進入隔離場地前須注意採用適當之隔離防護措施。

　　E. 訂立每班護理人員須填寫的「隔離探視紀錄」，以利追蹤住民感染病情及稽查工作人員執行相關防護措施。

(2) 隔離個案適用條件：

A. 新住民其體檢結果未明時。

B. 法定傳染病或其他中央主管機關規定須強制隔離，及立即通報條件之傳染疾病之住民。

C. 經醫師診斷為傳染病病患，且未達住院標準時，或於隔離期限內出院重返機構。

D. 具多重抗藥性細菌之住民。

E. 住民患有任何不明原因之疾病，疑似有傳染他人之虞時。

F. 疑似群聚感染的個案。

G. 因免疫抑制或其他原因而有高感染風險的住民。

(3) 隔離防護措施：

管制項目		隔離防護對象	傳播途徑隔離防護	
			隔離空間設置	照護者防護裝備
傳染途徑隔離	空氣隔離	已知或疑似有空氣傳播傳染病的住民，例如開放性結核病、麻疹、水痘、德國麻疹、白喉、流行性腦脊髓膜炎。	負壓隔離病房（每小時換氣次數應達到6～12次為宜），並設置乾洗手液、洗手乳、洗手檯、獨立衛浴設備、汙衣桶及感染性垃圾桶、急呼叫設備。	N95口罩、手套、隔離衣、必要時護目鏡及面罩。
	飛沫隔離	已知或疑似有飛沫傳播傳染病的住民，例如流行感冒、百日咳、流感病毒、腺病毒、鼻病毒、腦膜炎雙球菌、SARS。	一般隔離場地／單人房，並有同上的設置。如果隔離室不足時，可將感染相同病原體且合適的住民採取集中照護，安置於同一房間內，但是重度咳嗽且有痰者應優先安置於單人房。遵循執行集中照護（cohorting）。	外科口罩、手套、隔離衣、必要時護目鏡及面罩。

管制項目	隔離防護對象	傳播途徑隔離防護	
		隔離空間設置	照護者防護裝備
接觸隔離	已知或疑似有接觸傳播傳染病的住民，例如疥瘡、抗藥性菌株感染／移生、帶狀泡疹、淋病、腹股溝肉芽腫、軟性下疳。	一般隔離場地／單人房，並有同上的設置。如果隔離室不足時，經過感染控制的專業人士評估可以集中照護之後，而且當住民都沒有其他急性或活動性感染時，才將感染相同微生物的住民安置在同一個房間裡，同時須確保住民之間的床距間隔大於1公尺，並拉上病床邊的圍簾，以降低直接接觸的機會。遵循執行集中照護（cohorting）。	手套、隔離衣。
血液體液傳播	已知或疑似有血液／體液傳播傳染病的住民，例如等。	一般隔離場地／單人房，並有同上的設置。	手套、隔離衣、必要時護目鏡及面罩。
飲食傳播	已知或疑似有飲食傳播傳染病的住民，例如腸病毒、沙門氏菌感染、痢疾、霍亂、輪狀病毒感染。	一般隔離場地／單人房，並有同上的設置。排泄物經0.6%含氯消毒水消毒30分鐘後，再排出。	手套、隔離衣。
病媒傳播	已知或疑似有病媒傳播傳染病的住民，例如登革熱、日本腦炎、恙蟲病。	一般隔離場地／單人房，並有同上的設置。若為蚊蟲傳播，給予蚊帳。	依一般照護原則處理即可。

管制項目	隔離防護對象	傳播途徑隔離防護	
		隔離空間設置	照護者防護裝備
易感住民保護	保護隔離	因免疫抑制或其他原因而有高感染風險的住民，例如接受類固醇脈衝療法、免疫球蛋白缺少症之住民。	正壓隔離病房或單人房，且應有單獨空調。不可與其他證實或懷疑有傳染病住民處在同一間病房。房間不可擺放鮮花草植物或盆栽。醫療儀器及設備不得共用。床欄、床旁桌、櫃子等環境設備須每日擦拭。床單每天換洗，窗簾每月換洗。	進入照護前後均應以75%酒精、乾洗液或藥皂洗手、穿著隔離衣並戴上口罩，當長期觸摸住民或進行侵入性處置時，另須戴上無菌手套。

(4) 隔離安置原則：以單人單間收治為主，不敷使用時，有相同感染源
　　的住民可在醫師的同意下安置在同一室，但仍應遵守集中照護或以
　　屏風簡易的各項隔離原則避免交互感染，並注意不同病患病程進
　　展，避免恢復期中的住民再度受到感染。

(5) 相關隔離期限：

　A. 新住民隔離時間至少一週以上，或體檢報告確認無傳染之虞。

　B. 若為腸胃道隔離，須隔離至未出現新病例後二週。

　C. 若為結核病，至少須隔離至「正確服藥治療二星期以上」或「具
　　　2套痰塗片陰性報告」為止。

　D. 其他傳染病，原則上隔離至疾病潛伏期二倍，確認症狀緩解後始
　　　能轉出。

　E. 多重抗藥性菌株之隔離解除條件：具2套不同時間的同部位採檢
　　　結果為陰性。

　F. 其他不明原因疾病，症狀緩解後一週，確認未出現新病例時。

(6) 使用期間感染管制：

A. 除接觸性傳染疾病外，應關閉隔離場地空調，開窗戶，並隨手關門、保持房門關閉。

B. 隔離場地門口須做明確隔離標示，且人員進出須登記（請見〈隔離場地進出登錄單〉）。

C. 工作人員應依隔離疾病種類，採取適當隔離措施再入內照護，並將隔離住民安排在照護行程的末端，如最後一個翻身。

D. 行照護工作，避免將換藥車、治療車或工作車推入隔離場地內。

E. 隔離住民除就醫時間外，應避免離開隔離場地；須外出時，應視疾病傳染途徑，給予適當防護，如戴外科口罩。

F. 隔離住民就醫時，應遵循已規劃的動線運送與管制。

G. 規範及張貼隔離場地物品、環境等使用清潔液之種類及濃度。

(7) 隔離終期消毒作業：終期係指隔離住民遷出或死亡。

A. 機構內若備有紫消燈，可先紫消1小時後再清消。

B. 當隔離住民死亡，其隔離房間的病床、床旁桌（含牆上面板）、器具、機械等，須以0.06%含氯消毒水或70%酒精擦拭後，方可供其他個案使用。

C. 當隔離住民遷出後，其隔離房間的床旁桌（含牆上面板）、病床以含氯消毒水（0.06%次氯酸鈉）擦拭，如有血跡、體液等汙染，則應使用含氯消毒水（原液次氯酸鈉）擦拭。

D. 窗簾、隔離簾應予以清洗、更換。

E. 隔離房間應以紫外線消毒達30分鐘（含以上），始可入住其他住民。

F. 若為罹患疥瘡的住民，床墊亦須更新。

(8) 當隔離場地收容須採取空氣隔離防護措施的住民或須受保護的易感住民之時，應每日監測並記錄隔離場地所設置之壓力差偵測器（如

壓力計）所顯示之室內外壓力差值；且應另行定期以目視指標，如發煙管、薄紙片或其他工具，監測空氣壓力。

2. 制定機構無法提供負壓病房或HEPA過濾系統的應急措施：當機構照護須採取空氣傳播防護措施的住民時，其首選安置場所是負壓病房。然而，如果負壓病房不敷使用，或建築物的結構不便於立即修建負壓病房，機構應有替代方案，用以管理空氣傳播感染住民，以降低群聚發生機率。實務做法建議如下：

(1) 設置臨時負壓隔離區（Temporary Negative-Pressure Isolation, TNPI）：TNPI的使用遵循公認的指引和必須遵守所有的建築物和消防規範，並須採用每小時至少12次的換氣頻率的HEPA過濾系統，以減少經由氣流散播的感染風險，並安排轉送感染住民。

(2) 未能立即設置HEPA過濾系統的因應措施：某機構參照衛生福利部疾病管制署（2013）所制定的「空氣傳染防護措施」，制定機構空氣傳播防護措施指引，簡述如下：

A. 先將住民安置於單人房隔離，並關空調，開窗戶，當不須進出時，應隨時保持房門關閉。

B. 聯繫醫師，以決定在沒有符合空氣傳播隔離場地的情況下，如何選擇安全的替代場所安置疑似感染住民，或將感染住民依標準動線轉送至有呼吸道傳染隔離病房的機構。

C. 依據臨床表現及診斷已知情況下，將同一暴露原住民集中照護，務必與機構其他非感染區隔開，特別是居住感染風險高的住民（如：免疫不全）的照護區。

D. 可使用暫時性的方法（例如：抽風機），以使安置場地產生相對負壓的環境。排出的氣體應遠離人群和室外的氣體通風口或是經過HEPA過濾網後排出。但應安排住民轉送至有呼吸道傳染隔離

病房的機構。

3. 培訓工作人員關於感染住民的管理方法：機構感控小組在制定年度感染
管制在職教育訓練計畫時，其中應包含傳染病住民管理的教育。舉例說
明如下：

(1) 訂立年度感染管制課程：其中必須包含傳染病與感染管制相關政策
及法規、機構常見群聚感染與傳染病照護實務、個人防護裝備、新
興傳染病防護、相關的監測、通報、調查及處理作業，以及環境、
設施、設備及被服清潔消毒等內容。每次感控教育後須有課後評
值，且留存相關資料，如課程內容資料、簽到單、教育訓練照片、
課後測驗題及評值等。

(2) 緊急應變計畫與演練：機構在其「災難防備與緊急應變計畫」之中
載明，當發生機構相關感染群突發、負壓病房或HEPA過濾系統在
短時間內無法供應的時候，管理有空氣傳播感染症的住民的應急計
畫。每年規劃舉辦應變演習，包含工作人員調度、隔離場所調度、
個人防護裝備穿戴、消毒作業、生醫廢棄物處理、轉送住民至其他
機構等作業。

參考文獻

Centers for Disease Control and Prevention (2007). 2007 Guideline for Isolation
Precautions: Preventing Transmission of Infectious Agents in Healthcare
Settings. Available at: https://www.cdc.gov/infectioncontrol/pdf/guidelines/
isolation-guidelines.pdf (accessed Jan. 16, 2018).

衛生福利部疾病管制署（2013）。空氣傳染防護措施。（2017/12/20）取
自：https://www.syndriver.com/portal/#/sharing/b6be75c56c2841cb9863e1f
fd5661075

衛生福利部疾病管制署（2013）。醫療（事）機構隔離措施建議。
（2017/12/20）取自：https://www.syndriver.com/portal/#/sharing/97245a5
5679f408e963d78d82b5352a4

衛生福利部疾病管制署（2015）。個人防護裝備使用建議。
（2018/01/16）取自：http://www.cdc.gov.tw/professional/info.aspx?treeid
=beac9c103df952c4&nowtreeid=29e258298351d73e&tid=4a7da5b8145c34
4b

衛生福利部疾病管制署（2017）。長期照護機構感染管制手冊，第五章
機構隔離措施指引。（2017/11/8）取自：https://www.syndriver.com/
portal/#/sharing/56a43c8105764eb88b12e5634b5e3b51

衛生福利部疾病管制署（2017）。長期照護矯正機關（構）與場所制定工
作人員感染管制教育訓練計畫建議事項。（2017/12/20）取自：https://
www.syndriver.com/portal/#/sharing/a52aec9083b94d27b80fd73b974c755f

---

JCI標準 當需要時，可以獲得並正確使用手套、口罩、護目鏡、其他防
護用品、肥皂、消毒劑等。

解讀與實務應用

手衛生（如使用洗手液）、隔離技術（如使用個人防護設備）和消毒
劑是正確進行感染預防和控制的基本工具，因此須要為可能會用到這些工
具的任何醫療照護服務場所做好配備。機構應確定須要使用個人防護設備
（如面罩、護目用具、隔離衣或手套）的情況，並提供相關培訓說明如何
正確使用。例如：在為患者吸引時──戴手套和面罩。在裝灌前應根據指
引徹底、正確地清潔液體肥皂容器。培訓工作人員如何正確進行洗手、手
部消毒和表面消毒程式以及正確使用個人防護設備。

機構須採取各種感控措施，以降低致病原由感染的住民或帶原者、環境及器材等傳播給他人的風險，而隔離技術（例如戴口罩）、手部衛生（例如使用洗手液）和消毒劑之使用是感染管制和預防的基礎工具。例如：當照護空氣傳染病隔離的住民時，應戴手套、穿隔離衣、口罩和／或合適的面具。因此，機構應確認必須配備口罩、護目鏡、防護服和手套、以及進行手部衛生和消毒程序的工作情境，並教育訓練工作人員、家屬和照護提供者，說明標準防護措施原理與使用情境，使其能正確使用。機構須確保工作人員和照顧者在提供照護和服務住民時，能方便取得這些隔離防護器材或設備，以達到「知」、「行」合一，提升照護品質、保障住民與工作人員安全，防範機構感染事件發生。在實務上，機構須至少完成下列事項：

1. 確認個人防護裝備的使用情境／區域：機構應參考文獻和專業指引，依照護服務的工作性質和病原體之傳播途徑等因素判斷個人防護裝備的使用情境／區域。以某機構為例，其感控小組參照衛生福利部疾病管制署（2017）的「長期照護機構隔離措施指引」，制定機構感染管制手冊中的「標準感染防護措施」，明定個人防護裝備（Personal Prospective Equipment, PPE）的使用情境（時機）與注意事項，包含手套、隔離衣、口罩及護目鏡，簡述如下：

(1) 戴手套：

　　A. 須接觸住民的尿液、糞便、鼻腔分泌物、唾液和嘔吐物、含有血液、黏膜或有傷口之皮膚時，均應戴手套。

　　B. 執行各種侵入性治療，如：置入長期導尿管時，戴無菌手套。

　　C. 處理遭受住民之血液或體液汙染過之物品時。

　　D. 為保護工作人員之安全，執行抽血時，應穿戴手套執行。

　　E. 手套若遭受血液或體液汙染時，須隨時進行更換。

F. 若提供直接的住民照護，須穿戴醫療用拋棄型手套。

G. 清潔環境或醫療設備，可穿戴醫療用拋棄型手套或可重複使用的多功能手套。

H. 在接觸住民和／或其周圍環境後（包含醫療設備），以適當的方式脫掉手套避免手部汙染；不穿戴同一雙手套照護一位以上的住民；不為了重複使用而清洗手套，因為這樣的行為可能造成病原體傳播。

I. 照護住民時，若手部由身體的汙染部位（如會陰區域）移至身體的清淨部位（如臉部），須要更換手套。

(2) 穿隔離衣：

A. 於執行照護住民行為期間，當預期接觸到血液、體液、分泌物或排泄物時，應穿上合適的隔離衣以保護皮膚和衣服被汙染。

B. 當須直接接觸住民，且有非自制性的分泌物或排泄物染汙風險時，應穿上隔離衣。

C. 在離開住民周圍環境前，應卸除隔離衣並執行手部衛生。

D. 即使是與同一位住民有多次接觸，也應避免重複使用隔離衣。

E. 可視人員進入目的及與住民互動情形，或依機構內部規範，決定進入高風險單位（如隔離室）的人員是否須穿上隔離衣。

(3) 戴口罩：

A. 外科口罩可以保護工作人員避免近距離接觸或照護住民時（1公尺以內），免受到咳嗽、噴嚏或因照護產生大顆粒飛沫的感染。

B. 當住民接受隔離治療期間有產生感染性飛沫狀況時，則進入此隔離室的所有人員（包括工作人員、家屬、訪客）均應戴口罩。

(4) 戴護目鏡：

A. 在照護住民過程中可能有引起血液、體液、分泌物和排泄物的噴

濺或產生飛沫時，應使用個人防護裝備保護眼睛、口鼻的黏膜組織。依執行工作時可能的需求選擇口罩、護目鏡、臉部防護具搭配使用。

B. 對未被懷疑須採取呼吸道防護之住民（如結核桿菌），執行會引起飛沫產生的步驟時（如抽痰、氣切置入），除了使用手套和隔離衣，須穿戴以下其中一項裝備：完全覆蓋臉部前方及側面的面部防護具、附有防護罩面的口罩、或口罩及護目鏡。

2. **監督正確使用PPE**：為確保工作人員能依規定情境正確地使用PPE，機構須予以培訓並建立監督機制；以某機構為例，說明如下：

(1) 由跨專業感染管制小組規劃和舉辦全機構的PPE使用的教育訓練，確保新進和在職工作人員都能完成訓練，並接受年度的測試和認證。

(2) 制定獎懲規則，宣導監督機制的必要性與獎懲規則。

(3) 製作和張貼提醒文宣。

(4) 建立感控專責人員和各單位主管的兩層稽核督導作業。

(5) 至少每季定期於機構品質和住民安全管理委員會報告執行成效與改善措施。

3. **確認洗手和手部消毒或表面消毒程序的情境**：機構應參考文獻和專業指引，確認手部衛生和消毒程序的執行情境／區域。以某機構為例，其感控小組參照衛生福利部疾病管制署（2017）的「長期照護機構手部衛生指引」和世界衛生組織（WHO）的手部衛生指引及推廣執行策略，於其感染管制手冊中的「標準感染防護措施」章節明定「洗手與手部消毒的時機」，簡述如下：

(1) 接觸住民前（時機一）：只要預期會接觸住民就要洗手。洗手後接觸住民周遭環境，再接觸到同一住民不須再次洗手。如：與住民握

手、觸摸之前。執行生理或非侵入性評估（如：量脈搏、測血壓、聽診）之前。

(2) 執行照護／無菌操作技術前（時機二）：對住民行侵入性治療前（不論是否戴手套）、照護住民時，由可能汙染部位移到乾淨部位等；如：準備食物、藥品、無菌物品。執行侵入性照護等。

(3) 暴觸住民體液風險後（時機三）：脫手套後、接觸體液、分泌物、黏膜、受損皮膚、傷口敷料後、由可能汙染移到乾淨部位等。

(4) 接觸住民後（時機四）：通常發生在時機一之後或之前。當接觸住民後再接觸同一個住民周遭環境時。任何照護活動之後。

(5) 接觸住民周遭環境後（時機五）：接觸住民周遭環境前不須洗手，但接觸住民周遭環境後若會接觸住民，則在接觸住民前須洗手。時機四適用在接觸住民之後，時機五適用在未接觸住民僅接觸住民周遭環境後，所以兩個時機不會同時發生。當住民周遭環境中的多樣物品被接觸的情況，為時機五。如：

A. 整理住民單位環境，如：更換床單、清理桌椅等。

B. 與住民環境表面接觸後，如床旁桌、床欄、圍簾、叫人鈴、電視遙控器、電燈按鈕、椅子等。

(6) 尚有生活自理能力住民，應鼓勵並教導住民用餐前、如廁後、擤鼻涕後、咳嗽／打噴嚏摀口鼻後、外出返機構時等時機，行手部衛生。

4. 在須要進行手部衛生和消毒程序的地方提供手部衛生的器材／設備：為防止由手部微生物造成機構內感染的傳播，肥皂／洗手液、擦手紙巾、消毒劑或其他乾燥設施設置在須要進行手部衛生和消毒程序的地方，例如照護場所及工作站。以某機構為例，簡述如下：

(1) 標準的濕洗手設備應有：腳踏式（感應式）洗手臺、肥皂或洗手乳

（消毒性洗手液）、擦手紙巾、腳踏式（感應式）有蓋垃圾桶，且各項洗手設備外觀須保持清潔、乾燥。

(2) 每間房室設有標準洗手設施，包含（乾）洗手液且在效期內。

(3) 公共區域（如：餐廳、廁所等）張貼手部衛生宣導品或警語，並設置洗手設施。

(4) 洗手液（含洗手乳／消毒液、乾式洗手液）若為單包裝，須標示開封日期，開封後效期為一年。

(5) 洗手液（含洗手乳／消毒液、乾式洗手液）若非單包裝，須二星期更換一次溶液，且瓶子須經清洗、晾乾後，才可填裝新的溶液，外觀須標示有效期限。

(6) 須提供足量的擦手紙，擦手紙填充前，須先將塑膠套取下。

(7) 應定期檢測各項設備的功能是否正常，功能異常者須立即請修。

5. 確保工作人員能夠依據前述情境正確地進行洗手和手部消毒步驟：舉例說明如下：

(1) 一般性、消毒性洗手步驟（濕洗手步驟）：

　　A. 取下手腕以下飾物（如戒指）。

　　B. 清水潤濕手部，按壓洗手液於雙手，保持手部低於手肘。

　　C. 搓揉雙手至泡沫產生（時間至少10～15秒）。

　　D. 內：掌心對掌心，互相搓擦。

　　E. 外：左掌心在右手背，手指交錯，互相搓擦，兩手交替。

　　F. 夾：掌心對掌心，手指交錯，互相搓擦。

　　G. 弓：兩手指互握，旋轉按擦指背及掌心。

　　H. 大：用左掌心旋轉按擦右手拇指，然後兩手交替。

　　I. 立：右手手指在左掌心中旋轉按擦，然後兩手交替。

　　J. 完：用水沖淨，擦手紙擦乾雙手。

(2) 酒精性乾洗手液洗手步驟（乾洗手步驟）：

    A. 內：手背壓取2ml乾洗液，覆蓋手全表面，掌對掌搓洗。

    B. 外：左手掌對右手背，手指交叉搓洗，反之亦然。

    C. 夾：掌對掌，手指交叉搓洗。

    D. 弓：手指指背對著另一手掌面，兩手交扣搓洗。

    E. 大：左手掌包住右手指，旋轉式搓洗，反之亦然。

    F. 立：右手指在左手掌心旋轉式的搓洗，反之亦然。

    G. 完：特別注意指尖、指縫、拇指及手背處，直到酒精揮發至乾
（約20～30秒），不須使用擦手紙。

參考文獻

衛生福利部疾病管制署（2017）。長期照護機構感染管制手冊，章五，長期照護機構隔離措施指引。（2017/11/08）取自：https://www.syndriver.com/portal/#/sharing/56a43c8105764eb88b12e5634b5e3b51

衛生福利部疾病管制署（2017）。長期照護機構感染管制手冊，章四，長期照護機構手部衛生指引。（2017/11/08）取自：https://www.syndriver.com/portal/#/sharing/56a43c8105764eb88b12e5634b5e3b51

四、感染預防和管制教育

JCI標準　機構提供家屬、住民，以及所有的照護提供者感染管制的教育。

解讀與實務應用

　　為使感染預防和管制方案（計畫）能有效實施，機構須透過教育訓練的方法，強化員工的知識、態度，以落實照護住民之行為技能，降低機構

相關感染的風險；因此機構應訂定感染預防和管制的教育訓練計畫；培訓對象包含新進的和在職的機構整體工作人員、志工、實習學生、來院提供醫療照護的特約人員（例如特約醫師和藥師）、外包服務廠商（例如咖啡店）常駐在機構內的工作人員；此外，機構應鼓勵住民和家屬／照顧者參與教育訓練，以利感染預防和管制措施的有效推行。

　　教育訓練內容除了感染預防與管制基本知識和標準感控防護措施之外，須包含因應感染症（含傳染病）防護的相關規範和標準作業程序，例如群聚感染與機構相關感染預防、監測、通報、調查、處理，以及監測結果和趨勢的分析和改善，進行分析和改善。為達成以上成效，機構在實務上應至少完成下列事項：

1. 制定和執行感染管制教育訓練計畫：機構應依法令要求、評鑑制度標準、服務範圍、住民特性、照護作業、環境設施、感染症監測結果、感染事件以及感染風險評估等資訊／資料，規劃年度教育訓練課程的內容（屬於機構整體教育訓練的一部分），並制定規範，要求工作人員完成培訓和落實於日常的照護和服務過程之中。例如：某機構參考衛生福利部疾病管制署的長期照護矯正機關（構）與場所制定的「工作人員感染管制教育訓練計畫建議事項」，以及前述的機構特性，制定年度感染管制教育訓練方案（計畫），舉例說明如下：

(1) 教育訓練目標：該機構感控小組設定「感染源」、「造成感染的因素」、「易造成感染的危險情況」、「感染的傳播途徑」、「正確的洗手步驟」、「無菌原則與無菌技術」及「一般防護措施」等七個構面做為教育訓練的目標。

(2) 機構內師資培育：機構指派感染管制專責人員參與衛生主管機關及其他專業機構所舉辦的教育訓練，學習最新的感染預防和管制知識，以利設計符合機構需求的相關課程內容和時數。

(3) 教育對象：機構所有工作人員、志工、來院提供醫療照護的特約人員（包含特約醫師、藥師和營養師）、外包清潔公司常駐在機構內的工作人員、住民和家屬／照顧者。

(4) 制定感控課程時數：新進員工應於到職後一個月內接受至少4小時感染管制課程；在職員工每年應接受至少4小時感染管制課程，感控專責人員每年應接受至少8小時感染管制課程。

(5) 設計適合各類教育對象的課程內容：機構感控小組應和各職類主管共同討論，依據衛生法規、評鑑標準、工作內容、學員特性等因素，設計適切的課程主題、訓練重點及時數配比。課程主題舉例如下：

A. 傳染病與感染管制相關政策及法規。

B. 機關（構）及場所常見感染與傳染病。

C. 感染管制及實務。

D. 服務對象相關照護實務。

E. 傳染病、群聚感染與醫療照護相關感染預防、監測、通報、調查及處理。

F. 環境、設施、設備及衣物被單等清潔消毒。

G. 其他與感染管制相關事項等。

(6) 規劃上課方式：為便利工作人員完成訓練課程，機構提供三類的上課方式：

A. 數位學習：自行登錄衛生主管機關錄製之感染管制及傳染病相關數位課程。

B. 由感控專責人員和其他外聘講師之教育訓練。

C. 主管機關或外部單位辦理之感染管制訓練。此外，機構規範應有一半以上學分來自實體課程。

(7) 學習前後的評值機制：每月一次的感染管制教育訓練課程前後皆進行學員的評值，並留存相關資料，例如課程內容資料、簽到單、教育訓練照片、課後測驗題及評值等，每位（新）住民及其家屬（入住）宣導教育、每季機構的感染預防和管制小組（或會議）報告教育訓練成效與改善措施。

(8) 員工訓練時數證明之管理：

　　A. 完成數位學習課程同仁及參加主管機關或外部單位辦理訓練之同仁，提交學習時數證明資料給專責人員覆核及登錄。

　　B. 由感控專責人員彙整紀錄中心所有人員參與各項感染管制訓練相關資料。

2. 教育訓練住民和家屬／照顧者並指導其配合執行感染預防與管制措施：

例如：某機構參照衛生福利部疾病管制署的長期照護矯正機關（構）與場所執行感染管制措施及查核辦法，針對家屬和住民，制定機構「年度感染管制教育訓練課程表」，舉例說明如下：

(1) 每位（新）住民及其家屬的（入住）宣導教育：每半年機構辦理大型家屬座談會時，家屬前來探視住民時，新入住時，工作人員依職責向自理與半自理住民、家屬與訪客宣導可參與的感染管制課程時間及地點，並給予參與者獎勵誘因，如商店禮卷、禮品等。

(2) 課程主題及概要如下：

　　A. 說明健檢、流感疫苗注射、訪客規範重要性。

　　B. 手部衛生、隔離防護措施介紹。

　　C. 機構常見傳染病防治：針對結核病、疥瘡、流感、肺炎、泌尿道感染的預防、防護、感管措施，進行衛教。

　　D. 新興傳染病防治：針對主管機關所公告流行的新興傳染病，如登革熱、禽流感、狂犬病等法定傳染病，進行預防感管措施衛教。

3. 監測結果和趨勢應向所有傳達周知所有工作人員且作為教育訓練的一部分：機構除制定上述的教育訓練計畫之外，當機構資料分析出明顯趨勢時，應依監督管理機制，針對所有工作人員執行特定的感染管制教育。以某機構為例，當發現去年最後一季某一個照護區的未明原因咳嗽五天以上的個案數攀升且發生過一次機構內呼吸道感染群突發事件之後，其感控小組就檢視呼吸道感染防護的課程內容和查核現場的執行情形，經分析原因後，決定加強關於呼吸道感染防護措施的教育訓練內容，例如：

(1) 疑似傳染物質汙染區域及物品的適當消毒措施。

(2) 通報感控小組的時機及群突發的確認準則。

(3) 工作人員若證實為帶原者時，應接受治療，且由單位主管視情況給予休假。

(4) 工作人員加強手部衛生遵從意識以及無菌技術的正確執行方法。

(5) 疑似感染個案之紀錄及床頭必須有明顯標示，且於床旁備有口罩、手套、無菌抽痰管、抽痰機以供工作人員使用。

參考文獻

衛生福利部疾病管制署（2016）。長期照護矯正機關（構）與場所執行感染管制措施及查核辦法。（2018/01/05）取自：https://www.syndriver.com/portal/#/sharing/60a12025be4c4126a71b001ab8b4c15b

衛生福利部疾病管制署（2016）。長照機構感染管制專責人員教育訓練建議事項。（2018/01/05）取自：https://www.syndriver.com/portal/#/sharing/b115377d6e494ed7b6088e144fc4c012

衛生福利部疾病管制署（2017）。長期照護矯正機關（構）與場所制定工作人員感染管制教育訓練計畫建議事項。（2018/01/05）取自：https://www.syndriver.com/portal/#/sharing/a52aec9083b94d27b80fd73b974c755f

第八章　住民紀錄寫作規範 （CIM: Resident Record）

一、編碼、符號和定義

JCI標準　機構使用標準化的診斷代碼、處置代碼、符號、縮寫及定義。

解讀與實務應用

　　照護團隊成員之間良好之溝通是提升住民照護品質重要之關鍵，住民紀錄提供醫護人員關於住民的照護和服務內容，因此是跨專業的照護團隊不可或缺的溝通平臺；關於住民的基本狀況、用藥情形、觀察或檢查結果、評估結果和照護計畫，以及照護人員與住民／照顧者溝通的內容都可以在紀錄上查閱到。然而，若紀錄寫作未規範使用標準化的診斷代碼、處置代碼、符號或縮寫，容易造成機構內部或機構之間的照護人員之誤解，妨礙照護訊息的整合和分析，導致影響住民的照護與安全。

　　因此，為發揮住民紀錄的溝通功能、避免誤解和增進溝通效率，在實務上，機構應至少完成下列事項：

1. 使用標準化的診斷和處置（含手術）之定義和代碼：機構應採用當地衛生主管機關（如果有）規範的或國際通用的診斷和處置（含手術）之定義和代碼，並且應建立監測辦法，以促進機構內和／或跨機構的照護團隊成員快捷、清晰地溝通住民狀況（疾病診斷或相關健康問題資料）。以某機構為例，該機構住民紀錄管理委員會依據當地法令（例如「身心障礙者權益保障法」對於身心障礙分類系統疾病編碼的要求）和照護實務需要，於其「住民紀錄寫作與管理辦法」明定住民紀錄採用國際疾病

分類第十版（ICD-10-CM/PCS）的分類標準，記錄者應使用分類標準已有明確定義的診斷、處置（含手術）之名稱與代碼。

2. 規範標準化符號以及可使用和不可使用的縮寫：機構應依據法令規範、專業標準和／或同業常規明定住民紀錄可用的標準化符號和縮寫，並正面表列出不可使用於紀錄書寫的符號以及不可使用縮寫於紀錄書寫的情況，例如：最終診斷、同意書表單、住民權利文件、轉診紀錄或其他由機構提供住民與家屬使用之照護相關文件，以避免判斷錯誤，進而造成安全風險。以某醫院附設機構為例，其住民紀錄管理委員會制定「醫學照護符號和縮寫使用作業辦法」，明定照護團隊成員在記載住民紀錄時應使用規範的符號、縮寫和定義，其中包括「不可用」之列示；同時製作「標準化醫療照護符號和縮寫手冊」，以利記錄者可隨時查詢，避免因縮寫意義不同而引起誤解。

3. 建立和執行監測機制：除了規範標準化的疾病／健康問題的定義、診斷代碼、處置（含手術）代碼、醫療照護符號和縮寫，機構應建立住民紀錄的監測機制，以落實執行這些標準化的規範。以某機構為例，該機構建立和執行以下三項兼具監測和輔助功能的作業機制：

(1) 疾病分類人員輔助：訂有疾病分類作業標準書，作為疾病分類人員執行業務之標準流程，要求疾病分類人員參與疾病分類訓練課程並取得認證照，以利在醫護人員記載住民紀錄後，疾病分類人員根據紀錄內容，依ICD-10-CM標準，協助確認／修訂正確的分類編碼；為求一致性，疾病分類人員每月每人抽樣三本執行交叉互審作業。

(2) 資訊化線上輔助功能：使用電子住民紀錄，提供照護團隊線上輔助的快速搜尋功能，以協助紀錄者查詢分類編碼，並提供提示功能，避免出現已規定不可使用的符號和縮寫，並提示目前未列於手冊中的不明符號或縮寫。

(3) 住民紀錄審查作業：由住民紀錄管理單位（例如紀錄室）專人，每月執行住民紀錄中的疾病編碼、醫療照護符號和縮寫的正確使用情形，並有獎懲制度。

參考文獻

台灣病歷資訊管理學會（2017）。2014年版_中文版ICD-10-CM_PCS閱讀說明。（2018/01/15）取自：https://www.nhi.gov.tw/Content_List.aspx?n=20443564F26622DC&topn=D39E2B72B0BDFA15

二、住民診療照護的紀錄

JCI標準　機構要為每一位接受評估或治療照護的住民建立並保存紀錄。住民紀錄包括充分的資訊來確認住民、支持診斷、證明治療合理性、記載病程及治療結果、以及促進醫療照護人員之間提供醫療照護的連續性。

解讀與實務應用

依據長期照顧服務法第38條、長期照顧服務法施行細則第8條（衛生福利部，2017），機構應督導其所屬登錄之長照服務人員，就其提供之長照服務有關事項製作紀錄，長照服務人員若屬於醫事人員及社會工作師者，應分別依據醫事人員相關法律（例如醫療法第67條、醫師法第12條、護理人員法第25條、醫療法施行細則第41條第1項第1款）以及社會工作師法第16條第1項應於執行業務時製作紀錄。因此，機構應為每一位在機構接受評估或診療照護的住民建立和保存其個人的紀錄（住民紀錄），於其中記載著住民接受照護的整體過程、內容和結果，從入住評估、診察、照會、診斷、治療照護（例如檢驗、檢查、護理、用藥、營養、復健、社工

服務等）、轉診及退出。

照護團隊成員藉由住民紀錄的查閱得知住民的整體照護相關資訊，例如健康問題確認、照護的理由、目的、背景、方式和歷程，所以住民紀錄是跨專業照護人員之間的重要溝通工具，能夠指引照護和服務的決策，證明其合理性、以及促進其連續性（臺灣醫療品質協會，2014）。為了達成此成效，機構在實務上應達成以下事項：

1. 制定住民紀錄管理辦法，至少明定下列規範：

(1) 住民專屬紀錄與編碼：A.應為每一位住民建立一份具有專屬編號的紀錄，且永久有效，住民所有紀錄資料均放置在一起。B.規範編碼的方法和規則，例如單一號碼編碼法、身分證編碼法、出生日期編碼法。

(2) 製作時間：住民紀錄與其編碼於住民入住當天即須製作，並由各專業人員依序依規定之時間評估填寫。在住民的入住期間，住民紀錄存放於護理站統一保管／上鎖；若住民退住或死亡病例，則集中於住民紀錄檔案室保管（須有門禁）。

(3) 規定住民紀錄之標準化格式與內容：機構應明定住民紀錄應包含的紀錄表單，例如醫囑、檢驗／檢查、護理紀錄、社會工作紀錄、營養照護、藥事服務、復健服務等相關照護紀錄，並制定各式紀錄的格式、各表單的排列順序、表單黏貼規則（適用紙本紀錄）。其格式設計應以精簡、美觀、易讀、合乎邏輯、使用標準醫用術語為原則，且每一份表單都應由其編號以利辨識；不論是紙本或電子的紀錄內容都須詳實、完整、正確、易讀性及即時性。以某機構為例，住民紀錄的組成表單除了依法規應列入者之外，其他表單皆須經過住民紀錄管理委員會審查通過，例如住民離床如廁訓練，機構護理師提議有必要列入住民紀錄存檔，經護理長提報住民紀錄管理委員

會討論，決議自2016年7月1日起列入住民紀錄存檔。該機構的住民紀錄包含：住民紀錄封面（首頁）、住民基本資料、新個案評估表（初始護理評估表）、醫療紀錄／專業整合性評估單、高危險跌倒評估單、疼痛評估單、口腔評估紀錄單、個案特殊情形紀錄單、營養評估紀錄單、復健評估表、護理計畫照護紀錄單、照顧服務計畫、壓瘡傷口評估和換藥紀錄單、翻身紀錄單、灌食評估和紀錄單、約束評估單、約束／約束同意書、約束紀錄單、體重紀錄表、住民參與活動紀錄單、藥品／藥事照護基本資料、用藥評估紀錄單、藥品處方箋、檢驗黏貼單、感染監測記錄單、體檢單、住民新環境適應輔導計畫、轉介單、醫療院所轉診單等。當住民紀錄中的表單須增設與更改，須使用「住民紀錄表單申請單」申請，經住民紀錄管理委員會依據審核同意後，始可放入住民紀錄之中。

2. 紀錄內容應包含可證明照護和服務、病程及治療結果合理性的足夠資訊。

(1) 可辨識住民的足夠資訊：每頁住民紀錄中的表單須有住民基本資料欄位，例如姓名、性別、年齡、床號、紀錄號碼等資料。針對首次入住個案，護理人員應進行住民識別並為其建立住民紀錄的基本資料，並將資料輸入資訊系統中。針對再次入住個案，護理人員應依據個案的姓名、編碼或身分證字號，由資訊系統或檔案室即可找到該個案的資料。

(2) 可支持診斷的足夠資訊：機構應規定所有與診斷有關之各項紀錄均依照發生時間先後次序詳實記載於住民紀錄中。以某機構為例，其「住民紀錄管理辦法」規範照護人員應記錄關於住民健康問題和個人需求的資料，以利確認問題和支持診斷，例如：醫師診察和評估紀錄（住民／照顧者主訴、現況與病史詢問、用藥評估、身體診察

發現、檢驗和檢查結果）、關於住民的身體（例如活動功能、營養風險、跌倒風險、疼痛等）、心理認知、環境因素、社會資源之護理評估結果、照會或轉介紀錄、對藥品或營養治療的反應或併發症。

(3) 可證明照護和服務合理性的足夠資訊：住民紀錄內容應依序系統性地記載的住民評估、健康問題、照護計畫及執行、照護和治療的反應與結果評值等資料，以利照護團隊成員（包含護理人員、醫師、藥師、復健師、社工、營養師、感控師、照服員等）評估和確認住民的健康問題和個人需求，並據以為住民擬定合理的照護和服務。以某機構為例，護理師採用健康問題為導向的DART紀錄書寫格式，經由和住民會談、健康評估、資料收集等，確立住民之健康問題，並就住民不同的焦點問題逐一記錄與分析，針對個別問題制定改善住民健康問題計畫，提供合宜之護理措施，包含衛教和醫師指示之活動和給藥，接著依目標評值達成成效之概況。住民評估、照護和服務、病程及治療結果的記載內容舉例說明如下，以茲證明住民照顧之合理性資訊：

「20180101-0900 Focus腹脹／

D：XXX先生主訴三天未解便，腹部叩診有鼓音、鼓起、表面光滑、腸蠕動5～6次／min。

A：給予薄荷油採環形按摩腹部，依慢籤處方Gascon 2# PO tid st，續觀察大便自解情形。

20180101-1100 R：大便未自解，聯繫醫師，給予甘油球灌腸後30分鐘已解便，量多、硬，叩診腹部已無鼓音。

T：1. 督導照服員給予水分攝取2,000ml／每天。

　　2. 環型按摩腹部5分鐘／每天。」

(4) 須記載治療的過程和結果的足夠訊息：為了維持照護的持續性和評值結果，機構應規範各類專業人員在執行照護業務時，須依法令和機構實務要求記載住民情況和照護／治療結果的資訊。以某機構為例，該機構要求照護團隊成員運用標準化的紀錄表單，記載治療、照護和生活照顧的過程與結果，規範內容簡述如下：

A. 護理人員應每班記載護理紀錄，針對有關醫囑執行（例如給藥）、護理措施（例如抽痰、傷口／造口護理、管路護理）執行、轉介、住民情況／病情變化、陳訴及異常報告（例如跌倒、非預期性住院、褥瘡）予以記錄；

B. 醫師每月巡診應記載住民的診療過程和結果；

C. 藥師提供藥品諮詢或指導應予以即時記錄；

D. 營養師執行營養評估和追蹤營養治療結果後應予以即時記錄；

E. 物理／職能治療師執行復健評估和治療後應予以即時記錄；

F. 社工師執行住民生活適應評估和探訪業務後應予以即時記錄；

G. 照顧服務員執行生活照顧作業（例如洗澡、翻身或協助灌食）後應予以即時記錄。

參考文獻

衛生福利部（2017）。長期照顧服務法。（2018/01/15）取自：https://www.mohw.gov.tw/dl-27889-f2cfe00d-6847-4674-8bc5-240c08a0d878.html

衛生福利部（2017）。長期照顧服務法施行細則。（2017/12/5）取自：webcare.twaea.org.tw/upload/downloadfs1170810563041181.pdf

臺灣醫療品質協會（2014）。最新病歷記錄指引。新北市：合記圖書出版社。

JCI標準　機構有政策確認有權書寫（錄入）住民記錄的人員和確認紀錄
　　　　　的內容和格式。

　　　　　住民紀錄的每項書寫（錄入）內容都能確認其作者和何時被記
　　　　　載於紀錄中。

解讀與實務應用

　　住民紀錄可作為溝通、照護、調查與稽核之依據，亦便於團隊規劃
住民之整合性照護計畫，另外紀錄亦具有研究、教育及法律證明文件之功
能。

　　由於住民紀錄的訊息能促進照護團隊成員的溝通、協調和決策，以利
提供持續性、有效性的診療照護和服務，而此訊息涉及住民的個人隱私，
因此機構應確保住民紀錄的書寫（和／或輸入電腦）、調閱之安全性和保
密性；並建立作業流程以處理當保密性和安全性受到侵犯時的情況。在實
務上，機構應至少完成下列事項：

1. 制定書寫管理辦法：機構應依據法令要求和實務運作需要，制定作業流
　程以授權何者有資格書寫住民紀錄，並確認紀錄書寫（錄入）的內容和
　格式。以某機構為例，簡述說明如下：

(1) 書寫資格認定和授權：該機構住民紀錄管理委員會依據醫事人員相
　　關法律（例如醫療法第67條、醫師法第12條、護理人員法第25條、
　　醫療法施行細則第41條第1項第1款）以及社會工作師法第16條第
　　1項，授權和要求前述專業人員應於執行業務時製作紀錄，並按照
　　既定順序放置在住民紀錄內的固定位置。此外，機構應於個人的
　　職務說明書中，載明授權給各專業人員書寫紀錄的責任與義務。前
　　述的專業人員包含住民照護團隊中的醫師、護理師、物理和職能治
　　療師、營養師、藥師、醫檢師、放射技術師和社工師。相對於醫師

須製作紀錄護理師須製作護理紀錄、物理和職能治療師須製作職能治療紀錄、醫檢師應製作檢驗報告紀錄等等；雖然藥師法僅規定藥師保存醫師處方即可，但是機構爲了住民用藥安全制定藥事照會和評估流程，以利協助醫護人員處理有疑慮的藥品治療問題，因此要求其特約藥師在接受藥事照會時應塡寫〈藥事照護紀錄單〉，在每月執行住民用藥評估之後，應及時記載〈用藥評估紀錄單〉。該機構住民紀錄管理委員會制定「住民紀錄及書寫作業辦法」，明定經授權的專業人員所書寫的紀錄應在時限內完成，皆須簽名或蓋章，且有記載書寫的日期和時間（如果法令要求和／或機構有需要的話），若採用資訊系統的紀錄功能，則資訊系統將依據經過授權的使用者帳號和時間自動帶入紀錄之中。例如：初始評估應於24小時內完成，全面的評估應於十四天內完成，其他則依專業執行之活動於當下及時完成，如給藥紀錄。

(2) 標準化的書寫格式和內容：基於住民照護需求和法令要求和便於溝通和理解，機構應針對每一份書寫紀錄表單規範書寫格式與內容，並有審查機制以確保一致性。各專業所執行的照護紀錄，包括初始評估、完整性評估和跨專業的照護計畫等，皆應制定標準化紀錄格式和內容以供照護團隊成員使用。

A. 紀錄書寫格式：以某機構爲例，該機構品管部門制定「紀錄表單製作指引與管理辦法」，明定醫療照護紀錄表單的格式、編號和審批管制流程，並授權各專業人員依據法令、專業標準、評鑑基準和住民照護實務需求，設計紀錄表單的塡寫內容。以〈給藥紀錄〉爲例，必須塡寫或由資訊系統自動帶入的內容包含：藥品名稱、藥品劑量、給藥頻次、投與路徑、實際投與時間、執行之護理人員；若已經給藥，則護理人員會以黑筆將給藥時間畫掉，若

因故未及時給藥，則會以紅筆打「‧」號，若須以持續輸注，則詳細流速將記錄在護理紀錄之中。

B. 紀錄書寫內容與規範：以某機構為例，該機構住民紀錄管理委員會依據「長期照顧服務法施行細則第8條」規定（衛生福利部，2017），於其「住民紀錄及書寫作業辦法」中，授權和要求專業人員（含醫事人員和社會工作師）在執行業務時應製作紀錄，其內容應至少載明下列事項(a)住民之姓名、性別出生年月日及地址、(b)住民須長照服務之身心狀況、(c)住民實際接受之照顧服務、(d)長照服務人員執行業情形、(e)長照服務人員執行業務之年、月、日，並簽名或蓋章。此外，該辦法明定住民紀錄書寫規範，例如紀錄不得隨意塗改或覆寫、診斷應記載全名，避免禁用的縮寫、紀錄應於時限內及時完成、簽名須中文全名、限制照顧服務員、實習生、助理（見習）護士、新進人員未通過試用期者必須在具備執業資格者及實習指導老師督導下進行紀錄操作……等。若有特殊情形須更正時，得在錯誤部分以紅筆畫二道線，並簽立修改者全名和修改時間。

2. 制定使用權限管制辦法：為便利照護人員溝通住民的照護需求並保護住民紀錄的安全性和隱私性，機構應根據需求以及人員的職稱和職能授予使用權限，確認哪些人員可以使用（含透過資訊系統操作）住民紀錄的哪些內容，並要求調閱者擔當保密責任，同時設置人工或自動化的管控機制。以某機構為例，該機構為有效管理住民紀錄之存取安全，防止非法授權存取之事件，以維護資料之保密性和住民隱私，依據法令和評鑑基準（衛生福利部，2017）訂定「住民紀錄使用權限管制作業辦法」，規範下列的使用權限，並由個案紀錄管理室負責管制紙本紀錄的使用，由資訊室依據機構院長核准的使用權限設定資訊系統的管制功能：

人員	授予使用權限
醫師	紀錄書寫、閱覽、修改／覆寫、以及可基於業務需求借調紙本紀錄（此項須填寫〈個案資料借閱單〉並通過管理者審核）。
護理師	紀錄書寫、閱覽、僅可修改／覆寫其個人製作之護理相關紀錄、以及可基於業務需求借調紙本紀錄（此項須填寫〈個案資料借閱單〉並通過管理者審核）。
其他醫事專業人員	紀錄書寫、閱覽、僅可修改／覆寫其個人製作之醫事紀錄、以及可基於業務需求借調紙本紀錄（此項須填寫〈個案資料借閱單〉並通過管理者審核）。
社會工作師	紀錄書寫、閱覽、僅可修改／覆寫其個人製作之紀錄、以及可基於業務需求借調紙本紀錄（此項須填寫〈個案資料借閱單〉並通過管理者審核）。
住民紀錄管理者	紀錄書寫、稽核及列印之相關作業。
紀錄資訊系統管理者	紀錄建檔維護、系統功能管理。

3. 制定因應紀錄的保密性和安全性受侵犯時應變處理流程：雖然機構已制定使用權限的管制作業辦法，可以追蹤經授權的紀錄者、紀錄使用者和使用的日期與時間，在紀錄訊息的使用過程中，紀錄的保密性和安全性仍有可能受到侵害。因此，機構除了明定紀錄使用者的義務和違規罰則、落實紙本和電子紀錄使用環節的資料洩漏、竄改／損毀、遺失／失竊之風險管控，亦應制定當紀錄的保密性和安全性受侵犯時應變處理措施，包含異常情況處理和偵查流程、追究侵犯責任。以某機構為例，若使用者宣告紀錄遺失時，由個案紀錄室簽出「遺失紀錄申請處分表」並知會借閱人員填寫「遺失報告書」，依行政程序進行裁處；除罰繳3,000元外，並停止紀錄借調權一年（但得於個案紀錄室內閱覽）；如有刑責，自負刑責。使用紀錄者不得違反權限擅自修改、違規損毀或抽頁，遇上述情形報請機構院長查明屬實後，得停止其借調權半年及閱覽

權半年，並報請加重行政處分，如有刑責，自負刑責。若無故洩漏病情或健康資訊，則依「醫療法」第72條和「個人資料保護法」規定，除了機構內部的行政處分之外，如有刑責，洩漏者自負刑責。

參考文獻

1. 衛生福利部（2015）。護理人員法。（2017/12/5）取自：http://law.moj.gov.tw/LawClass/LawAll.aspx?PCode=L0020166

2. 衛生福利部（2017）。長期照顧服務法施行細則。（2017/12/12）取自：webcare.twaea.org.tw/upload/downloadfs1170810563041181.pdf

3. 衛生福利部（2017）。長期照顧服務機構評鑑辦法。（2017/12/5）取自：http://dep.mohw.gov.tw/DONAHC/cp-1090-29065-104.html

---

JCI標準　屬於績效（品質）改善活動的一部分，機構要定期評估住民紀錄的內容和完整性

解讀與實務應用

改善長期照護品質的方法有許多，住民紀錄審查是其中一種有效的方法。住民紀錄審查的目的是藉著紀錄審查的發現結果，查核其格式的一致性以及內容的及時性、完整性、正確性、易讀性和適法性，機構不但可藉此提升照護品質，教育照護團隊成員（可知評估、診斷、照護計畫與執行是否適當），確認合乎法規要求，更可由此得知應改進的事項，進而擬定改善計畫，預防意外事件的發生，減少照護疏失與糾紛。

為確保紀錄品質和發揮預期效能，機構在實務上應至少完成下列事項：

1. 建立住民紀錄審查機制：為了避免因紀錄的不及時、疏漏、錯誤、跨專業間的內容互相矛盾、照護／治療理由不充足，而導致照護錯誤與不必

要的爭議，機構應要求被授權和負責書寫紀錄的專業人員，依據法令要求、專業標準，以及機構的住民紀錄書寫指引，明定各類專業紀錄的量性審查與質性審查之標準和作業辦法，並定期進行入住者和退出者之照護紀錄和臨床資訊的審查。量性審查（量審）是指依據書寫規範和指引查核紀錄格式、及時性、適法性和完整性，此審查主要在找出紀錄的不完整或遺漏之處，例如應有的評估紀錄表單／同意書、紀錄日期和紀錄者簽名、是否使用禁止縮寫的醫護用詞。量性審查（質審）是對於紀錄的正確性、易讀性進行審查，評估記錄內容品質是否合乎專業標準，例如：照護計畫是否適當反應評估結果和健康問題。有時質審與量審的界線很難清楚予以劃分，若只看有無某紀錄內容或表單、住民基本資料是否記載齊全、紀錄者有無簽名、紀錄是否有日期和／或時間等，這很明顯是量審；若審查內容詳細且深入評估紀錄內容是否有合乎專業照護過程所須要的資訊，則這是屬於質審的範疇。然而，兩種審查常有重疊之處，因為機構對於紀錄的品質要求實際上也包含括最基本的量性審查項目（臺灣醫療品質協會，2014）。以某機構為例，其住民紀錄管理委員會制定「住民紀錄審查作業辦法」，其內容簡述如下：

(1) 審查範圍：入住者和退出者應被放入住民紀錄的所有表單與內容，包括醫療、護理、營養、藥師、復健、社工等之診療照護紀錄。

(2) 審查內容與方式：分為量性審查和質性審查兩類，各自又區分自我審核（內審）和公派審核（外審）兩種方式。量審由個案紀錄室負責退出者紀錄，照護單位負責入住者紀錄；質審由住民紀錄管理委員會指定的各專業代表人員執行，輔以書寫者所屬專業單位的內部自我審查。照護專業／科室應至少每月執行一次自我考評，受評者依據稽核表及扣分標準交叉互評，再由科室主管複評。住民紀錄管理委員會遴聘各專業審查委員至少每季執行一次公派審核。

(3) 審查標準：依據「住民紀錄及書寫作業辦法」，量性審查項目和評分標準由個案紀錄室參酌專業科室建議後負責制定，質性審查項目和評分標準由專業科室負責制定，兩者皆須通過住民紀錄管理委員會核准後，始可公布和執行。審查項目的設計重點放在紀錄的正確性、完整性、及時性、易讀性、適法性、以及格式運用正確。

(4) 審查頻次：外部審查每季一次，內部審查由紀錄者所屬單位自訂至少每月一次，且存有單位和個人的審查紀錄備查。

(5) 樣本選取：針對入住者紀錄應依據統計抽樣原則和方法，抽取具代表性的審查樣本數；針對退出者紀錄進行逐本審查。

(6) 審查結果獎懲：自我審查和公派審查結束時進行獎懲。公派審查分數達90分以上者列為書寫優良者、給予獎勵金，審查分數低於70分者由科室主管負責主任督導加強改進及安排書寫課程，並且會簽院長列為績效考核的依據。稽核結果，納入機構的品質監督機制中，以確保紀錄之品質。

2. 擬定和執行紀錄品質改善計畫：

(1) 訂定整體和專業品質監測指標：在整體方面，例如住民紀錄完整率和及時完成率，在專業方面，例如護理過程紀錄及格率、住民初始評估紀錄及時完成率、營養評估紀錄及時完成率。指標閾值可以參考同儕機構或自家機構前一年均值或中位數進行擬定。每年底檢討、評估，再修訂隔年新監測指標。

(2) 舉辦教育訓練：根據住民紀錄書寫原則，制定個專業優良紀錄之範本，提供照護團隊成員遵循，並辦理照護紀錄訓練課程，研討完整、正確照護紀錄之重要事項，特別加強法律或法規相關之記錄所要求的內容，並依案例分析討論，來加強書寫理解度與深度，以提升紀錄書寫能力和促進紀錄品質。

(3) 針對指標監測和紀錄審查結果擬定改善方案：以PDCA手法持續監測、分析及改善臨床與管理流程。強調相關單位之聯繫與溝通、人員的參與、進行作業過程的修正。每季在機構入住品質和住民安全管理委員會報告紀錄品質監測結果和改善成效。

(4) 運用紀錄審查結果：列出常見的缺失，以作爲紀錄評核表的修訂參考。

參考文獻

臺灣醫療品質協會（2014）。最新紀錄記錄指引。新北市：合記圖書出版社。

國家圖書館出版品預行編目資料

JCI長期照護標準解讀與臺灣實務應用. 住民
照護篇／林桂連等作；張勝立主編. ——初
版. ——臺北市：五南，2018.09
　　面；　公分
ISBN 978-957-11-9877-4（平裝）

1.長期照護　2.機構式照護服務

419.712　　　　　　　　　107013342

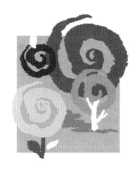

5KB2

JCI長期照護標準解讀與臺灣實務應用——住民照護篇

主　　　編 — 張勝立（200.8）

副 主 編 — 黃惠璣　蕭玉霜　龍紀萱（依姓名筆畫排序）

作　　　者 — 林桂連　邱怡玟　張勝立　陳瑩琪　黃惠璣

　　　　　　 葉淑惠　廖祈雲　蕭玉霜　賴玟芸　龍紀萱

　　　　　　（依姓名筆畫排序）

發 行 人 — 楊榮川

總 經 理 — 楊士清

副總編輯 — 王俐文

責任編輯 — 金明芬

封面設計 — 斐類設計工作室

出 版 者 — 五南圖書出版股份有限公司

地　　　址：106台北市大安區和平東路二段339號4樓

電　　　話：(02)2705-5066　　傳　　真：(02)2706-6100

網　　　址：http://www.wunan.com.tw

電子郵件：wunan@wunan.com.tw

劃撥帳號：01068953

戶　　　名：五南圖書出版股份有限公司

法律顧問　林勝安律師事務所　林勝安律師

出版日期　2018年9月初版一刷

定　　　價　新臺幣650元

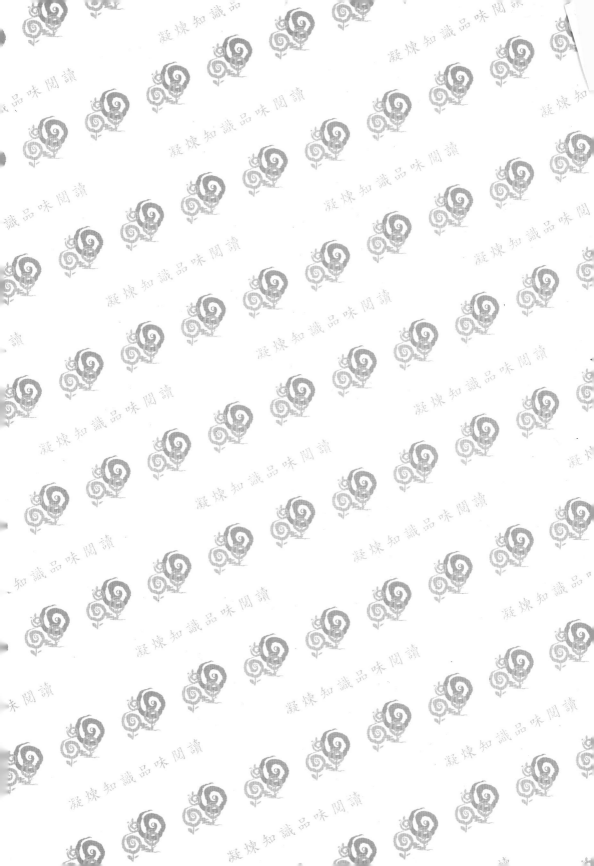